初・中級者のための

読み解く「疫学スタンダード」

著 **車谷典男**
奈良県立医科大学

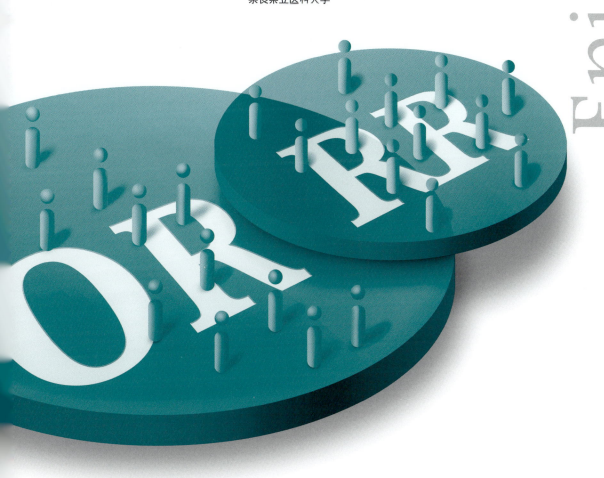

診断と治療社

ii

はじめに

　本書は，疫学について幅広く，かつこの次に読破するのはそれぞれの領域に特化した疫学の専門書というレベルを目指した教科書です．学部の初学者から，大学院生，疫学の理解を必要としている研究者や保健行政職，疫学の専門的知識に興味をもったりその獲得を目指している人たちまでを対象にしたもので，疫学，衛生学，公衆衛生学，予防医学のみならず看護学，保健学，栄養学，薬学，生物統計学，そしておよそ疫学が少しでも含まれている分野で活用されることを願っています．

　疫学は，健康事象を観察・分析しその成果を社会に生かす実践科学で，筆者は教育と研究の場で長くそれに携わってきましたが，実に明快で論理的かつ奥行きのある興味と面白さが尽きない学問です．

　本書ではそのような疫学を実感しながら学べるよう，歴史的な疫学研究事例を多く織り込むとともに，暗算可能な簡単な計算例だけではなく，文献から直接引用した生データに基づく疫学指標の計算過程も紙面の許すかぎり紹介しました．1頁に1つの割合の図を追いかけながら本文を読み進めば，疫学を楽しく修得できると確信しています．図は本書のために作成したものばかりですが，巻末に列挙した図書や文献の一覧を頼りに原文を読むこともお薦めします．

　5部構成で，序章から第17章までの計18章を一つのストーリーとして組み立てていますが，いずれの章から読み始めても困難は感じないと思っています．索引を有効活用していただければより容易でしょう．

　実は疫学用語の使い方にはごく一部ですが混乱があります．疫学論文を書いている人たちさえ定義を厳密に意識していないためです．たとえば「喫煙率」は正しくは「喫煙割合」というべきですし，「オッズ比」と「発生割合比」などの使い方も峻別されねばなりません．本書で紹介する用語と定義は，*A Dictionary of Epidemiology*（sponsored by IEA：国際疫学会）とその日本語訳である疫学辞典（日本疫学会編）にほぼ忠実に従っています．

　各章の最初の頁には，筆者が選んだわが国の疫学研究を紹介しています．その章と関連させたものではなく，独立した，章をまたぐ連載と思ってください．

　本書が疫学の興味を深める一冊となれば望外の喜びです．

2019年9月吉日

車谷典男
奈良県立医科大学

目 次

はじめに …………………………………………………………………………………………… iii

第1部　疫学の定義

序　章　疫学でわかること ………………………………………………………………… 2

1 epidemiology と疫学の語源 ／ **2** 疫学でわかること，その1
3 疫学でわかること，その2 ／ **4** 疫学でわかること，その3
5 疫学の独自性 ／ **6** 疫学と統計学

第1章　疫学の定義 …………………………………………………………………………… 9

1 感染症の発症モデル ／ **2** 非感染症の発症モデル ／ **3** 多要因ということ
4 危険因子と防御因子 ／ **5** 遠位原因と近位原因 ／ **6** 疫学の定義
7 介入可能性

第2部　イベントの把握

第2章　対象集団の設定 ……………………………………………………………………… 22

1 問題意識 ／ **2** 全数調査の実例 ／ **3** 全数調査の問題点 ／ **4** 標本調査
5 誰が研究対象者となりうるか ／ **6** 母集団と標本集団の関係
7 いくつかの標本抽出法 ／ **8** 標本数の決定の実際 ／ **9** 脱落者

第3章　イベント（事象）の把握 ………………………………………………………… 35

1 人口動態統計 ／ **2** 出生イベントと死産イベント
3 死亡イベントと死因情報 ／ **4** 原死因と直接死因
5 臨床診断と病理診断の不一致 ／ **6** 死因分類 ／ **7** 罹患イベントの把握
8 イベント把握の工夫

第4章　質問紙（アンケート）調査 ……………………………………………………… 49

1 質問紙の調査項目 ／ **2** 調査票の構成 ／ **3** 質問文の作成
4 郵送調査（postal survey） ／ **5** インタビュー調査（interview survey）
6 質問紙を用いた各種調査法の比較 ／ **7** QOL 尺度調査票の開発過程

第5章　スクリーニング ……………………………………………………………………… 64

1 疫学とスクリーニング ／ **2** 感度と特異度 ／ **3** ROC 曲線
4 陽性反応的中割合 ／ **5** 陽性尤度比と陰性尤度比
6 スクリーニング検査のバイアス

第6章　率・割合の調整 ……………………………………………………………………… 78

1 仮想モデル ／ **2** 直接法による調整
3 わが国の死亡率の経年推移 ／ **4** 基準集団の選択
5 間接法による調整 ／ **6** SMR（標準化死亡比）
7 直接法か間接法か ／ **8** 調整の前提条件 ／ **9** 交絡因子の調整

第**3**部 疫学総論

第**7**章 疫学研究総論 ──────────────────── 92
1 アウトカムと仮説因子 ／ 2 疫学の研究デザイン概観
3 エビデンスの階層性 ／ 4 閉鎖集団と動的集団
5 バイアス（bias）／ 6 交絡の制御方法 ／ 7 従属と独立 ／ 8 因果関係の判断規準

第**8**章 疫学指標（**1**）──────────────────── 105
1 有病割合（prevalence）／ 2 発生割合（incidence proportion）
3 罹患率と死亡率（incidence rate of morbidity and mortality）
4 3 つの疫学指標の使い分け ／ 5 3 つの疫学指標の関係

第**4**部 疫学の研究デザイン

第**9**章 記述的疫学研究 ──────────────────── 118
1 記述研究 ／ 2 症例報告 ／ 3 症例シリーズ研究

第**10**章 生態学的研究と横断研究 ──────────────── 129
1 生態学的研究 ／ 2 横断研究 ／ 3 生態学的研究と横断研究の比較
4 仮説因子の着想

第**11**章 コホート研究 ──────────────────── 135
1 コホート研究の研究デザイン ／ 2 2 つのコホート研究事例
3 コホートの確立 ／ 4 追跡 ／ 5 関連の強さの指標
6 結果の解釈 ／ 7 コホート研究の強みと弱み

第**12**章 症例対照研究 ──────────────────── 151
1 症例対照研究の研究デザイン ／ 2 関連の強さの指標 ／ 3 症例の抽出
4 対照の抽出 ／ 5 コホート研究を活用した症例対照研究
6 症例対照研究のオッズ比の意味合い ／ 7 マッチング
8 症例対照研究のバイアス ／ 9 症例クロスオーバー研究
10 症例対照研究とコホート研究

第**13**章 疫学指標（**2**）──────────────────── 169
1 オッズ比の追加説明 ／ 2 ハザード比
3 寄与危険（割合）と人口寄与危険（割合）
4 コホート研究の場合 ／ 5 症例対照研究の場合

第**14**章 実験的疫学研究 ──────────────────── 178
1 研究デザイン ／ 2 RCT の基本構造 ／ 3 マスキング（masking）
4 ITT（治療意図）分析 ／ 5 臨床試験 ／ 6 フィールド試験
7 クラスター無作為化試験（CRT）／ 8 地域試験 ／ 9 実験的疫学研究に関する補足説明

第**15**章 システマティックレビュー ──────────────── 201
1 定義 ／ 2 基本的手順 ／ 3 メタアナリシス（meta-analysis）
4 量的システマティックレビューの事例 ／ 5 質的システマティックレビュー
6 EBM と診療ガイドライン

v

第 5 部　疫学のための統計解析

第 16 章　統計解析の基礎知識 ··· 216

1 いくつかの統計学用語 ／ **2** カテゴリカルデータの検定
3 t 検定 ／ **4** ノンパラメトリック検定 ／ **5** Mann-Whitney の U 検定
6 対応のある検定 ／ **7** 一元配置分散分析 ／ **8** 多重比較 ／ **9** 相関と回帰
10 生存率曲線

第 17 章　疫学研究のための多変量解析 ································· 238

1 単変量解析と多変量解析 ／ **2** 3 つの多変量統計モデル ／ **3** 重回帰分析
4 多重ロジスティック回帰分析 ／ **5** Cox の比例ハザード回帰分析
6 その他の多変量解析

参考資料 ·· 253

1 いくつかの標本数の求め方 ／ **2** 疫学指標の 95％信頼区間（CI：confidence interval）の求め方
3 疫学研究等の報告に関する推奨項目と質評価のための主な声明（ABC 順）

文　　　献 ··· 257

あとがき ··· 262

著者紹介 ··· 264

和文索引 ··· 265

欧文 - 数字索引 ·· 272

事　例

1. 母親の葉酸摂取と出生児の自閉症発症リスク ……………………………………… 93
2. 症例報告：Pulmonary embolism ……………………………………………………… 126
3. 症例報告：Guillain-Barré syndrome associated with *Campylobacter* infection …… 126
4. 指趾の特異的落屑を伴う小児の急性熱性皮膚粘膜淋巴腺症候群（自験例 50 例の臨床的観察） … 127
5. サリドマイドと先天異常 ……………………………………………………………… 127
6. オフセット印刷工の胆管がん ………………………………………………………… 128
7. フラミンガム研究 ……………………………………………………………………… 137
8. 新潟県中条町砒素汚染コホート ……………………………………………………… 138
9. 身体活動量と一次性心停止死亡リスク ………………………………………… 152,156
10. 事例にみる症例と対照の供給源 ……………………………………………………… 156
11. 事例にみる症例と対照の供給源：コーヒー摂取と膵臓がんに関する症例対照研究 … 156,163
12. 事例にみる症例と対照の供給源 ……………………………………………………… 156
13. 事例にみる症例と対照の供給源 ……………………………………………………… 156
14. 安定狭心症に対する経皮的冠動脈インターベンション：二重盲検無作為化比較試験 … 189
15. アスピリンと β カロテンの一次予防効果 …………………………………………… 191
16. 結核発見のための世帯内接触者検診の有効性 ……………………………………… 195
17. 上水道への意図的フッ素添加による齲蝕予防 ……………………………………… 197
18. わが国の受動喫煙と肺がんに関する量的 SR ……………………………………… 210
19. 臓器移植についての遺族の考えに関する質的 SR ………………………………… 212
20. メラトニン分泌量と日中の光曝露量との関連 ……………………………………… 243
21. エタノール摂取量別の低骨密度保有オッズ比 ……………………………………… 247
22. 2 型糖尿病患者の心血管疾患イベントに対する低用量アスピリンの一次予防効果 … 251

わが国の疫学研究から

1. 高木兼寛と脚気 …………………………………………………………………………… 2
2. わが国初の職業がん報告 ………………………………………………………………… 9
3. 広島・長崎原爆被爆者コホート ……………………………………………………… 22
4. Hisayama Study：半世紀を超えた久山町研究 …………………………………… 35
5. 四日市喘息は大気中 SO₂ 濃度と関連 ……………………………………………… 49
6. Hirayama study：受動喫煙は肺がんの危険因子 ………………………………… 64
7. SMON はキノホルムによる薬害 …………………………………………………… 78
8. 銅製錬工の肺がんは砒素曝露が原因 ……………………………………………… 92
9. Shibata Stroke study：脳卒中登録制度の確立と活用 ………………………… 105
10. Ohasama study：家庭測定血圧の基準値を提案したコホート研究 …………… 118
11. JACC study：がんと生活習慣のコホート研究 ………………………………… 129
12. JPHC study：保健所を基盤とした多目的コホート研究 ……………………… 135
13. NIPPON DATA：循環器疾患基礎調査対象者の大規模コホート研究 ……… 151
14. JPOS study：アウトカムは骨粗鬆症と骨折 …………………………………… 169
15. JAGES：高齢者の健康の社会的決定要因を探る ……………………………… 178
16. 劇症 1 型糖尿病の疫学像 …………………………………………………………… 201
17. HEIJO-kyo study：ユビキタスな仮説因子に注目 …………………………… 216
18. JECS：子どもの健康に与える環境因子の解明を目指す ……………………… 238

column

1. 統計法 …………………………………………………………………………………… 20
2. 臨床研究法と特定臨床研究 …………………………………………………………… 20
3. 疫学研究のための質問紙 ……………………………………………………………… 63
4. 正確性と信頼性 ………………………………………………………………………… 63
5. 人を対象とする医学系研究に関する倫理指針 ……………………………………… 90
6. クロスオーバー臨床試験 ……………………………………………………………… 104
7. Rothman のニワトリと卵 …………………………………………………………… 116
8. case fatality rate ……………………………………………………………………… 177
9. Kappa 統計量（カッパ統計量） …………………………………………………… 177
10. Research Question の検証 ………………………………………………………… 214
11. プロペンシティスコア ……………………………………………………………… 237

vii

Definition of
epidemiology

第1部
疫学の定義

序　　章　疫学でわかること
第 1 章　疫学の定義

序　章	# 疫学でわかること

　疫学は，EBM（evidence based medicine：証拠に基づく医療）が 1990 年代に華々しく登場してから，その重要性が臨床家にも保健医療専門家にも広く認識されることになった学問領域です．私たちのように長い間疫学を専門としてきた者にとっては，その重要性に気づくのが遅すぎると思わないものでもありませんが，専門分野が違うというのはそういうことなのかもしれません．いまや疫学の原理と方法の理解なくして，疫学研究はもちろんのこと，臨床研究の理解も保健活動の展開も不可能といえます．

　本章では，疫学という学問の輪郭を把握するために，語源に始まって，「疫学とは何がわかる学問なのか？」を概説します．

わが国の疫学研究から ❶

高木兼寛と脚気

　高木兼寛（1849-1920）は 5 年余りの英国 St Thomas's Hospital Medical School での留学を終えて帰国した翌 1882 年に海軍軍医大監に任ぜられ，陸海軍で兵力確保上の深刻な問題となっていた脚気対策に取り組むことになった．脚気発生集団の食事は窒素成分が炭素成分に比べて少ないことや，食料が十分供給されていると脚気の発生がみられないことなどに気づき，蛋白質の多い肉類やパン（のちに麦飯）を主体とした改良兵食を発案する．これが 1884 年の練習艦筑波による 9 か月の海外練習航海に採用されるところとなったが，その結果は，脚気発症は乗組員 333 人のうち改良兵食を摂らなかった 14 人のみに留まり，前年の軍艦龍驤による 10 か月の海外練習航海時の発生割合 44.9%（169 人 /376 人）を大きく下回る劇的なものであった（J Royal Soc Med 2013；106：332-334）．見事な実験的疫学研究であった．これを契機に改良兵食を導入した海軍は脚気制圧に成功するが，脚気細菌説を信じた陸軍では死亡者を含む発症が続いた．1912 年，鈴木梅太郎のオリザニン発見と Funk のビタミン欠乏症の提唱があり，脚気はビタミン B_1 欠乏症との決着をみるに至った．このことは改良兵食の効果は窒素成分比と炭素成分比の適正化によるものではなく，適正化のために用いた肉類や麦類がビタミン B_1 を多く含む食事であったことを意味する．高木が試みたのは練習艦筑波の兵食介入であり（Lancet 1906；i：1451-1455），軍艦龍驤の結果は historical control であるため，無作為割り付けではなく非ランダム化比較試験に相当する．近代疫学の先駆者である高木は東京慈恵会医科大学の開祖者にして，わが国最初の看護学校「看護婦教育所」の設置者であり，かつ「病気を診ずして病人を診よ」と戒めたという臨床医でもあった．

序-1

epidemiology と疫学の語源

epidemiology	疫学
= epidemic + ology	伝染して流行る病の学問
= epi + demos + logos	

1850年 London Epidemiological Society の設立
　　　初代会長は Benjamin Guy Babington（1794-1866）．英国の医師．喉頭鏡の発明者としても
　　　知られている．会長就任講演で "The object of this society・・・, to review all those causes
　　　which result in the manifestation and spread of epidemic diseases・・・" と述べている
　　　（*Lancet* 1850；2：639-642）．

1889年 森林太郎，Epidemilogie を「疫癘学」と紹介．

1930年 東京帝国大学伝染病研究所に疫学研究室（主任：野邊地慶三）が設置され，1938年
　　　には国立公衆衛生院に疫学部（初代部長：同）が発足．

1933年 日本医学会医学用語委員会が「疫学」と「流行病学」の両者を採用．

1951年 野邊地慶三が公衆衛生学の専門書に「疫学総論」を執筆．

1 epidemiology と疫学の語源

　疫学の厳密な定義は次章で述べるとして，まずは語源の確認です．疫学のそもそもの始まりです．

　19世紀，大英帝国の首都ロンドンでコレラなどの伝染病が幾度か大流行していますが，これらの事態に対抗すべく，科学者，公衆衛生関係者，医師たちは London Epidemiological Society を設立しました（図序-1）．1850年のことです．流行を意味する epidemic と学を意味する接尾語の ology をくっつけた epidemiology という学問が，このときから本格的に始まることになります．epidemic 自体はギリシャ語の epi（英語で upon または among）と demos（people または district）に由来しています．「人々あるいは地域について」というような意味合いです．

　一方わが国では，明治維新を経て，独逸医学が次々と入ってくるなか，軍医総監で文学者でもあった森林太郎（森　鷗外）が Epidemiologie を疫癘学と和訳します．わが国でも同じようにコレラ，赤痢などが大問題になっていた頃です．「疫」は免疫・検疫・防疫・悪疫・疫病・疫痢などの単語から連想されるように，伝染して流行（はや）る病のことです．「癘」は最近では使用されることのない漢字ですが，「れい」と読み，悪性の同じく流行る病を指します．1933年には日本医学会医学用語委員会が「疫学」と「流行病学」の訳をあてます．「病疫学」，「疫理学」という異称もあったようですが，野邊地慶三が1951年発刊の公衆衛生学の専門書で「近時は『疫学』という呼称が最も広く用いられるようになった」と述べているように，「疫学」が日本語訳として次第に定着していきます．

つまり，epidemiology（疫学）は，伝染病が猛威をふるっていた時代に，伝染病の流行の状況や様式，流行したり死亡したり罹らなかったりする理由，さらには病因そのものを明らかにする学問を指す言葉として誕生したことになります．

しかしその後，疫学は，がんの疫学，心筋梗塞の疫学，骨粗鬆症の疫学，認知症の疫学，多発性硬化症の疫学，何々の疫学などと，全ての病気といってよいほど多種多様な疾患を研究対象に取り込んでいきます．健康の疫学という領域もあります．このように拡大した疫学研究の守備範囲は疫学の語源とかけ離れてしまっていますが，疫学の原理と方法が，伝染病に対してだけでなく様々な疾患に高い応用性を備えていた証しともいえますし，進化してきたともいえます．

さて，それでは疫学で一体何がわかるのか．疫学のイメージを膨らませるために3つの例をあげて説明しましょう．

2 疫学でわかること，その1

図序-2は，わが国の主要死因の1899年（明治32年）から2016年までの死亡率の推移を示したものです．終戦の年の1945年前後のデータが欠落していることも含めて，歴史の重みを感じさせる壮大な図です．

現代の感覚からすれば，大正末期から昭和初期にかけて胃腸炎が死因第1位であったことには驚かされますが，コレラなど消化器系伝染病の流行によるものです．1918年に際立ったピークを示している死因は肺炎です．しかし，この年を中心にした数年間の肺炎による死亡率の変動は前後の推移からみて明らかに不自然

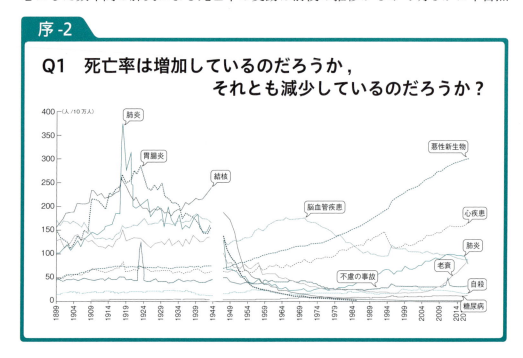

序-2

Q1　死亡率は増加しているのだろうか，それとも減少しているのだろうか？

です．これは当時，世界的に大流行したスペインかぜの影響です．その後順調に減少していきますが1980年頃から反転し，今日まで増加基調が続いています．免疫力が低下する高齢者層が増え続けているためです．もう1つ，明らかに不自然な変動を示している死因があります．1923年に高いピークがあり，戦後に追っていけば1995年にも小さいですが明瞭なピークがある死因です．関東大震災と阪神淡路大震災の年で，不慮の事故による死亡率です．そして2011年にさらに高いピーク，すなわち東日本大震災の発生が刻みこまれています．第二次世界大戦後の死因第1位は結核，脳血管障害，悪性新生物の順に入れ替わっていることも読みとれます．

このような年次推移に加えて，患者は全国で何人いるのか，男女のどちらに多いのか，好発年齢は何歳か，年間死亡率はどの程度か，喫煙者に多いのかなど，疫学研究により健康事象を含めた様々な疾患の人口学的特徴（疫学像）を明らかにすることができます．

3 疫学でわかること，その2

疫学研究では，危険因子または防御因子を明らかにすることができます．

図序-3は，Hirayama study（64頁）と呼ばれ高い評価を受けている疫学研究の結果です．旧国立がんセンターの疫学部長であった平山 雄先生が，40歳以上の住民265,118人の死因を1965年から1981年まで追跡した結果です．全国7か所の保健所の協力を得て，正味17年間の一人ひとりの死因を死亡診断書で確認し，

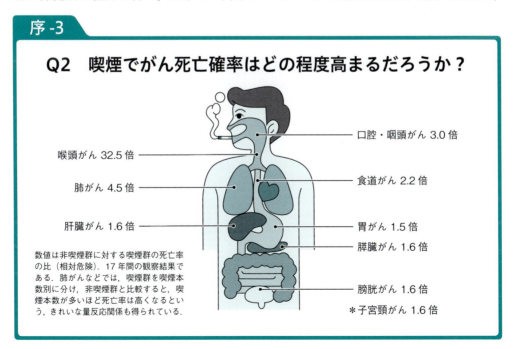

序-3

Q2 喫煙でがん死亡確率はどの程度高まるだろうか？

- 喉頭がん 32.5倍
- 肺がん 4.5倍
- 肝臓がん 1.6倍
- 口腔・咽頭がん 3.0倍
- 食道がん 2.2倍
- 胃がん 1.5倍
- 膵臓がん 1.6倍
- 膀胱がん 1.6倍
- ＊子宮頸がん 1.6倍

数値は非喫煙群に対する喫煙群の死亡率の比（相対危険）．17年間の観察結果である．肺がんなどでは，喫煙群を喫煙本数別に分け，非喫煙群と比較すると，喫煙本数が多いほど死亡率は高くなるという，きれいな量反応関係も得られている．

調査開始時の喫煙習慣別で部位別がん死亡を検討しています．喫煙でがんの死亡率は上昇するのか，その部位はどこか，また上昇の程度は非喫煙群に比べて何倍くらいなのかを確認しようとした研究です．

図中の「食道がん 2.2 倍」というのは，喫煙群の食道がんの死亡率が非喫煙者の死亡率の 2.2 倍であることを意味します．発がん物質を含んだ痰を無意識に飲み込んでいる結果と解釈されていますが，たばこの煙が通過する部位ではさらに高くなっています．口腔・咽頭がんで 3.0 倍，喉頭にいたっては 32.5 倍，肺がんで 4.5 倍です．

一人ひとりの肺がん患者をいくら丁寧に調べても，喫煙が肺がんの死亡率を高める危険因子かどうかはわかりません．ましてや具体的にどの程度高めるかなどわかるはずもありません．しかし，疫学研究であれば明らかにすることができます．

4 疫学でわかること，その 3

疫学研究では，A 薬と B 薬の，K 治療法と L 治療法の，X 健康教育と Y 健康教育のどちらがより効果があるのか，どの程度の効果があるのかを明らかにすることができます．効果の比較は動物実験でも可能でしょうが，種差の壁は乗り越えがたく，最終的にはやはりヒトを対象とした疫学研究が重要になります．

典型的には，図序-4 のように，同意が得られた参加者をサイコロをふる要領で無作為に新薬群と従来薬群の 2 群に割り付け，時には 5 年，10 年超にも及ぶ投薬結果を比較します．常に 2 群とはかぎりません．調べたい新薬が 2 種類あれば 3

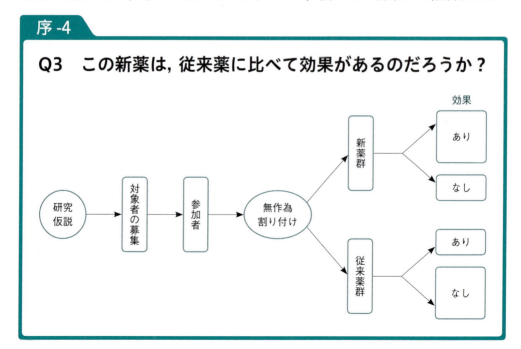

序-4 Q3 この新薬は，従来薬に比べて効果があるのだろうか？

群が必要です．従来薬というのはその病気に対して現在標準的に用いられている薬剤という意味で，プラシーボのことではありません．新薬の効果確認のためには，薬理的効果のないプラシーボのほうが従来薬よりも適しているはずと考えがちですが，治療効果が確認されている従来薬を使わずにあえてプラシーボを使うのは倫理的に明らかに問題です．また，そもそも従来薬を上回る効果がなければ名前だけの新薬であり，真の新薬とはいえないでしょう．

効果比較のための最大のポイントは無作為に割り付けるという点にあります．新薬にするか従来薬にするかを治療医や患者本人に選択させると，新薬群に重症者が集まったり，従来薬群と新薬群の人数に著しい差が生じたり，予想だにしなかった因子に偏りが生じるなど，目的とした比較が困難になってしまいます．

疫学研究は効果を正しく比較できる研究デザインを提供します．

5 疫学の独自性

疫学のイメージをさらに膨らませるために，他の医学分野とは異なる疫学の独自性を指摘しておきます．

図序-5 をみてください．役割分担はありますが基礎医学と臨床医学では，病因解明のために患者の異常のある臓器を見出し，病変組織に注目して，組織の働き，細胞の機能，蛋白質の構造，それを作り出す RNA，鋳型となる DNA の変異へと解析を進めます．つまり基礎医学と臨床医学の研究の進め方は，個体の観察から始まって DNA へと細分化する方向です．これに対して，疫学の研究の進め方は全く

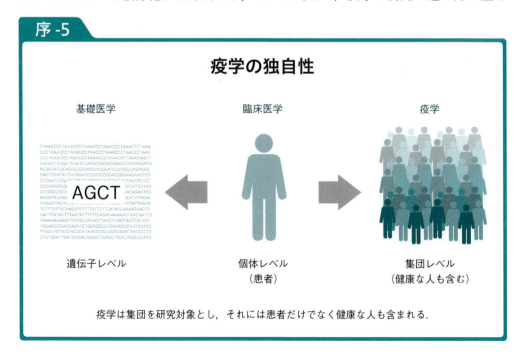

図序-5 疫学の独自性

疫学は集団を研究対象とし，それには患者だけでなく健康な人も含まれる．

逆方向を向いています．個体を集めて集団を形成し，集団を比較することで病因を解明しようとします．一人ひとりバラバラではつかみどころがなくとも，多人数になることで共通像が浮上してきます．ヒト文字ゲームで描かれた文字は真近かではわからず，遠く離れた位置からは一目瞭然という現象に似ています．この集団を観察するという方法論は，他の医学研究分野にはない疫学の重要な独自性の1つです．

　健康な人を対象にするというのも疫学の重要な独自性です．これにはいくつかの意味合いがあります．1つは，たとえばある地域のある疾患の死亡率を求める場合です．健康な人（その疾患でないという程度の意味）も構成員の一人として調査対象に自ずと含まれます．もう1つは，たとえば疾患の特徴を把握しようとする場合などです．健康な人の集団と比較することでより的確に記述できるようになります．また，たとえば疾患の発症因子をみつけるための追跡研究にあっては，その疾患にすでに罹患してしまっている人ではなく健康な人が対象になります．

6 疫学と統計学

　ところで，疫学とよく混同されてしまう学問領域に統計学（statistics）があります．序章の最後にこの点について触れておきます．

　なぜ混同されるのか．それは疫学が集団を対象にしているところからきています．集団の特徴を説明するためには，どうしても様々な統計量を使うことになります．食塩摂取量が多いA地域の住民4,427人の収縮期血圧の平均値は132.6 mmHg，標準偏差は10.7 mmHgといった具合や，B地域の正常血圧と正常高値血圧と高血圧の分布割合は5：3：2といった具合です．また，相関が強いとか，検定結果が有意であるとか，多変量解析を使うなど，疫学研究では統計学の専門用語が当り前のように出てくるからなのでしょう．

　疫学は統計学を利用します．しかし，両者はまったくの別物で，根本がまったく違うものであることを明確に認識しておく必要があります．疫学はデータ（情報）をどう集めるかといった調査計画に本質があるのに対し，少なくとも疫学で使う統計学は集められたデータをどう解析するのかに本質があります．日常経験でたとえれば，カレーライスを作ろうと思って，あの店でカレー粉とこの店で肉とジャガイモとニンジンを買い集めることを計画して実際に買ってくるdata collectionが疫学であり，それらの食材を上手に調理しておいしいカレーに仕上げるdata cookingが統計学です．誤ってかつ丼の食材を集めてくれば，カレーもどきは作れても期待したカレーとは程遠いものになるでしょう．

　疫学は疫学であって，統計学とは本質が違うことを強調して序章の終わりとし，本格的な疫学の話に移ります．

疫学の定義

第1章

　ヒトはなぜ病気に罹るのでしょうか．たとえば，「ウイルスが原因である」と片づけてしまうことは簡単です．しかし，ウイルスが生息するための環境条件や感染経路，個体の感受性なども複雑に関与しているはずです．では，非感染症であるがんや糖尿病，心筋梗塞の場合はどうでしょうか．

　本章では，感染症の発症モデルの紹介から始めて，非感染症の発症モデルへと話を進め，これらのモデルの根底にある「多要因」という考え方を説明します．そして，多要因は危険因子と防御因子に分類できることを示したうえで，国際疫学会（IEA）の疫学の定義を解説します．疫学の基本を理解するための章です．

わが国の疫学研究から ❷

わが国初の職業がん報告

　明治維新政府が国の基幹産業と位置づけた製鉄業の一大工場であった官営八幡製鉄所には，1930年代当時約2万人が就労していた．八幡製鉄所病院に勤務していた黒田 靜と川畑是辰は，論文（日本医事新報 1936；727：2878-2880）の文章をそのまま引用すると，「昨年（1935年）1月，時を同うして3例の当該（原発性肺臓癌）患者を処置し，その業務を案ずるに，何れも一定瓦斯作業に属する同一業務者で，さらに既往取扱った同患者4名の業務に符号するのを知った．斯くて奇異の感を抱いて」調べを進め，1933年からの3年間に12名の肺がん発生を確認した．そして，32名の胃・食道がん，12名の肝臓・胆のうがんは様々な職種に発生しているにも関わらず，肺がん患者は全員が瓦斯工の職歴があり，その従事年数は平均15.5年，発症年齢は「遥かに若年」の42.5歳，いずれも扁平上皮がんであったことが特徴と記述している．症例シリーズ研究に基づいたわが国初の職業がん報告である．同製鉄所では石炭を1,200℃の炉で燃焼させたときに発生するガスをエネルギー源としていたが，瓦斯工は「長き鉄棒を挿入して，炉内の燃料を撹拌し，之によりて燃焼を完全ならしめ，且炉内温度を検する」を業務としていたことから，発がん性が山極らの動物実験で確認されたタール蒸気さらにはピッチ油を石炭燃焼物質から多量に曝露していたためであろうと黒田らは推論している．要旨は *Z Krebsforsch*（1937；45：36-39）にも報告されている．ガスをエネルギー源とすることが中止になった1937年までに21例の肺がんを確認（*Gann* 1938；32：367-388 等）しているが，その後の新規雇用者に過剰死亡はなく職業性肺がんは終息した（*Arch Environ Health* 1967；14：859-864）．

1 感染症の発症モデル

　18世紀の後半，長く医学を支配していたHippocrates以来の病因論を書き換える歴史的発見が相次ぎます．先駆者は近代細菌学を開拓しノーベル賞を受賞することになるRobert Kochでした．炭疽菌を1876年に発見して純粋培養に成功し炭疽の病原体であることを証明したかと思えば，結核菌（1882年）とコレラ菌（1883年）を相次いで発見するなど矢継ぎ早に巨大な足跡を残していきます．細菌学は一気に開花し隆盛期を迎え，あらゆる疾患の原因として細菌が一度ならず想定されていくことになります．脚気「菌」の「発見」といった報告は，当時の医学研究の雰囲気をよく示す逸話です．

　その頃の疾病発症モデルとして想定されたのが，のちの人が名づけた病原体万能説です．「コレラはコレラ菌が原因で発症する」，「細菌なる病原体が発症の全てを決定する」という考え方です．コレラ菌が存在しなければコレラという病気自体が存在しないのですから，一面，真理です．

　しかし，病気の発症はそんなに単純なものではないことが次第に認識されていきます．その理由を，英国（England & Wales）の結核死亡率の推移からみてみましょう（図1-1）．結核による死亡率は，産業革命末期から一貫して低下を続けていることがわかります．結核菌が減り続けたためではありません．1848年のPublic Health Act制定などにより産業革命期の過密な住環境さらには劣悪な都市環境が次第に改善されたことや，結核が広く蔓延したために集団免疫力が高まったこと，栄養状態がよくなったことなどが死亡率低下の大きな理由です．すなわち，結核発症には結核菌という細菌の存在は必要条件（necessary cause）ですが，それだけ

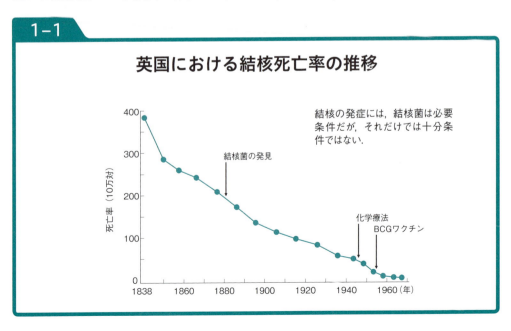

図1-1　英国における結核死亡率の推移

1-2

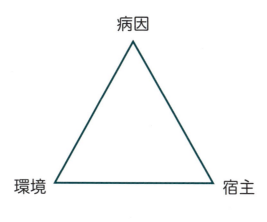

疫学三角形モデル
(epidemiologic triangle)

で発症に十分という十分条件（sufficient cause）ではないということです．

　言い換えると，結核の発症には必要条件たる病原体＝病因（agent）の存在に加え，図1-2のように，衛生状態に代表される環境（environments）因子と，個体の免疫状態に代表される宿主（host）因子の関与も同時に必要なのです．

　この発症モデルは結核だけでなく，広く感染症一般に当てはまります．わずか3者の関係なので，図にするといっても書き様が限られますが，この図はepidemiologic triangle（疫学三角形）と名づけられています．病因，環境，宿主の3者を直列につなぐモデルも疫学の古い教科書で読んだことがあります．しかし，そのモデルは3者をつなぐ順番が固定され，順序があるかのように錯覚させてしまうため，疫学三角形モデルのほうがより適切といえます．

2 非感染症の発症モデル

　ただ，研究対象が感染症（communicable disease）からがんや循環器疾患などの非感染症（non-communicable disease：NCD）にも拡大されてくると，疫学三角形モデルではうまく説明しきれなくなってきました．病原体＝病因のような必要条件たる因子がみあたらないからです．たとえば，肺がんの発症を考えてみます．

　肺がんの原因として感染症の病因に相当する発がんウイルスや微生物は発見されていません．今後もその可能性は低そうです．たばこはどうでしょうか．喫煙習慣が肺がんの死亡率を高め，主流煙からは発がん物質が数多く発見されていることは

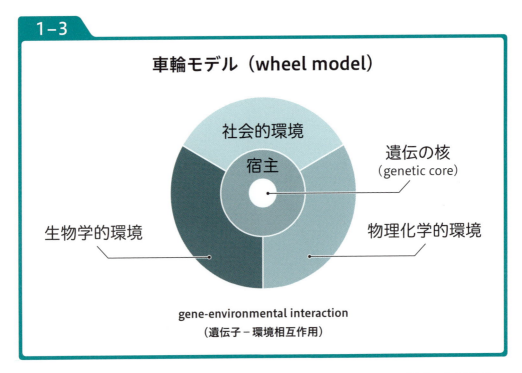

よく知られた事実ですが，非喫煙者にも肺がんが発生することは喫煙が必要条件でないことを物語っています．

そこで，より一般的な発症モデルとして提唱されているのが，図1-3の車輪モデル（wheel model）です．このモデルの特徴は，①宿主の生物学的特性を決定する因子として遺伝子を設定したこと，②ヒトたる宿主の外界に存在する森羅万象を環境因子として一括したこと，そして，③これら両者の相互作用によって病気は発症するとしたことにあります．つまり，必要条件という考え方をなくしてしまったのです．このモデルを車輪モデルと呼ぶのは宿主を車軸に見立てているからですが，環境因子は大きく3つに分けられています．

物理化学的環境の具体例としては，温熱や日照，大気，音，水等の自然条件，アスベスト，放射線等の有害物質など多くのものをあげられるでしょう．生物学的環境は文字通り，細菌やウイルスなどの微生物の関与を指しています．一方，社会的環境というのは個人の経済状態であったり，居住地域の福祉サービスの需給であったり，医療機関へのアクセシビリティーであったり，家族の支援，地域の絆などを指しています．喫煙，飲酒，食事，運動習慣や健康に対する個人的信念などは宿主に含めます．

図1-3では，3つの環境因子があたかも等分の重みがあるように描かれていますが，そうでないことが大半でしょう．同じ意味で，病気によっては，車軸で表現されている宿主因子が環境因子に比べて相対的に大きかったり小さかったりするはずです．血友病や筋ジストロフィーなどの単一遺伝子疾患については，車軸，そして

その遺伝の核が限りなく大きくなっていると考えればよいことになります．

3 多要因ということ

　疫学三角形モデルと，より包括的なモデルである車輪モデルが意味するところを整理すると，単一遺伝子疾患などのごく例外を除き，病気の発症には複数の要因が関与しているということになります．これを疫学では多要因病因論（multifactorial causation theory）と呼んでいます．何か特別な学説かと勘違いしそうですが，日常臨床の経験によく一致した話です．

　たとえば，高血圧症患者と医師の会話を思い浮かべてみてください．医師は「塩分は控えめに，寒冷曝露は避け，週2, 3回は運動をして，アルコールはほどほどに，禁煙はもちろんのこと，BMIは22前後に維持し，降圧薬は忘れずに服用しましょう」などと，実に多くのことを患者に伝えています．患者から「父親も高血圧です」との返答があれば，医師は「遺伝的素因も関係していますからね」と応じたりしています．この会話は，様々な可能性をあげればどれか1つが唯一の原因として当てはまるはずと考えているからではありません．全てとはいわないまでも，また具体的にどれとどれとどれがということは不明にしても，複数の要因が発症に関連していると考えているからです．多要因病因論そのものといえます．

　このことを個人レベルに落とし込むと，発症に関連する要因の組み合わせは個々人で千差万別ということになります．

1-4

疾病発症の component cause（原因構成要素）

症例1
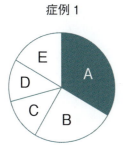

症例2
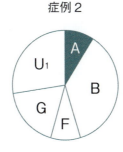

症例3
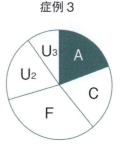

AからGは既知の，U_1からU_3は未知のcomponent causeを示す．より多くの人に共通して存在するcomponentが集団に対して影響力のある原因で，この3例の中ではAがそれにあたる．

図 1-4 はそのことを模式化したもので，epidemiology の標準的教科書として世界的に有名な，Rothman の "*Epidemiology —An introduction—*" に掲載されている図の本質を損ねることなく一部を書き換えたものです．Rothman はこの図を causal pie model（原因のパイモデル）と呼んでいます．そして，パイに入れられた切れ目で区切られた一つひとつのピースを component cause（原因構成要素）と名づけています．すなわち，cause（原因）の component（構成要素）がいくつか組み合わさって，パイができあがる＝発症する，というわけです．組み合わせは人によって様々であり，一つひとつのピースの大きさは同じである必要はなく，同じ種類のピースでも人によってその大きさは異なることでしょう．

このパイモデルから，2つのことを指摘しておきます．

1つは，全ての component が具体的に何であるかが完全にはわからなくても，すなわち未知の要素（図中の U）があっても予防対策は可能であるということです．既知のピースを1つでも除去すれば，その大きさに関わらずパイは完成しないからです．たとえば，コレラ菌が発見されていない時代に，共同井戸（実はコレラ菌で汚染されていた）を使用禁止とすることで流行を終息させた John Snow の疫学史上有名なエピソード（図 9-4A）からもそのことが理解できます．

もう1つは，より多くの人に共通して存在する component が他に比べ，観察集団における疾病発生により大きな「影響力」をもっていることです．図 1-4 の A がそれです．そうした component であればあるほど，それへの対策が大きな予防効果をもたらします．たとえば肺がんにおける喫煙です．

4 危険因子と防御因子

component cause はその性質から2種類に分けられます．図 1-5 は，わが国の部位別がんと食事との関係についてのこれまでの疫学研究を要約したものです．たとえば，塩蔵食品の摂取量が多い人たちは，そうでない人たちに比べて胃がんの発症確率が高く，また，飽和脂肪酸摂取量が多い人は，そうでない人に比べて前立腺がんになる確率が高いことも指摘されています．このように，何々をしたら何々をしない人よりも，これこれの疾病の発症確率を高める component cause があります．一方，大豆やイソフラボン，魚，コーヒーや緑茶の摂取は性差がありますが，乳腺や前立腺，肝臓などががんになる確率を低下させることが報告されています．このように疾病の発症確率を低下させる component cause もあります．

前者は危険因子，後者は防御因子（統一された用語ではありません）と呼ぶことができます．実は，国際疫学会（IEA）後援の "*A Dictionary of Epidemiology*"（第6版）では，これら危険因子と防御因子の両者を含む概念として "risk factor" を定義していて，これに日本疫学会は危険因子の訳をあてています．「防御因子」も risk

1-5

component causes は 2 種類
（日本の特徴的な食事とがんの関連）

がん	危険因子	防御因子
乳がん		大豆・イソフラボン （特に閉経後）
前立腺がん	飽和脂肪酸	大豆・イソフラボン（特に限局性） 緑茶（特に進展）
結腸がん	赤肉	大豆・イソフラボン（男性，特に近位） 魚・n-3 脂肪酸（特に近位） コーヒー（女性，特に浸潤）
肝臓がん	大豆・イソフラボン（女性）	魚・n-3 脂肪酸 コーヒー
胃がん	塩蔵食品	緑茶（女性）
膀胱がん		コーヒー（男性） 緑茶（女性）

［JPHC study（135 頁）］

factor と一括することは日本人の語感としてはわかりにくく，英語でも "protective factor" という表現が risk factor と対立的な意味でしばしば用いられています．"negative risk factor" という表現も見受けられますが，結局は文脈から判断することになります．なお，IEA は risk factor の同義語として「determinant（規定因子）」をあげています．

　ここでは食事とがんを例にとりましたが，実に多種多彩な因子があります．手洗いはインフルエンザの防御因子，アスピリンの服用は男性の心筋梗塞の防御因子，夕暮れに黒い衣服を着用することは交通事故死の危険因子，喫煙は脳卒中の危険因子といった具合です．なお，危険因子と防御因子は表裏の関係にあります．喫煙しないことを基準にすれば喫煙することが危険因子ですが，喫煙することを基準にすれば喫煙しないことが防御因子ということになります．どちらの表現にするかは研究者が研究仮説に基づきどちらを主語にすべきかで決めることになります．

5 遠位原因と近位原因

　いま，A が原因で D が発生し，D が原因で B が発生したとします．それぞれは直接的な原因と結果の関係，すなわち直接的な因果関係にあります．一方，A と B も原因と結果の関係にありますが，この場合は間接的な因果関係にあるといいます．しかし，この直接的，間接的という表現は相対的なものです．つまり，A が原因で B が発生していると考えていたものが，科学的知見の進歩によって実は D が関与していることがわかり，A → D → B という発症機序が想定されるようになったという

5 遠位原因と近位原因　015

ことにすぎません．このように新しい知見が加わると，AとBの間にD以外の因子がそのつど挿入されていきます．その結果，直接的と考えていたものが間接的なものになるというわけです．

抗菌薬登場以前の梅毒治療にはサルバルサン（salvarsan）が使用されていました．静脈注射で投与していましたが，この治療法の副作用として黄疸発症が問題になって，サルバルサン黄疸と呼ばれていました．サルバルサンの投与で黄疸が発症したので，この時点ではサルバルサンが直接原因と考えられました．しかしその後，使い回していた注射器（当時はディスポーザブルではなかった）の不完全消毒が，さらに消毒したはずの注射器に残存していた直前の患者の血液が，さらに患者でも黄疸の既往のある患者の血液が，そして血清肝炎の既往のある患者の血液が，それぞれの時点で直接原因とされ，ついにはB型肝炎ウイルスが発見されるに至ります．黄疸を呈した肝炎という疾病側からみると，サルバルサンから始まる一連の科学的知見の進歩のなかで，B型肝炎ウイルスが最も近位側に位置する原因，すなわち直接原因であり，それ以外は全て間接原因で，中でもサルバルサンは最も遠位側の原因ということになります．厳密にいえば，B型肝炎ウイルスも「現時点では」という条件付きの直接原因といえます．

危険因子，防御因子というとき，必ずしも直接原因を指していません．間接原因の場合も多くあります．後日になって間接原因であったということも数多くあります．John Snowのエピソード（図9-4A）はKochによるコレラ菌発見に先立つ約30年前のことでした．汚染された井戸水は間接原因であったことになりますが，井戸水を飲用するという危険因子を取り除くことで疾病を予防できたことになります．サルバルサンと黄疸をつないだ遠位であれ近位であれ全ての間接原因が危険因子であり，それに対抗するものが防御因子であったといえます．一般に発見した危険因子あるいは防御因子が近位であるほど予防効果は高いということにもなります．

6 疫学の定義

さて，このあたりで疫学を定義しておきましょう．いくつかありますが，ここでは IEA 後援の "A Dictionary of Epidemiology"（第6版）での定義を取り上げます．図1-6 と図1-7 に分けて原文をそのまま記載します．よく練られた定義です．一語一語が重要で，それぞれの語句の具体的な意味合いは本書を読み進めて深めてもらうとして，ここでは順に意訳しながら留意点を簡単に補足します．

まず，図1-6 の網掛け部分の文章が定義です．「疫学は，ある特定の集団で観察される健康に関連した event（事象）や状態，過程の occurrence（頻度）と distribution（分布）を調べるとともに，それらに影響する determinants（規定因子）を研究し，

かつ関連する健康問題を制御するために，これらの知見を応用（application）する学問である」（筆者意訳）とあります．その中の重要語句の説明がこれに続きます．図 1-6 に①～③，図 1-7 に④～⑥を示します．

　①は研究内容を説明しています．「研究にはサーベイランス，観察，スクリーニング，仮説の検証，分析研究，experiments（実験），そして予測がある」です．実験というのは動物実験を想定しているものではありません．序章で，サイコロをふる要領で 2 群に割り付ける研究（図序 -4）を紹介しましたが，疫学ではこのような研究を実験的疫学研究（第 14 章）と呼んでいます．研究者が対象者の意向を考慮しないで（もちろん同意を得ることが前提），実験的に治療法などを割り付けているからです．

　②は分布の説明です．疾病の「分布は，時，place（場所または空間），ヒト（の特性）による分析結果を指（し）」ています．1 世紀を超える主要死因の経年推移（図序 -2）が時の分布のわかりやすい一例です．観察単位は月であっても日であっても時間であっても問題ありません．場所の分布の一例として，国別の AIDS 感染者数や都道府県別のウイルス性肝炎罹患率などがあげられます．ヒトの特性は実に多様です．男女，年齢階級，生れ年，人種，職種，学歴，経済状態，生活習慣，遺伝的背景などです．

1-6

Epidemiology is the study[①] of the occurrence and distribution[②] of health-related events, states, and processes[③] in specified populations[④], including the study of the determinants[⑤] influencing such processes, and the application[⑥] of this knowledge to control of relevant health problems.

① Study includes surveillance, observation, screening, hypothesis testing, analytic research, experiments and prediction.

② Distribution refers to analysis by time, place(or space), and population (i.e., classes or subgroups of persons affected in an organization, population, or society, or regional and global scales).

③ Health related events, states, and processes include outbreaks, diseases, disorders, causes of death, behaviors, environmental and socioeconomic processes, effects of preventive programs, and use of health and social services.

＊①～⑥の番号は筆者が説明用に付したもの．原文では網掛け部分と①～⑥は一続きの文章．

（図 1-7 に続く）

6　疫学の定義　　017

1-7

（図 1-6 の続き）

④ Specified populations are those with common contexts and identifiable characteristics.

⑤ Determinants are the geophysical, biological, behavioral, social, cultural, economic, and political factors that influence health.

⑥ Application to control... makes explicit the aim of epidemiology – to promote, protect, and restore health and to advance scientific knowledge.

③は健康に関連したイベント，状態，過程です．「流行，病気，障害，死因，行動，環境，socioeconomic（社会経済）変化，予防プログラムの効果，健康・社会サービス」が含まれています．

④の populations は人口ではなく集団の意味です．したがって「特定の集団とは，正確に人数が数えられているなど，特定可能な characteristic（特性）をもった集団」と説明されています．研究対象となる集団はたとえ 10 万人という大規模なものであっても，いざ人数を数えようと思えば一の位まで正確に数えられるように，男女内訳，年齢構成，喫煙割合などの特性が具体的に測定可能な集団であることを意味しています．すなわち，仮想集団でもないし，他の集団と区別できないような集団でもありません．

⑤では規定因子とは「健康に影響を与える全ての geophysical（地球物理的），生物学的，behavioral（行動科学的），社会的，文化的，経済的，そして政治的な因子である」としています．行動科学的因子はその人の健康行動に関する習慣や信念，心理などを指します．

⑥は，疫学の知見を関連する健康問題に応用することは「健康を promote（増進）させ，防御し，回復させ，科学的知識を前進させるという疫学の目的を明確にする」という一文です．すなわち，疫学は机上の学問ではなく，実用学であることを強調しています．予防のための実践的な行動が伴わなければ疫学ではない，といっているようにも思えます．

7 介入可能性

ここまでみてきたように，疫学はヒトの集団を対象に，多要因病因論に立脚して健康事象のあらゆる component cause を系統的に発見するための学問であり，か

018　第 1 部　疫学の定義

つその成果を予防に生かしていく実践的な学問であるといえます．そして，より多くの人に観察される component の発見こそが，より多くの人たちに予防効果をもたらすことになります．

　ただ，その component cause については実践上，常に念頭に置くべき重要な事柄があります．それは介入可能性です．たとえばこんな事実があります．乳がんの危険因子として疫学研究で高身長（150 cm 以上）であることが最初に報告され，しばらくしてから BMI が大きいことが報告されました．いずれも危険因子ということになりますが，高身長と BMI が意味することには天地の開きがあります．高身長だから危険といわれてもどうしようもありません．しかし，BMI の結果は体重を減らすことで危険を低下できることを示しています．つまり，介入可能であり，予防行動につなげることができます．

　いま，私たちは遺伝子レベルでの病態解明の時代に生きていて，遺伝子が全てを決定づけるような錯覚に陥りがちです．しかし，これもまたあの病原体万能説時代によく似た錯覚なのかもしれません．単一遺伝子疾患を除き，病気の発症は多要因であるということを十分に認識するべきです．また，少なくとも現時点では様々な意味で遺伝子は介入容易な component cause ではありません．予防医学の本質は介入可能性にあります．このことを忘れた疫学研究は，IEA の疫学の定義上からも，もはや疫学とは呼べないかもしれません．

統計法

column 1

　行政機関等が作成する公的統計の目的と作成や提供などの手続きを定めた法律が統計法である．国勢統計や国民経済計算のための統計調査に加え，政策の企画立案と実施のために総務大臣が指定する特に重要な統計調査が，基幹統計調査と定義されている．2018年末現在，国勢調査，人口推計，人口動態統計，医療施設統計，患者統計，国民生活基礎統計，生命表，社会保障費用統計など56種の基幹統計が所管省庁で作成・公開されている．行政機関が行う一般統計調査，さらに地方公共団体または独立行政法人などが行う統計調査についても定められている．こうした公的統計調査が既存データとして疫学研究に活用できる．また調査に係る調査票情報の学術研究目的での使用申請に対して，行政機関等がオーダーメード集計や匿名データの提供が可能なことも条文化されている．なお統計法の定義にはないが，統計作成を主たる目的として調査・作成される統計を調査統計（国勢調査，患者調査等），行政機関に提出される届出資料などをもとに作成される業務統計（人口動態統計，感染症に関する統計等），他の統計を加工して作成される加工統計（人口推計，生命表等）という分類も行政機関ではよくされている．

臨床研究法と特定臨床研究

column 2

　ディオバン（200頁参照）事件などの臨床研究不正事例が契機となり法制化された臨床研究法が2018年4月に施行された．医薬品，医療機器または再生医療等製品の有効性または安全性を明らかにする目的で，それらを人に医行為として投与または使用する研究を「臨床研究」と呼び，そのうち①医薬品医療機器等法（薬機法）における未承認・適応外の医薬品等の臨床研究と②製薬企業等から資金提供を受けて実施される当該製薬企業等の医薬品等の臨床研究を「特定臨床研究」と定義し，それらの実施にあたっては臨床研究法の厳格な遵守を求めている．具体的には，厚生労働大臣の認定を受けた認定臨床研究審査委員会による承認，重篤な疾病等が発生した場合の厚生労働大臣への報告義務，研究のモニタリング・監査の実施，利益相反の管理，インフォームド・コンセントの取得，個人情報の保護，記録の保存等の義務付けが必要とされる．これら実施基準違反に対する改善・停止命令，罰則を含む指導・監督がある．特定臨床研究に相当しない臨床研究にあっても同様の遵守義務が求められている．

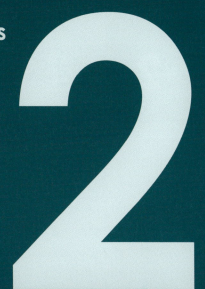

Identification of events

第2部
イベントの把握

第 2 章　対象集団の設定
第 3 章　イベント（事象）の把握
第 4 章　質問紙（アンケート）調査
第 5 章　スクリーニング
第 6 章　率・割合の調整

第**2**章 対象集団の設定

　疫学は，介入可能な component cause（原因構成要素）を発見し，それを予防に生かすための学問というのが前章の結論でした．

　component cause 発見のためには，目的にかなった疫学研究を系統的に組み立てなければなりません．どのように組み立て，研究をいかに進め，結果をどう評価するのかを，第2部の本章から始まって第3部を経て，第4部の最終章である第15章にかけて順に説明していくことにします．

　本章では，疫学研究の出発点となる研究対象集団の設定について解説します．

わが国の疫学研究から ❸

広島・長崎原爆被爆者コホート

　原爆被爆者を対象とする疫学研究と遺伝影響に関する研究は，第二次大戦後間もなく広島市に設置された米国科学アカデミー ABCC（原爆傷害調査委員会）によって開始され，1975 年に日米共同研究機関である財団法人放射線影響研究所（REFR）に引き継がれた．現在，複数の研究が継続されている．そのうちの1つが LSS（Life Span Study：寿命研究）で，1950 年 10 月の国勢調査時に広島と長崎に在住していた者のうち，原爆投下日に市内に住んでいた約 9.3 万人と，市外に住んでいた約 2.7 万人から構成されたコホート研究である．被曝量は爆心地からの距離や遮蔽物の有無などの詳細な面接結果をネバダ砂漠での実験データと対応させて推定し，死因は死亡診断書に基づいている．Kodama ら（*J Epidemiol* 1996；6：S95-S105）の 1950 年から 1990 年までの追跡結果によると，白血病死 176 人のうち 86 人（49%）が被曝による過剰死亡で，曝露後 5 〜 10 年目に多く，1 グレイ当たりの相対危険は 4.92（95%CI：3.89-6.40）であった．これに対し，固形がんによる過剰死亡は 7% で，より長い潜伏期間で認められ，臓器別には尿路系がん・乳がん・結腸がん・胃がん・食道がんの相対危険が 1.2 から 2.0 の範囲でいずれも有意に 1 を超えていた．LSS のうちの約 2 万人を対象とした AHS（Adult Health Study：成人健康調査）では，1958 年以降 2 年ごとの定期健康診断を通じて脳卒中や虚血性心疾患の罹患が把握され，それが日米共同の日本人の移民研究（NIppon-HONolulu-SAN Francisco）の日本側データとして，生活習慣の西洋化は脳卒中を減少させ虚血性心疾患を増加させるとのエビデンスを構成している（*J Epidemiol* 1996；6：S197-S201）．

1 問題意識

研究の対象集団とは，研究者がある目的のために情報を得たり働きかけたりする集団のことですが，具体的にどのように設定するのかを図2-1の仮想相談事例から考えてみましょう．本章の最後までこの事例の話が断続的に続きます．一風変わった相談と思われる読者もいらっしゃるでしょうが，筆者が受けてきた様々な相談の1つを脚色したものです．「A町の65歳以上の住民1万2千人の血圧の平均値を教えてほしい」との新任町長の要望を受けた，嘱託医U君が筆者に相談をもちかけたという仮想事例です．

U君の問題意識は「血圧の正確な平均値を得るためには65歳以上の住民全員の測定が望ましいように思える」が，「1万2千人もの測定は現実には不可能」なので「住民の一部を対象にした調査でよいのではないか」というものです．「全員測定してまで得なければならないほどの情報ではない」という気持ちも働いているに違いありません．仮に「住民の一部だけ」ということになれば，どのようにして何人の住民を抽出するのかも考えなければなりません．

2 全数調査の実例

U君が望ましいのではと考えた65歳以上の住民全員の血圧測定のように，対象集団の構成員全員について調べる方法を全数調査と呼びます．しばしば悉皆（しっかい）調査とも呼ばれます．「悉」は全て残らずを意味する漢字です．

2-1

仮想相談事例

A町の公立病院の内科に勤務している卒業生のU君が，ある日，私の研究室を訪ねてきた．相談である．U君は併設されているA町保健センターの嘱託医も兼務している．

新しく就任した町長が，「高齢者医療を充実させる」という公約を実行するために，「基本情報の1つとして，町内65歳以上住民の血圧の平均値を教えてほしい」と保健センターに問い合わせてきた．しかし残念なことに，その種の資料や参考になる情報は保健センターになかった．

「さて，どうしたものか．血圧の平均値がどう役に立つのか」と思いつつも，嘱託医としては返事をしないわけにもいかない．ちなみにA町の65歳以上人口は1万2千人である．

平均値を得るためには1万2千人全員を測定するのが望ましいように思えるが，「一部住民の測定だけでもよいのでは」と悩みつつ，研究室にやってきたという．

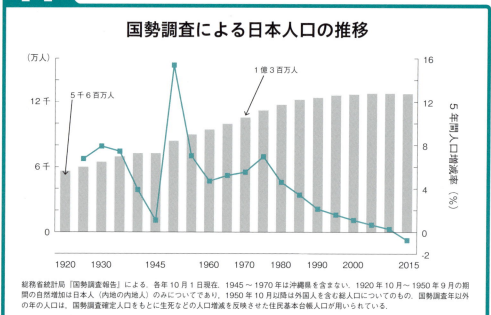

　全数調査の特徴と問題点を明確にするために，その代表例である国勢調査の実際をまず紹介しましょう．

　国勢調査は，統計法（20頁参照）に基づき総務大臣にその実施が義務づけられている基幹統計で，日本国内に住んでいる全ての人と世帯を対象とした全国一斉の人口統計調査です．「住んでいる」は半年以上の居住歴を指し，「全ての人」には外国籍の人も含まれます．1920年（大正9年）に開始されて以降，西暦で末尾が0の年には大規模調査が，5の年には簡易調査が実施されています．実施年によって調査項目が違ったりしていますが，一貫した最重要調査項目は人口情報です．

　こうした国勢調査の結果から，図2-2にあるように，1920年に5千6百万人であったわが国の人口は1970年には1億3百万人とほぼ倍増したのち，1975年以降は人口増加率の急速な低下に示されているように人口増は鈍化し，2015年には人口減少に転じたことがわかります．調査項目には性や年齢なども含まれ，これらをもとに人口ピラミッドを描くこともできます．47都道府県別はもちろんのこと，市町村別の人口情報も集計，公表されています．

　直近の2015年の国勢調査では，市区町村から推薦された全国で約10万人の国勢調査指導員と約70万人の国勢調査員が，守秘義務のある非常勤国家公務員に任命されています．インターネットによる先行回答を調査史上初めて受け付け，回答がなかった約65％の世帯に対して紙ベースの調査票が配布・回収されました．調査員が9月下旬に受け持ち調査区の各世帯に調査票を配布して，それを受け取った世帯主が10日1日午前零時現在の状況を回答し，調査票を専用封筒に封入して調査員

に提出するか郵送する方法でした．

　この国勢調査のように，全数調査は対象集団の人数によってはきわめて大規模なものになります．

3 全数調査の問題点

　全数調査は，厳格かつ正確に実施できれば，精度の高い結果を得ることが期待できます．前述の国勢調査はその好例で，2015年の国勢調査で総人口は127,094,745人と一の位まで出ています．しかし大規模になればなるほど，調査精度の維持は難しくなります．

　図2-3は，1986年の国民栄養調査（現在の国民健康・栄養調査）で得られた収縮期血圧の分布を示したものです．全国から無作為抽出された世帯の構成員の，ある年齢以上の全員を対象とした測定結果です．全国で合計12,306人で，全ての棒グラフの高さを足せば100%になるように作図されています．しかし，非常に奇妙な図です．全体的には120〜130 mmHgをピークになだらかな曲線を描いてはいますが，所々10 mmHg単位の区切りよい数値のところで，尖塔のように突出した高いパーセント値が示されています．このような不自然な血圧の集中は生理学的にはありえません．

　当時は水銀血圧計を用いていますが，調査担当者は事前トレーニングも受けて測定には慣れていたはずです．それにも関わらずこのような不自然な結果になるのは，血圧測定のための精度管理が徹底されていない，あるいは徹底できなかったためで

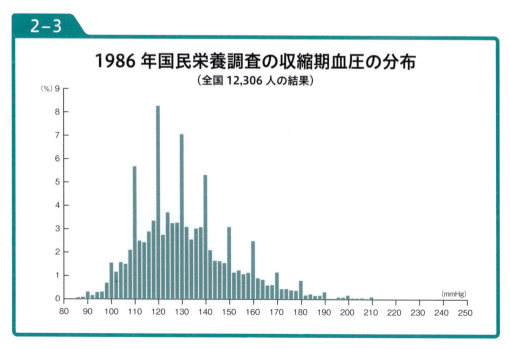

す．たとえば，コロトコフ音を聞き取るための十分に静かな環境を訪問先の家庭で確保できなかったのかもしれません．水銀血圧計や聴診器が不調だったり，水銀下降速度が指示通りでなく速かったのかもしれませんし，記録直前のちょっとした雑談のせいで記憶が歪められたのかもしれません．そうしたことなどが，本当は108や148だった値を，その近辺の110や150といった切りのよい数値に丸めさせてしまったと考えられます．

　全数調査の最大の問題点は，規模が大きくなるとスタッフも測定機器なども多くなるため，図2-3の例から推測できるように，精度管理が難しくなる点にあります．したがって，得られた結果の信頼性にも疑問が生じます．血圧値のように観察者の測定能力に依存する検査だけでなく，全ての検査で同様の問題が発生します．たとえば，測定原理は同じであっても基準範囲すら検査センター間で随分違ったりします．問題点はほかにもあります．規模が大きいと経費がかさみます．科学の世界にお金の話なんてと思いますが，資金は無尽蔵に投入できるわけではありません．質の違う別の深刻な問題は，対象人数が多くなるほど，国勢調査のように法的裏づけでもないかぎり，調査拒否が増えたり，調査票の回収率が低くなったり，記入漏れが多くなったりするため，得られる結果に偏りが生じることです．

4 標本調査

　さて，嘱託医U君が思い浮かべたもう1つの「住民の一部を対象」とする方法が標本調査です．標本調査は図2-4のように，本来の研究対象集団である母集団の構成員の一部を一定の方法で抽出して標本集団とし，これを調査対象とする方法です．

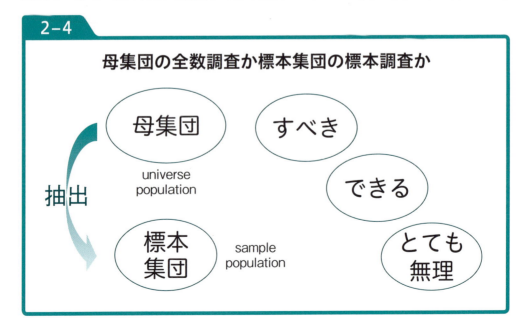

全数調査と標本調査はどのように使い分けるのでしょうか．

たとえば，国家政策の根幹をなす人口情報は，いくら時間がかかり，いくら経費がかさんでも全数調査を実施すべきということになるに違いありません．すでに紹介した国勢調査がそうです．年間の全死亡者の死因調査などもそうでしょう（法律で死亡届書の提出が義務づけられている）．一方，これらに比べると人数は桁違いに少なくなりますが，遺伝疾患のような場合，兄弟だけ，母方だけを調べるなどは意味がなく，家系の全数調査を企画しなければなりません．すなわち，全数調査は対象人数の多寡とは関係なく，「すべき」場合にはしなければならないのです．「すべき」ではなくて，かつ全数調査は「とても無理」ということであれば，自ずと標本調査になります．一企業の従業員調査，同窓生調査，ある1日の大学病院の入院患者調査など対象人数も限られ，協力も得やすい集団のような場合には，全数調査が十分「できる」はずなので，標本調査は次善の策になります．

このように考えてくると，嘱託医U君の相談（図2-1）の場合，精度管理や後述（32頁）の経費や成果の点などから，1万2千人の全数調査ではなく標本調査が適切という総合判断になります．

5 誰が研究対象者となりうるか

U君の例ではA町の65歳以上全員が母集団の構成員になります．しかし，後述するコホート研究（第11章）などでは母集団が具備すべき必須条件があります．母集団は at risk の人たちから構成されたリスク保有集団でなければならないということです．at risk とは，「注目している疾患に罹患する可能性がある」という意味合いです．具体例で考えてみましょう．

たとえば，子宮がんの死亡率や危険因子を検討する場合，研究対象者を女性に限定します．男性にはそもそも子宮がないので当然のことですが，at risk の意味が直感できます．同じ意味で，女性であっても子宮筋腫などで子宮を摘出してしまった人も at risk ではありません．生まれたての女児も at risk ではないでしょう．同様に前立腺がんの場合は，男性で前立腺が摘出されずに体内にあって，しかも前立腺がん未発症の，せいぜい20歳以上の人たちが at risk，すなわち想定される研究対象者ということになります．またたとえば片側の乳がんの場合，術後10年たって再発なしといわれて反対側に異常がない人であっても既往者とみなし，新規発症の危険因子検討では対象外とするのが通常です．at risk ではないというわけです．心筋梗塞の再発予防が研究課題であれば，既往歴のある人が at risk であって未発症者は対象外です．そして，麻疹の新規発症割合などの検討では，既感染者でもなく予防接種も受けていない人が at risk，つまり研究対象者になります．

このように，誰が研究対象者となりうるかは，研究目的に即して具体的に at risk

を判断する必要があり，at risk の者が母集団を構成します．

6 母集団と標本集団の関係

両者の関係は2つのキーワードで表現できます．図 2-5 の推定（①）と抽出（②）です．U 君の話に戻すと，そもそもは母集団である A 町の 65 歳以上の住民 1 万 2 千人全員の結果を知りたかったはずです．しかし全数調査が必ずしも適切とは考えられず，標本集団の結果を得ようとしたわけです．ということは，あくまで母集団がもつ情報を正しく推定できるように標本集団を抽出しなければならないということになります．したがって考え方としては，母集団情報の推定（①）の意図がまずあって，その意図を統計学的に保障できるように標本を抽出（②）し，理想的な標本集団を得るという順序になります．とにかく抽出して，そして推定という順序ではありません．加えて精度よく推定したいとなれば，抽出すべき標本数を考えなければなりません．

7 いくつかの標本抽出法

理想的な標本集団は，母集団がもつ様々な情報が適切に反映された集団であることです．母集団の男女比が 1：2 であれば標本集団も 1：2，母集団の老年人口割合が 19% であれば標本集団も 19%，母集団の BMI の平均値が 21.5 であれば標本集団も 21.5，母集団の降圧薬服用者割合が 32% であれば標本集団も 32% といった具

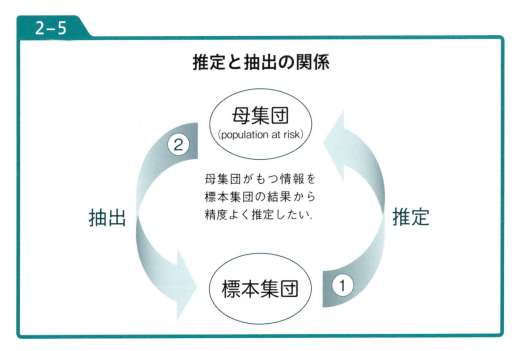

2-5 推定と抽出の関係

2-6

無作為抽出法（random sampling）

1 から 10 までの番号がついたトランプが 4 組あれば，
0000 から 9999 まで合計 1 万人の ID に対応する．

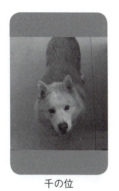
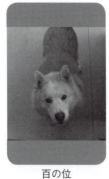
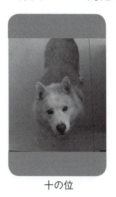
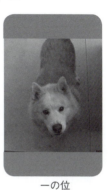

千の位　　　　百の位　　　　十の位　　　　一の位

母集団が特定でき，ID 番号の割り付けができさえすれば，
構成員一人ひとりのいかなる情報もあらかじめ必要としない．

合です．

　このことを統計学的に保障する抽出法として（単純）無作為抽出法（random sampling）があります．最も基本的な標本抽出方法です．いま 0000 から 9999 の ID 番号が振られた 1 万人がいて，この中から千人を選ぶことにします．抽出率は 1/10 です．1 から 10 までの 10 枚のトランプを図 2-6 のように 4 組用意し，それぞれをよくシャッフルして 1 枚ずつ引きます．並んだ 4 桁（10 のカードは 0 として扱う）の数値と同じ ID 番号の人を標本集団の 1 人とします．このことを千人になるまで，同じ ID 番号が出ればやり直しながら繰り返すのです．

　この抽出法の最大のポイントは，トランプに細工がないかぎり，母集団の構成員一人ひとりの標本として抽出される確率は等しいと期待できる点です．すなわち，「（単純）無作為抽出法とは，母集団の構成単位（抽出単位）が標本として抽出される確率が等確率である方法」と定義することができます．統計理論によれば，このように抽出した標本集団であれば，標本集団の何々の平均値は母集団の何々の平均値のよい推定量（不偏推定量）になることが証明されています．平均値以外の統計量の関係についてもよく調べられていて，無作為抽出された標本集団は母集団の統計量の推定に適しています．実際の無作為抽出には乱数表や Excel の乱数関数などのほうが実用的です．以下にその他の抽出法をいくつか示します．

1. 二段階（two-stage）無作為抽出法

　大きな母集団では全員に ID 番号をふることは現実的には困難であるため，母集団を地域などの小集団に分け，第一段階でそれら小集団を抽出単位として無作為抽

出し，第二段階として抽出された小集団から標本を無作為抽出します．三段階以上は多段階抽出法と呼びます．これらの段階的な抽出法は，最終の抽出単位が標本として抽出される確率が等確率になるように，各段階での抽出比を考える必要があります．

2. 系統的（systematic）抽出法

ID 番号を付けたあとで最初の ID 番号だけ無作為に決定し，その後は抽出比の逆数の間隔で一挙に標本を抽出する方法です．操作が煩雑でない利点がありますが，ID 番号の並びに予想もしないような隠れた法則性があれば，無作為ではなくなってしまうことに要注意です．

3. 層化（stratified）無作為抽出法（図 2-7）

母集団の割合と厳密に一致させたい項目があるときなどに用います．たとえば年齢構成割合です．母集団を年齢階級で層化して，層単位で単純無作為抽出を行います．抽出比は各層同じですが，抽出される人数の絶対数自体は当然ながら母集団各層の人数に依存します．この抽出法は，層化に用いる項目が年齢なら年齢の具体的な値が母集団の構成員全員について判明していることが前提条件になります．もともと母集団の情報を知るために標本集団を抽出しようとしているわけですから，層化に利用できる項目はごく限られています．多くは性や年齢，地域くらいでしょう．

4. 応募法

参加呼びかけに応じた希望者だけを対象にする住民調査などが代表例です．誰かの知り合い，誰かの伝手を頼りに対象者を集める機縁法（accidental あるいは convenience sampling）と呼ばれる方法もあります．いずれも母集団が想定でき

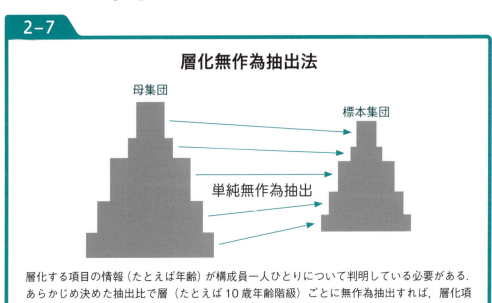

2-7 層化無作為抽出法

層化する項目の情報（たとえば年齢）が構成員一人ひとりについて判明している必要がある．あらかじめ決めた抽出比で層（たとえば 10 歳年齢階級）ごとに無作為抽出すれば，層化項目の構成割合が同一の標本集団が得られる．

ず，結果の一般化に注意すべき抽出法です．いうまでもなく，無作為抽出法ではありません．

5. 連続標本抽出法

医療機関の受診者を対象にしばしば行われる抽出法です．あらかじめ研究対象とする患者の適格規準を決めておき，ある期間に受診した適格者全員を抽出する方法です．適格者全員を対象とすることから，作為的に患者を抽出したり除外したりすることはなく，その医療機関を受診する患者の代表標本とみなせます．

8 標本数の決定の実際

U君の仮想相談事例（図2-1）に話を戻します．以上の思考を経て，U君は1万2千人を母集団とした全数調査ではなく，単純無作為抽出法による標本調査を実施することにしました．何人抽出するかが次の検討課題だったはずなのですが，保健センターの他業務との兼ね合いでスタッフ的に対応可能な範囲は「とりあえず」120人ということになりました．そこで図2-8のように，120人を単純無作為抽出し，血圧測定の精度管理にも十分気をつけて全員の測定を無事終了させました．その120人の収縮期血圧の平均は132.0 mmHg，標準偏差（SD）は10.5 mmHgでした．

母集団の平均値の点推定値として，無作為抽出した標本集団の平均値が不偏推定量であることは統計理論で裏づけられています．したがって，母集団1万2千人の平均収縮期血圧は132.0 mmHgと推定することになります．しかし抽出標本なので当然誤差があります．そこでその点推定値の確からしさを示すために，95%（90%

2-8

平均値の点推定値とその95%信頼区間

U君は，A町の住民基本台帳に登録されている65歳以上の住民1万2千人の中から120人を単純無作為抽出して，調査拒否もなく，精度管理にも問題なく，無事，全員の血圧測定を終えた．

120人の収縮期血圧は，平均値が132.0，標準偏差が10.5であった．これらの情報から，母集団の平均値の95%信頼区間は下記のように求めることができる．$t(0.05, df)$は自由度に対する両側確率5%に対応するt値．この例では$t(0.05, 119)=1.98$

下限値：$132.0 - 10.5 \times t(0.05, df)/\sqrt{120} = 132.0 - 1.9$
上限値：$132.0 + 10.5 \times t(0.05, df)/\sqrt{120} = 132.0 + 1.9$

母集団の平均値は95%の確率で「130.1〜133.9」の間に含まれる．

であっても99%であってもよい）の確率で真の値が含まれる区間，すなわち95%信頼区間を求めることにします．これを求めるための統計理論に基づく式は図2-8の式の通りで，U君の事例では点推定値132.0を中心に推定幅±1.9に相当する130.1〜133.9が得られました．式をながめてみると，132.0と10.5は標本集団から実際に得られた値，1.98はt分布表に掲載されている95%信頼区間を求めるための自由度に対応したt値，そして2つの平方根の中に入る数値はいずれも標本集団の人数120です．つまり，信頼区間の幅はt値と標本数に依存していることになります．

いま，式中の10.5は固定して，標本数を（すなわち自由度を介したt値も）変化させたときの点推定値を中心とする±の推定幅と標本数との関係を求めると図2-9のようになりました．120人から標本数を減らせば推定幅は急速に広く，つまり点推定の精度は粗くなります．逆に増やせば良くなりますが，ある程度の大きさの標本数以降の推定幅は微妙に小さくなるだけということもわかります．

U君は対象人数を「とりあえず」120人としましたが，これは保健センターが投入できる経費と労力を考えた結果でした．しかし一方で期待する精度を第一に考えると，たとえば±1 mmHg程度の推定幅で母集団の平均値を推定したければ，図2-9から400人の対象者が必要なことがわかります．つまり経費と労力と，精度は相反しているため，そのせめぎ合いのなかで研究者が標本数を決めることになります．見込まれる成果，すなわちどれほどの価値のある研究かが行司役というところでしょう．本来は「とりあえず」決めるのではなく，このようにあれこれ考えて標本数

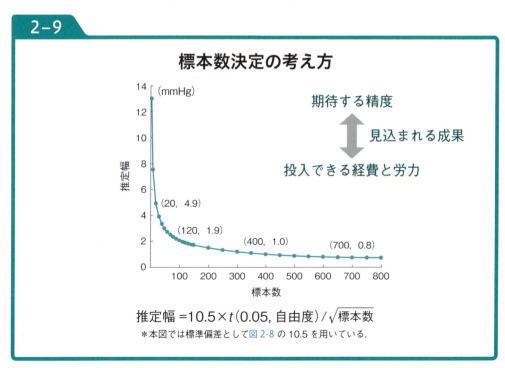

2-9 標本数決定の考え方

推定幅 = $10.5 \times t(0.05, 自由度) / \sqrt{標本数}$

＊本図では標準偏差として図2-8の10.5を用いている．

を決めなければなりません．経費と労力は標本数決定に重要な要素ですが，それだけで「とりあえず」とばかりに決めてしまえば何の役にも立たない程度の精度しか得られず，全くの無駄に終わってしまうことになります．

さて，そこで嘱託医Ｕ君の最終結論です．「Ａ町の65歳以上の住民１万２千人の収縮期血圧の平均値は，単純無作為抽出した120人の結果から95％の確からしさで130.1〜133.9 mmHgの範囲内にあると推定される」というのが新任町長への返答になりました．もっと精度の高い（95％信頼区間の幅が狭い）結果をという希望があれば，期待する精度を町長から示してもらう必要がありますし，それに見合った経費とスタッフを揃える覚悟もしてもらわねばなりません．

町長の知りたいことは血圧の平均値でした．仮に知りたいことが喫煙割合であれば，期待する精度と経費と労力とのせめぎ合いのなかで標本数を決めることには変わりありませんが，標本数を求める理論式は当然異なってきます．参考資料❶（254頁）に様々な条件に対応した標本数を求めるための理論式を一覧しておきます．

9 脱落者

Ｕ君のケースでは標本候補者が全員協力してくれたことを前提としましたが，現実には厄介な問題があります．それは，理由の如何を問わず予定された調査を完了できなかった人たち，つまり図2-10にあるような脱落者（dropout）の存在です．

母集団も標本集団も研究者がいわば勝手に設定した集団です．参加の意志確認をしていないため脱落者は必ず発生します．参加拒否する人は必ずいます．また，いったん協力しても途中で嫌になって止める人や，引越しなどで協力できなくなる人も

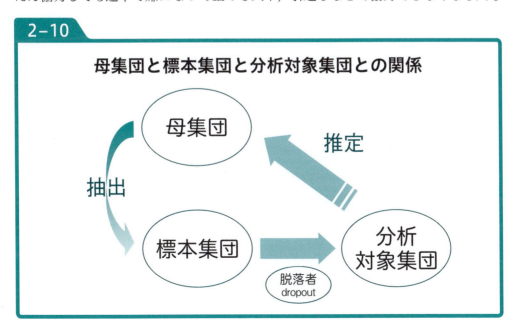

2–10 母集団と標本集団と分析対象集団との関係

2-11

健診受診別の追跡開始後の年間死亡率

（対千人）

対象者区分		男性	女性
全対象		8.9	4.3
受診者		8.2	3.2
未受診者		10.4	6.9
未受診の 理由別内訳	拒絶	11.9	7.3
	転居	4.6	3.6
	歩行困難	14.8	11.9

必ずいます．したがって，私たちが実際に検討できるのは，予定した標本集団のうち現実に測定できて情報を入手できた人たち，すなわち分析対象集団です．つまり標本集団ではなく分析対象集団の結果から母集団の特性を推定することになります．

図 2-11 は，フラミンガム研究（事例7）の初期の研究結果です．循環器疾患の危険因子を明らかにするために無作為抽出した住民を対象に追跡を開始して 20 年近くたったときの，ベースライン健診受診別のその間の死亡率を比較したものです．この表では未受診者が脱落者を意味しています．男女とも受診者より未受診者の死亡率が高く，しかも未受診者の理由別内訳では歩行困難であった者の死亡率が特に高率であったことが示されています．ベースライン健診は研究のために用意されたクリニックで実施されましたが，歩行困難で移動が難しく受診できなかった人たちを意味しています．心疾患や呼吸器疾患で心肺機能が低下していたり，脳梗塞などで要介護状態などの人たちだったのでしょう．したがって死亡率が高かったのはうなずける話ですが，問題は脱落者が重症者に偏っていたため，残された分析対象集団の死亡率は母集団全体の死亡率の推定には適していないことになります．

この例からわかるように，母集団の特性を推定するためには分析対象集団が偏っていないことが前提となります．ただ，偏りの有無の確認には脱落者の情報が必要となりますが，ベースライン健診に参加していない脱落者について，入手できる情報はせいぜい性，年齢くらいでしょう．それでも男性が選択的に脱落しているのか，平均年齢はどうかといった重要情報はわかります．場合によっては，脱落者の特性を明らかにするための調査も別途必要となります．

第3章	# イベント（事象）の把握

　本章では，研究対象集団に発生した健康関連イベント（event：事象，出来事）の把握を話題にします．対象疾患の新規発症や再発，死亡がイベントの代表例ですが，出生であったり，要介護状態であったり，精神発達状態であったり，QOLの状態であったりもします．生まれてから亡くなるまで，およそ人の健康に関わる事柄の全てが対象イベントになります．

　本章の前半では公的資料の利活用について説明します．わが国全体あるいは都道府県別といった行政区単位のイベント把握には，人口動態統計などの公的統計が重要な情報源となります．一方，任意に設定した対象集団内のイベントは研究者自らが創意工夫して把握する必要があります．本章の後半ではそのことに触れます．

わが国の疫学研究から ❹

Hisayama Study：半世紀を超えた久山町研究

　九州大学第二内科講座教授勝木司馬之助によって福岡市の東北に接する糟屋郡久山町で1961年4月に開始された，もともとは脳卒中をアウトカムとしたコホート研究である．対象者を新しい世代に拡大しながら，疾病構造の変化に合わせてアウトカムも心疾患・がん・高血圧・糖尿病・認知症などに広げ，遺伝子変異なども含めた多彩な仮説因子のもと，国際的にもきわめて高い水準の疫学的知見を蓄積してきている．研究開始の背景には，当時，わが国の脳血管疾患，特に脳出血による死亡率は欧米諸国に比べて高かったが，国際的には日本人医師の診断習慣と能力に起因するのではないかとの疑問が呈せられていたことがあった（日内会誌 1997；86：1675-1679）．このため死亡者全員の病理解剖が基本方針とされ，開始年こそ17%（6/33例）であったが，その後は100%の年もあるなど80%以上の高い剖検率を保つ他に類例のない疫学研究となっている．久山町が選定された理由は，①40歳以上人口が当時1,841人と研究遂行に多すぎず，かつ九州大学に近かったこと，②住民移動が少なく追跡が容易であったこと，③疫学的評価が可能な年間発生死亡数が見込まれたこと，④開業医を含めた町関係者の協力が得られたこと，⑤わが国の標準的な農村であったことによる（Jpn Heart J 1964；5：12-36）．1961年4月から延べ32日間にわたり町内8か所の公民館で，10人の医師らが1日平均70人に最新の集団検診を実施し，受診率90.1%（男性723人，女性935人）のベースライン結果を得ている．以来，半世紀を超える研究活動の概要はhttp://www.hisayama.med.kyushu-u.ac.jp/client/index.html（2019年1月31日現在）で確認できる．

3-1

人口動態統計

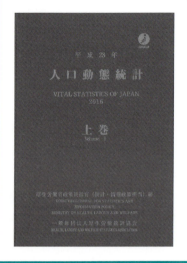

人口動態統計とは，出生・死産・婚姻・離婚・死亡の5つのイベントに関する統計を指す．1898年に「戸籍法」が制定されて，近代的な人口動態統計制度が確立した．

それらイベントの結果は，毎年，厚生労働省から上中下3巻のハードカバーの分厚い冊子体として，調査年から概ね2年遅れで刊行されている．電子データは，e-Stat（政府統計ポータルサイト）に掲載されており，自由にダウンロードできる（e-Stat→データベースから探す→人口動態調査）．冊子体に非掲載の保管集計表も掲載されている．

1 人口動態統計

　公的統計の代表が人口動態統計です．人口の増減に関連する出生・死産・婚姻・離婚・死亡の5つのイベント（事象）に関する統計のことです．死産は「死産の届出に関する規程」で，残りのイベントは戸籍法で届出が義務づけられていて，届出に基づいて，いつどこで生まれ，父母は誰で，いつ誰と婚姻（再婚）し，（いつ離婚して），いつどこで死亡したかが，最終的には本籍のある市町村役場で戸籍に記述され保管されています．

　これら5つのイベントの暦年単位の結果は冊子体（図3-1）として厚生労働省から毎年公表されています．政府統計ポータルサイト e-Stat から自由にダウンロードできる電子データでも提供されています．冊子体の刊行よりも早く，簡単な自動クロス集計機能と作図機能も用意され，ファイル形式も PDF に加え編集可能な Excel や CSV 形式のものも多く掲載されています．

　人口動態統計は定型的には，都道府県別（一部は20大都市別）や性別や5歳年齢階級別（85歳以上は一括するため18階級）に，さらにはそれらのクロス表として集計されています．たとえば，出産場所別の死産率や夫妻の年齢別にみた離婚率，死因別死亡率など，それぞれのイベントに特有の集計表も数多く掲載されています．これらはわが国全体のイベント別年次推移（図序-2）や都道府県別の疫学的検討に威力を発揮しています．また，集計の基になる人口動態統計調査票は届出の制度上，いったん都道府県知事を経由していくことから，都道府県ではそれを利用して独自に傘下市町村別の集計を行い結果を公表しています．市町村レベルのイベント把握

に有用ですが，都道府県や年次によって集計項目や集計区分にしばしばばらつきがあるので，比較性や継続性の点で活用が限られる場合もあります．

こうした人口動態統計は，全数調査で継続性もあり良質で，イベント把握にはきわめて重要な情報源となります．しかし，集計が行政区単位であるため自ずと限界もあります．

2 出生イベントと死産イベント

出生は戸籍法に基づき，子の出生した日から 14 日以内に，子の出生地・本籍地または届出人（父，母，同居者，出産立会いの医師等）の所在地の市区町村長に届け出ることになっています．行政的には出生届を「しゅっしょう」届と読むようです．「しゅっせい」は戦前によく使われていた同音異義の出征と紛らわしかったためといわれています．

死産は「死産の届出に関する規程」で妊娠 12 週以降の死児の出産（分娩中の胎児死亡も含む）とされ，分娩後 7 日以内の届出が義務づけられています．死産証書は医師または助産師が作成し，父または母，同居人，医師の順に届出義務があります．死産関係イベントとして，図 3-2 のように定義された自然死産と人工死産と周産期死亡（子宮外での胎児生存が可能とされる 22 週以後の死産と生後 1 週未満の早期新生児死亡の合計）の各件数が人口動態統計に，さらに母体保護法に基づく人工妊娠中絶の週数別件数などが母体保護統計に，それぞれ掲載されています．

こうした公的統計による集団レベルの情報ではなく，個人レベルの出生と死産の

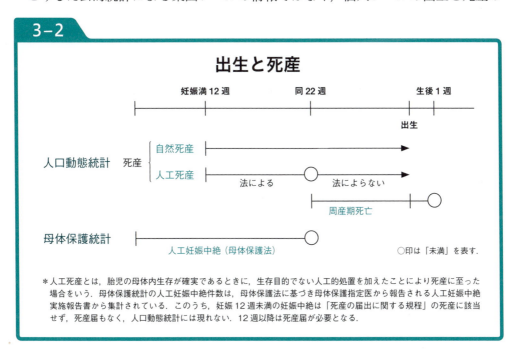

イベント把握が可能な資料として，母子保健法に基づいて交付される母子健康手帳があります．年月を経れば紛失してしまっている可能性も高いですが，妊娠回数や出産回数，出生順位，出生時体重，出生時身長などの客観性の高い情報源として活用できます．

3 死亡イベントと死因情報

死亡届の流れを図 3-3 に示します．同居親族等は死亡を知った日から 7 日以内に，死亡地・死亡者の本籍地・届出人の所在地のいずれかの市区町村長に死亡届を届出なければなりません．届出用紙は，届出人が記入する死亡届（用紙左頁）と，医師が記入する死亡診断書（同右頁）から構成されています．

届出を受けた市区町村長は，火埋葬許可証を届出人に交付するとともに人口動態調査死亡票（以下，死亡票）を作成します．死亡票は当該市区町村を管轄する保健所の保健所長，都道府県知事を経て，厚生労働大臣に提出されます．最終的に電子化されて人口動態統計として集計されていきます．市区町村長は届出を受けてから一定期間が過ぎると，死亡者の本籍地を管轄する法務局に死亡届出用紙を送付します．その後の死亡事項に関する証明書の申請窓口は法務局になります．保健所長には，死亡票に基づいて死亡小票を作成し，これを 3 年間保管する義務があります．

死亡の有無と死因は疫学研究で最も関心の高いイベントです．人口動態として発表される公的統計はすでに述べたように疫学的な利用価値が高いものです．しかし，行政区単位の集計であることに加え，暦年単位で氏名も特定できません．その

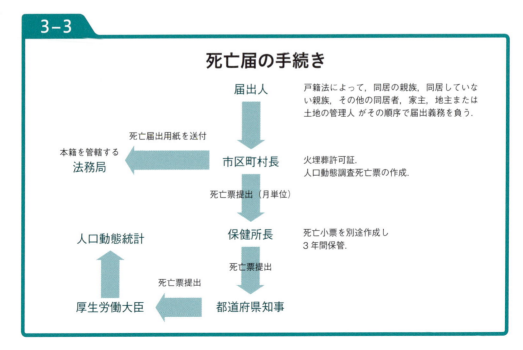

図 3-3　死亡届の手続き

ため，研究者が設定した特定集団の任意の期間における特定の対象者の死亡と死因の把握には，図 3-3 の死亡届制度の活用を考えることになります．

3 つの段階で死因情報の入手が可能です．最初の 2 つは，疫学調査開始時に本人から同意を得ておくか，必要な時点で遺族の同意を得なければなりません．死因情報交付申請時に同意書の提示が行政当局から求められます．

1 つ目は，保健所に保管されている死亡小票の活用です．本来は保健所業務のためのものであって目的外使用の許可を得る必要があります．個人名が記載されていますが保管期間が 3 年と短く，追跡期間が長い研究には適しません．また，対象とする人たちの死亡が複数の保健所管轄地域にまたがっていれば，関係保健所全てから許可を得る必要があります．

2 つ目は，市区町村長から法務局に送付された死亡届の活用です．具体的には，死亡者の本籍を管轄する法務局に図 3-4 の手順で，死亡診断書の内容を転記した死亡事項記載証明書の交付申請をします．本来は厚生年金などの遺族年金請求等に必要な書類として用意されているものですが，学術目的であることの法務当局の認容があれば交付を受けられます（戸籍法第 126 条）．管轄法務局は死亡届を「原則として死亡日の属する年の翌年から 27 年間」保管することになっていますが，実態的にはもっと長い期間保管されています．申請には対象者の正確な本籍地と死亡届が死亡者の住所地に送付された正確な日付（死亡日と同じとは限らない）などが必要となるため，一般的には住民票を請求するところから手続きを始めます．対象者の居住地域が比較的限定され，対象人数もそれほど多くなければ，死亡イベントの把握方法としては活用価値の高い方法です．

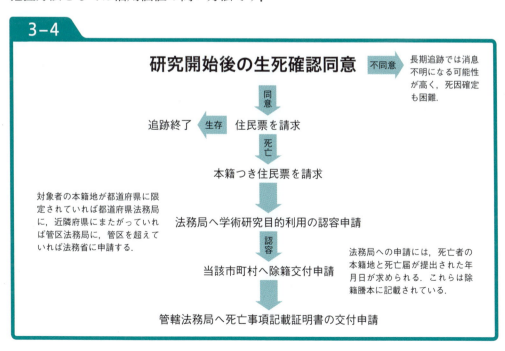

3-4

3つ目は，人口動態報告のために厚生労働省で作成される電子データの活用です．公的統計調査の調査票情報の学術研究等への活用を定めた統計法第33条に従い，人口動態統計の目的外（学術的）使用を申請します．提供される電子データからは個人名は削除されていますが，研究者が性・生年月日に加えて死亡年月日・死亡地を把握できていれば，提供された電子データ上でほぼ個人が特定でき，死因情報として活用できます．対象者が全国に広がった大規模研究に適しています．

4 原死因と直接死因

　得られた死亡小票や死亡事項記載証明書などには，死亡診断書の死因欄の内容が基本的にそのまま転記されています．その中から死因を特定することになります．現行の死亡の原因欄は図3-5のように大きくⅠ欄とⅡ欄に分けられています．死因に関連した手術の主要所見の記入欄と，病理解剖の有無とその主要所見の記入欄もあります．

　Ⅰ欄には，死因に関連した病名を医学的因果関係に従って順に記入する約束になっています．すなわち，Ⅰ欄の最下段には，死亡を引き起こした一連の事象のうち，起因となった疾病あるいは損傷，または致命傷を生じせしめた事故または状況，すなわち原死因（underlying cause）を記入します．例示の死亡診断書の場合は転倒が原死因です．これが大腿骨を骨折させ，骨髄からの脂肪組織が脳塞栓症を発症させ死亡に至ったと主治医は考え，この死亡診断書を作成したことになります．言い換えると，直接死因の脳塞栓症をⅠ欄の（ア）に記入し，その原因は何かと医学的

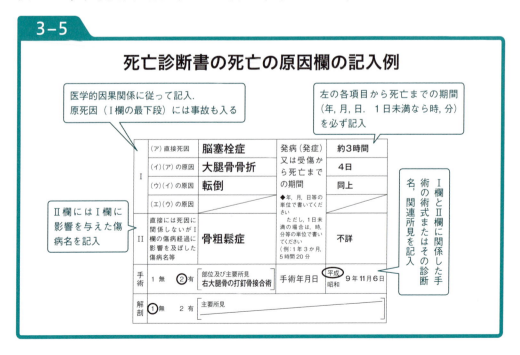

図3-5　死亡診断書の死亡の原因欄の記入例

な因果関係をたどっていき，原死因の転倒を最下段に記入することになります．
　このように死因には原死因と直接死因の2種類を想定できますが，「1枚の死亡診断書からは死因は1つ」が大原則で，ICD（図3-7）では原死因を人口動態統計上の死因として採択します．直接死因を用いた場合，多くが心不全や呼吸不全となるため分類することの意味自体が乏しく，そうした終末期の病態につながる原因対策がより根本的課題であることを考えれば，原死因を死因として集計する意義のほうが大きいからです．

5 臨床診断と病理診断の不一致

　ところで，死亡診断書に記載された死因は必ずしも病理診断に基づいているとは限らず，臨床診断に基づいたものも多くあります．画像診断に代表される様々な診断技術の進歩で，病理診断と臨床診断の食い違いは小さくなってきているとはいえ，疾患によっては不十分な状態です．
　たとえば図3-6は，全国の主要病院で2003年の1年間に病理解剖された約2万例の中から，臨床診断（死亡診断書）または病理診断（病理解剖所見）に中皮腫の記載があった症例を筆者らが拾い上げ，両者の不一致の程度を調べたものです．臨床診断が中皮腫であった72例のうち約1割に相当する7例が非中皮腫であったことが示されています．反対の例も当然あります．臨床診断では肺がんなど別疾患であったものが，病理診断では中皮腫であったという例です．

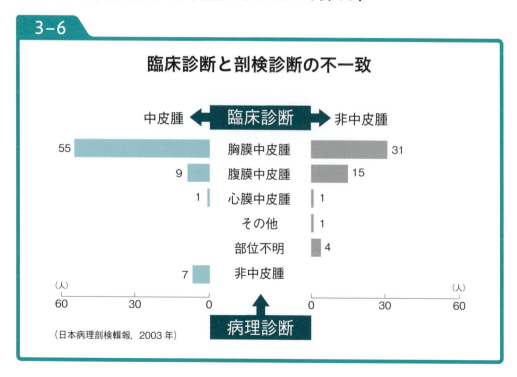

図3-6 臨床診断と剖検診断の不一致
（日本病理剖検輯報，2003年）

臨床診断と病理診断の不一致があるとしても，全国の死亡状況と比較するかぎりは対象集団の診断精度に特別な偏りがなければ比較性は保たれていることにはなります．とはいえ，疫学研究結果の質を担保する意味で，病理診断などの診断根拠を入手し，死亡診断書の死因の妥当性を確認しておくことは必要かつ重要なことです．

研究対象の仮に死亡者全例が病理解剖されていれば，診断の信頼性が高いイベント発生を確認することができます．わが国の Hisayama Study（35頁）は高い剖検率で有名です．しかし，こうした例外的な研究を除けば，全例の病理解剖は現実にはきわめて困難で，診断精度の比較性が保たれている施設間の共同研究やがん登録などの登録制度を用いる研究が現実的です．

6 死因分類

図3-7 は ICD-10（2013年版）の分類体系です．ICD とは，WHO が定めた International Statistical Classification of Diseases and Related Health Problems（疾病および関連保健問題の国際統計分類）の略称で，WHO 加盟国では国際比較のための死因・疾病統計の分類基準として用いることになっています．医学の進歩と多様化する用途に応えて，1900年の制定以来およそ10年ごとに修正されてきています．1990年に勧告された ICD-10（第10回修正）は大幅修正で，わが国では1995年1月1日から使用され，さらに一部修正された ICD-10（2003年版）が2006年1月1日から，そして同（2013年版）が2016年1月1日から用

3-7

ICD-10（2013年版）の分類体系

I	感染症及び寄生虫症 (A00-B99)
II	新生物 (C00-D48)
III	血液及び造血器の疾患並びに免疫機構の障害 (D50-D89)
IV	内分泌，栄養及び代謝疾患 (E00-E90)
V	精神及び行動の障害 (F00-F99)
VI	神経系の疾患 (G00-G99)
VII	眼及び付属器の疾患 (H00-H59)
VIII	耳及び乳様突起の疾患 (H60-H95)
IX	循環器系の疾患 (I00-I99)
X	呼吸器系の疾患 (J00-J99)
XI	消化器系の疾患 (K00-K93)
XII	皮膚及び皮下組織の疾患 (L00-L99)
XIII	筋骨格系及び結合組織の疾患 (M00-M99)
XIV	腎尿路生殖器系の疾患 (N00-N99)
XV	妊娠，分娩及び産褥 (O00-O99)
XVI	周産期に発生した病態 (P00-P96)
XVII	先天奇形，変形及び染色体異常 (Q00-Q99)
XVIII	症状，徴候及び異常臨床所見・異常検査所見で他に分類されないもの (R00-R99)
XIX	損傷，中毒及びその他の外因の影響 (S00-T98)
XX	傷病及び死亡の外因 (V01-Y98)
XXI	健康状態に影響を及ぼす要因及び保健サービスの利用 (Z00-Z99)
XXII	特殊目的用コード

「II 新生物」の抜粋例

C25	膵の悪性新生物
C25.0	膵頭部
C25.1	膵体部
C25.2	膵尾部
C25.3	膵管
C25.4	内分泌膵
C25.7	膵のその他の部位
C25.8	膵の境界部病巣
C25.9	膵，部位不明

＊XXI は人口動態統計には用いない．XXII は現在 SARS（重症急性呼吸器症候群）がコードされている．

いられています．約30年ぶりの大幅修正となるICD-11が2018年6月に公表されました．わが国では，2020年頃の適用開始が予定されています．

現行のICD-10（2013年版）の分類体系を具体的にみてみましょう．たとえば「II 新生物」の項では「膵の悪性新生物」がC25という3桁（アルファベット1文字と数字2文字）でコード化され，さらに枝番号で部位などを示した4桁コードの死因基本分類が設けられています．死因基本分類は全部で14,258種類もあります．逆にいえば，このレベルまでの死亡診断書の記述が期待されていることになります．わが国の人口動態統計（図3-1）には，原則として3桁コードの死因別死亡数が掲載されています．さらに，1つ前の版ICD-9との整合性も考慮しつつ，わが国の死因構造を概観する目的で作成された「死因簡単分類」（数字5桁で示されている）や，主要悪性新生物や心疾患，脳血管疾患など社会的に関心の高い死因で構成された「選択死因分類」の結果も掲載されています．

このように，死因分類はICD分類に従って行われてきていますが，死因分類の不連続性に注意する必要があります．とりわけICD-10に変わって死因別死亡数の見かけ上の変化が目立ちます．それは，死因欄に記載された複数病名の中から原死因を決めるための原死因選択ルールに掲載された具体的疾病事例の影響です．図3-8の1995年（平成7年）をみてください．脳血管疾患が急激に増え，それに対応するかのように肺炎が急激に減少しています．これは死亡診断書（図3-5）のI欄（ア）に「肺炎」，II欄に「脳出血」の記載があった場合，ICD-9では肺炎を原死因としていたものを，ICD-10では肺炎に影響を与えた疾患として「脳出血」を原死因とす

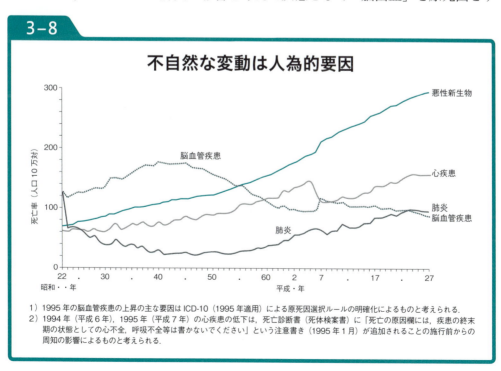

3-8 不自然な変動は人為的要因

1) 1995年の脳血管疾患の上昇の主な要因はICD-10（1995年適用）による原死因選択ルールの明確化によるものと考えられる．
2) 1994年（平成6年），1995年（平成7年）の心疾患の低下は，死亡診断書（死体検案書）に「死亡の原因欄には，疾患の終末期の状態としての心不全，呼吸不全等は書かないでください」という注意書き（1995年1月）が追加されることの施行前からの周知の影響によるものと考えられる．

るように例示されたことによります．またたとえばⅠ欄（ア）に「肝硬変」，Ⅱ欄に「肝がん」とあった場合，従来は肝硬変を原死因としていたものをより明確な疾患である肝がんを原死因とするとの例示がされました．その影響が悪性新生物のやや急な増加に現れています．心疾患死亡率の急激な減少は別の理由によります．ICD-10 の導入に合わせて死亡診断書の様式変更があり，「疾患の終末期の状態としての心不全，呼吸不全等は書かないでください」という注意書きが死亡診断書の欄外に書き加えられた影響です．様式変更の事前周知があったため，前年の 1994 年にはすでに大きな減少が認められています．

したがって，死因の比較には ICD 分類や死因選択ルールの変更はもちろんのこと，死亡診断書の様式変更にも注意する必要があります．なお，死因は死亡年の ICD 版に従って分類したうえで最新版の ICD 分類に揃えていくことになります．人口動態統計については厚生労働省に死因分類の担当者がいますが，研究チーム自らが死因分類をする場合には ICD 分類と死因選択ルールをよく理解しておく必要があります．厚生労働省への問い合わせも可能です．

7 罹患イベントの把握

疫学研究で，死亡イベントと同等，あるいはそれ以上に重要なものが罹患（新規発症）イベントの把握です．がんを例にそのことをみてみましょう．

図 3-9 は，がんと診断されてからの 5 年相対生存率を示したものです．部位によ

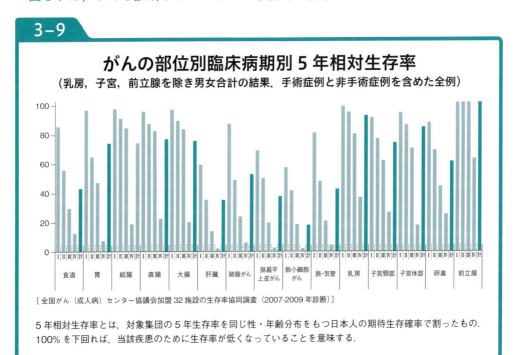

図 3-9 がんの部位別臨床病期別 5 年相対生存率
（乳房，子宮，前立腺を除き男女合計の結果．手術症例と非手術症例を含めた全例）

［全国がん（成人病）センター協議会加盟 32 施設の生存率協同調査（2007-2009 年診断）］

5 年相対生存率とは，対象集団の 5 年生存率を同じ性・年齢分布をもつ日本人の期待生存確率で割ったもの．100％ を下回れば，当該疾患のために生存率が低くなっていることを意味する．

っても病期によっても，生存率にかなり差があることがわかります．前立腺がんの生存率は高く，死亡イベントだけを観察対象としていると，すなわち死亡診断書だけで患者を把握しようとすると多くの患者を見逃してしまうことになります．結腸がんや直腸がん，乳がん，子宮がんも同様に患者の見逃しの可能性を指摘できます．加えて，いずれのがんについてもいえることですが，死亡イベントのみに注目していると死亡に至る重いがんだけを検討していることになり，得られた結果をがん全体に一般化することには問題が残ります．

　これらのことを避けるためには，致命割合がきわめて高い疾患以外，すなわちほとんどの疾患で罹患イベントの把握は必須，ということになります．

　ただ残念ながら，罹患イベントに関する公的統計は，感染症法で届出が定められた感染症や食品衛生法に基づく食中毒などごく一部に限られています．がん罹患の把握は登録制度に依存しています．

　わが国のがん登録は1951年に宮城県で，1952年には広島市，1958年には長崎市，1962年には愛知県と大阪府で開始された「地域がん登録」が罹患イベント全数把握のモデルとしても注目されていました．2013年制定の「がん登録等の推進に関する法律」で国と地方自治体の役割が明文化され，各地のがん拠点病院での院内がん登録の実施と，国立がん研究センターの中央登録室での一括解析と結果公表の枠組みが作られました．そして，全国の医療機関（病院と同意のあった診療所）はがんと診断された人のデータを都道府県知事に届け出ることが義務化されました．届出情報は氏名・性・生年月日・診断した医療機関名・がんの診断日・がんの

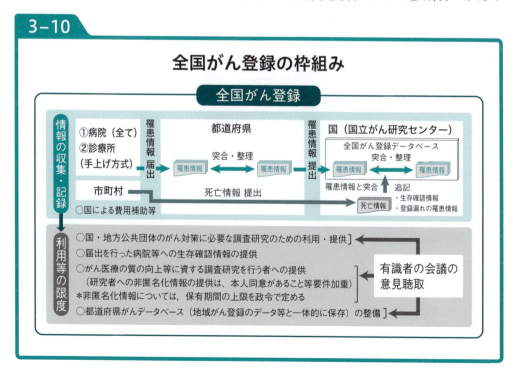

3-10 全国がん登録の枠組み

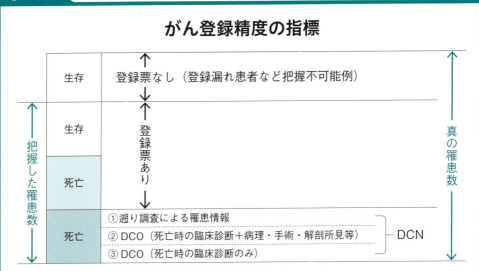

種類・がんの進行度・死亡日など9項目です．2016年1月以降，こうした情報が全国がん登録データベース（図3-10）として蓄積されてきています．法律では，がん登録にあたって患者本人の同意を得る必要はなく，また個人情報を知られたくないという理由でがん登録を拒否することはできません．

活用にあたっては登録精度が良好であることが前提となります．登録精度の指標（図3-11）の1つとして，把握した罹患数のうちDCNが占める割合が用いられていて，DCN割合が高いほど登録精度は低いと評価します．それは，医療機関からの登録漏れが多い可能性があるとともに，死亡小票（図3-3）にはがんの診断根拠や病期に関する記入欄がないため，死因自体の信頼性も低下するためです．DCN割合が30％未満，あるいはDCO割合が25％未満，かつI/D比（incidence death ratio：同じ暦年の死亡数に対する罹患数の比）1.5以上が，良好な登録精度を示す水準とされています．

都道府県単位を越える広域で，かつ良好な精度が保たれた登録制度は罹患イベントの把握に理想的な制度といえます．脳卒中登録や心疾患も含めた循環器疾患登録などが一部自治体で先進的に実施されていますが，まだまだ限定的でがん登録のような状況にはありません．

8 イベント把握の工夫

したがって，ほとんど全ての疾患で，研究者は罹患イベントの把握のために様々な工夫を凝らすことになります．大きく，住民を対象とする地域基盤の疫学研究と，入院・外来患者を対象とする病院基盤の疫学研究に分けて，それぞれどのような工夫が可能か考えてみます．

まず前者の地域基盤の疫学研究について，たとえば，ある市の住民基本台帳から無作為抽出した 50 歳以上の男性 3 千人を対象に，喫煙や運動習慣や BMI が糖尿病発症に関与しているか否かを検討することを想定してみます．通常，研究チームはベースライン健診を企画し，対象者全員の診察と検査を行って糖尿病の有無を把握します．図 3-12 に示した日本糖尿病学会提唱の臨床診断フローチャートに従えば，場合によっては再検査も行わねばなりません．その後の追跡で，未発症であった住民を定期的に呼び出して，ベースライン健診時と同様に研究チームが診断して新規イベントを把握する方法が考えられます．しかし呼び出し方式は年を追うほど受診率が低くなるのが常です．また，健診と健診の間で糖尿病を発症した人ほど，かかりつけ医に通院していることを理由に呼び出しに応じなくなることも予想されます．それに対して，年 1 回の質問紙による郵送調査はよい方法かもしれません．参加者にそれほどの負担にならず，高い回収率が期待できます．質問紙で，その後に新たに糖尿病と診断されたか，食事療法を指示されたか，血糖降下剤やインスリンが処方されているか，通院中か，などを確認できれば，かなりの精度で糖尿病の新

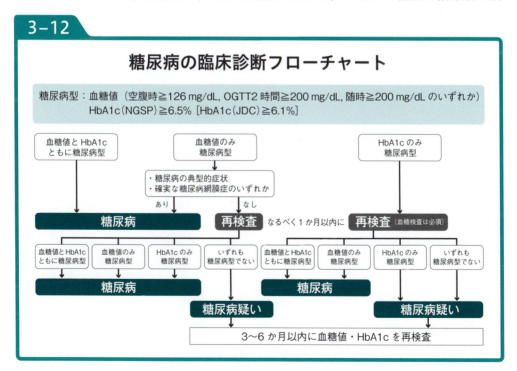

図 3-12

規発症を把握できるはずです．未回答者や無回答者に対しては電話で確認するのもよいでしょう．ベースライン健診時に医療機関に対する診療情報の問い合わせに関する同意も得ておけば，質問紙による本人の回答の妥当性の検証も可能です．医療機関に学会のフローチャートに従った診断か否かを確認すれば，診断精度も検討できます．ただ，糖尿病の多くは無自覚です．したがって医療機関未受診例も少なくないため，未発症と回答した人たちの健診をいずれかの時点で行う必要はありそうです．

次に後者の病院基盤の疫学研究の場合を考えてみましょう．たとえば頭頸部がんの再発イベントに術後の喫煙継続が有意な危険因子になるのか，緑黄色野菜の摂取が有意な防御因子になるのかを検討するような場合です．頭頸部がんの頻度は低いことや，専門病院に患者が集中することを考えれば，病院基盤の研究が妥当です．再発には，がんの組織型や悪性度，化学療法や放射線療法の有無なども関与するため，詳細な医療情報を入手しやすいという点でも優れています．

多くの患者はその病院で経過観察を受けることになるでしょうから，再発の把握は容易なことが期待されます．したがって，前述の地域基盤の場合ほどはイベント（再発）の把握に苦労することはありません．しかし，転院してしまった，引っ越してしまった，いつの間にか来院しなくなったなどの脱落者対策のために，それらのことを想定した同意を対象者本人からあらかじめ得ておく程度の工夫は最低限必要です．たとえば，定期的に郵送や電話などで連絡してもよいか，郵便が宛先不明で戻ってきたときに市役所で住民票を閲覧してもよいか（生死，転居がわかる），転院した場合は転院先の医療機関から診療情報を入手してもよいかなどです．

本項の最後に，対象者の設定自体に工夫を凝らしたイベント把握の方法を紹介しておきます．たとえば，医師などの医療関係者に限定した工夫です．地域でもなく病院でもなく，職能集団を基盤にした疫学研究です．米国の医師約2万人を対象としたPhysicians' Health Study（事例15）や，同じく米国の看護師約24万人を対象としたNurses' Health Study（NHS）などがよく知られています．定期的に郵送する自記式調査票への記入，すなわちself-reported diagnosisに基づいて，様々な疾患の罹患イベントを把握しているところに大きな特徴があります．医療専門職からの病名申告は信頼性が高いことに着目した実に魅力的な工夫です．そのため，医療機関に診療情報を求めることも，研究チーム自ら健診をすることも，面接調査することも基本的に不要（実際には無作為抽出した対象者について診療情報を入手するなどして，自己申告の精度を確認している）で，経費の点から考えても利点は非常に大きいといえます．イベント把握を様々に工夫する試みは，疫学研究の質を確保する意味できわめて重要なことであると同時に醍醐味でもあり，疫学者の腕の見せ所でもあります．

| 第**4**章 | # 質問紙（アンケート）調査 |

　英語では questionnaire，フランス語では enquête（アンケート）と呼ばれる質問紙は，「研究に必要な情報を対象者から得るために作成した一連の体系的な質問を列挙した調査用紙」と定義できます．イベント発生の把握にもよく活用されています．質問には，回答のための選択肢が用意されているものもあれば，自由記入形式のものもあります．使い方としては，対象者本人に記入してもらう方法と，面接者が聞き取って記入する方法があります．

　本章では，質問紙の構成，質問文の作成，質問紙を用いた各種調査方法の特徴などについて説明します．

わが国の疫学研究から❺

四日市喘息は大気中 SO_2 濃度と関連

　1955 年の閣議決定を受けて，三重県四日市市の塩浜地区の国有地であった旧海軍燃料廠跡地（総面積 660 万㎡）に一大石油化学コンビナートが建設されることになり，1959 年から操業が開始された．燃料には従来の石炭に代わって石油が使われたが，硫黄成分の多い中近東産であった．このため風向により鈴鹿川を挟んだ南側の磯津地区の SO_2（二酸化硫黄）濃度がきわめて高くなり，1960 年過ぎには四日市喘息と呼ばれる気管支喘息が社会的注目を集めたが，その後も塩浜地区の北側に第 2 コンビナートが建設されるなど汚染源は拡大した．Yoshida らは，いわゆる四日市喘息と硫黄酸化物，特に SO_2 との関係を検討して両者の強い関連性を指摘し（*Arch Environ Health* 1966；13：763-768），大気汚染対策を進める強固なエビデンスを与えた．すなわち，磯津地域で 1960 年頃から観察された気管支喘息は，小児ではなく 40 歳以上に多く発生していること，家族歴を有する者が少なく，ハウスダストなどに対する陽性率も通常の 1/10 程度と明らかに低率であり，他地域へ転居することで喘息発作が速やかに消失するなど，特異的な臨床像を示すことが指摘された．加えて，国民健康保険のレセプトから把握できた気管支喘息の年間発生数と SO_2 の年間平均濃度とは 0.8 超の正の相関を示すこと，市内 13 地域別の検討で SO_2 の年間平均濃度と喘息患者数の間に高い正の相関が認められること，磯津地区 13 人の気管支喘息患者の週当たりの喘息発作回数は SO_2 週平均濃度と 0.88 の高い正の相関にあることなどを生態学的研究手法で示した．気管支喘息だけではなく，慢性気管支炎や閉塞性肺疾患についても同様な結果であったことが報告されている．

1 質問紙の調査項目

　全ての疫学研究は必ず何らかの形で質問紙を用いて，健康関連イベントを含めた様々な情報を対象者から入手することになります．それらは基本的に自己申告（self-report）であるため，主観的な判断が混じったり，思い違いがあったり，厳密性に欠けたり，日を変えれば微妙に違った回答になったりします．しかし質問紙には，そうした問題点を大きく上回る利点があります．とりあえず2つあげておきます．

　利点の1つは，生体試料や生体測定から得られる情報は意外と限られていて，質問紙でないと入手できない情報が多種多様にあることです．たとえば，多くの疫学研究で検討対象となる身体活動量です．図4-1は，約1万2千人を対象としたHarvard Alumni Health Study（ハーバード大学同窓生健康調査）の結果です．ベースライン健診時における1週間当たりの身体活動量と，その後の16年間の追跡期間中の冠動脈疾患発症リスクとの関連を検討したものです．身体活動量が週2,100 kJ（4.2 kJ ＝ 1 kcal）未満群を基準にしたとき，それ以上群の発症リスク（相対危険）は0.8〜0.9と低く，しかも4,200 kJ以上群で有意に低いことが示されています．基礎になっている情報は，ベースライン健診時に用いられた過去1週間の身体活動に関する3つの質問に対する回答です．1）毎日，階段を何段上っているか，2）毎日，通りを何ブロックくらい歩いているか，3）どんな種類のスポーツや余暇活動を週何回，1回当たり平均何時間何分しているか，を尋ねたものです．いずれも客観的な測定値ではなく自己申告です．正確に測定できる測定機器があったとしても，精度管理のもと，1万人を超える多人数から結果を得ることは現実的に困難です．

4-1

身体活動量別の冠脈疾患発症相対危険

	身体活動量（kJ／週）				
	2,100 未満 2,002 人	2,100-4,199 2,354 人	4,200-8,399 3,481 人	8,400-12,599 2,145 人	12,600 以上 2,534 人
発症数	438	429	552	322	394
相対危険	1.00	0.90	0.81	0.80	0.81
95% 信頼区間	−	0.79-1.03	0.71-0.92	0.69-0.93	0.71-0.94

相対危険：年齢，BMI，アルコール摂取量，高血圧，糖尿病，喫煙状況，両親の早世を調整ずみ．

ベースライン健診時の身体活動に関する質問（1977 年）

1) How many flights of stairs do you climb up each day?（Let one flight=10 steps）
2) How many city blocks or their equivalent do you walk each day?（Let 12 blocks=1 mile）
3) List any sports or recreation you have participated in during the past week. Please include only the time you were physically active（i.e., actual playing time, jogging time, bicycling time, swimming time, calisthenics, etc.）.

		Average Time per Episode	
Sport or Recreation	Number of Times in Week	Hours	Minutes

喫煙情報についてもよく似たところがあります．血中ニコチン濃度（半減期約2時間）や尿中ニコチン濃度（半減期約20時間）を測定すれば，それらの値から測定日または前日の喫煙の有無の判定と量的評価はできます．しかし，喫煙の慢性影響の評価指標であるブリンクマン指数（Brinkman index）のように「1日平均何本を何年間吸っていたか」のような情報は，生体試料から得ようとしても原理も測定法もありません．現時点では自己申告しか知る術はなく，質問紙を用いることになります．アルコール摂取歴なども同様です．

もう1つの大きな利点は，自覚症状のように本人でないとわかりようのない情報を質問紙なら入手できることです．たとえば腰痛です．その有無，部位，程度はX線撮影しても血液検査をしても本人に尋ねないかぎりわかりようがありません．慢性気管支炎などは定義自体が「持続性あるいは反復性の痰を伴う咳が少なくとも連続して2年以上，毎年3か月以上続く」状態と自己申告に依存しています．またQOL，睡眠の質，自尊感情，満足度，信念などは本人の主観そのものであり，質問紙でようやく把握できる情報といえます．

このように，質問紙は重要な健康関連イベント情報の入手手段であり，調査可能な項目は文章化できるもの全てといっても過言ではありません．重要なことは，質問紙の構成に始まって，質問文の作成，質問紙の配布・回収の各過程における考え方と方法を理解し，質問紙を科学的に用いることにあります．

2 調査票の構成

調査票は一般的に表紙とフェイスシートと質問紙本体から構成し，依頼状（56頁）は別途用意します．

表紙には，タイトル，実施者（機関）名，記名か無記名か，回答に要する見込み時間，回答方法などを記入します．調査目的を短く書き込んだり，提出期限，提出方法などについても簡潔に説明しておきます．全体が長くなるようであれば，記入の仕方などを別紙にすることもあります．

フェイスシートは，性・年齢などの対象者の属性を明らかにするための質問頁です．年齢の記入に抵抗を感じる人も少なくありません．5歳年齢階級や10歳年齢階級別の選択肢，あるいは生年月日の記入であれば心理的抵抗はやわらぎます．年齢よりも格段に秘匿性の高い，たとえば社会経済状態（socio-economic status：SES）の指標となる収入や教育歴，家族構成，健康保険の種類などの情報が必要な場合もあります．真に必要な質問かをよく考えなければなりませんが，フェイスシートにではなく，質問紙本体の後ろのほうに配置する工夫もあります．そこに至るまでの質問で調査の意図が伝わり了解されれば，秘匿性の高い情報提供に納得して記入してもらえる可能性が高くなります．

質問紙本体の構成では質問文の順序に注意を払います．簡単な質問から難しい質問へ，一般的な質問から個別性の高い質問へ，事実確認の質問から態度・意見を尋ねる質問へと並べます．相互に関連のある質問はまとめて配置しながら，全体は流れをもたせ，最も重要な質問は中心に据えます．ろ過的質問（回答番号によって以降の質問が枝分かれする）や捨て質問も活用します．

　質問紙のレイアウトは，対象者の回答意欲を高めるとともに回答のしやすさを決定するきわめて重要な要素で，見栄えとわかりやすさを工夫します．紙の質や大きさ，字の大きさやフォントの種類，行間の広さとともに，質問文と回答欄の位置関係や，ジャンプ先の場所などにも気を配ります．図 4-2 は筆者が好んで用いている形式で，質問文と回答欄を分離した質問紙です．頁数は少しかさんでもわかりやすさを優先させるべきです．頁数を減らしたがために目詰まりしたレイアウトに比べると，回答者にはわかりやすい仕上がりになります．

　回答方法は，選択肢形式（closed-ended question）と自由記入形式（open-ended question）に分けることができます．

　図 4-3 の形式 A が選択肢（answer option）形式で，二者択一，多肢択一，多肢複数選択などがあります．文献的検討や予備調査をふまえて予想される回答は原則全て網羅するように選択肢を作成しますが，「その他」の項目もしばしば必要です．予備調査結果から予想できなかった回答もありうるためです．選択肢には必ず番号をふります．ABC やアイウの記号はコンピュータ処理になじみません．択一か複数選択かが紛らわしそうな質問文の場合，いずれかがわかるように明確に指示しま

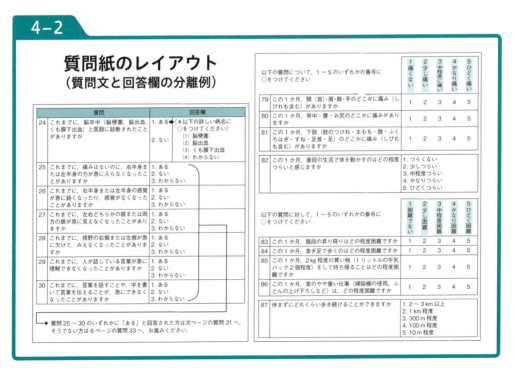

4-3

回答欄の例

形式 A

性別 1．男 2．女 ——— 二者択一

A．下の中から選んで○をつけてください．
1．19 歳以下 2．20 歳〜29 歳
3．30 歳〜39 歳 4．40 歳〜49 歳
5．50 歳〜59 歳 6．60 歳以上

B．食事は1日に何回とっていますか．
（間食は除いてください）
1．日に1回 2．日に2回
3．日に3回 4．日に4回以上

C．あなたが週1日以上，飲んでいるアルコールは何ですか．当てはまる種類全てに○をつけてください．
1．ビール 2．日本酒
3．焼酎 4．酎ハイ
5．ワイン 6．ウイスキー
7．その他（　　　　）

——— 多肢択一

——— 複数選択

形式 B：Likert スケール形式

193 あなたは，自分の周りで起こっている出来事がどうでもいい，という気持ちになることがありますか．
1——2——3——4——5——6——7
ほとんどない とてもよくある

194 あなたは，よく知っていると思っていた人が，思いも寄らない行動をして，驚かされたことはありますか．
1——2——3——4——5——6——7
ほとんどない とてもよくある

195 あなたは，頼りにしていた人にがっかりしたことがありますか．
1——2——3——4——5——6——7
ほとんどない とてもよくある

196 いままで，あなたの人生には，明らかな目的や目標がありましたか．
1——2——3——4——5——6——7
ほとんどなかった いつもあった

形式 C：VAS 形式

問：現在の膝の痛みの程度を示すところに目盛り（｜）を入れてください．
まったく
痛みはない 非常に痛い
0 100

形式 D

X．健康を維持するために心がけている食習慣について自由に記入してください．

す．複数選択の場合，選択肢が多くなると，○印のつけられていない選択肢が読み飛ばされた可能性も懸念されるため，選択肢それぞれを独立させた質問として「はい／いいえ」の二者択一にする工夫もよいかもしれません．

　形式Bは多肢択一形式ですが，合計点や平均点で評価できるよう間隔尺度化されています．Likert（ライカートまたはリッカートと読む）が考案したスケールで，通常，「ほとんどない」と「とてもよくある」などの両極端の評価を尺度の両端に置き，その間を等間隔で目盛ります．「普通」という中間的な評価を設定する奇数段階評価がよいのか，あえて設定しない偶数段階評価がよいのかについての統一的な見解は得られていません．

　形式Cは自由記入形式です．最低を0，最高を100などと定義したたとえば10 cmの長さの数直線上に痛みや苦しさの程度などを目盛りとして示させる方法で，このような数直線尺度をVAS（visual analog scale）と呼んでいます．回収後，目盛りの位置に定規を当てて3.6 cmなどと読み取り，その値を評価に用います．あらかじめ10段階程度に目盛りを刻んである形式のものもあります．

　形式Dのような「完全」な自由記入形式の質問は，自由記述の内容からキーワードを拾い出して共通因子や背景因子を概念化しようとする質的研究（212頁）の場合を除き，できるだけ避けるべきです．質問に対する回答率がかなり低くなることや，回答の数値化が困難という技術的な問題もあります．しかし何よりも，質問すべき内容と予想される回答の選択肢を研究仮説や文献的検討などから十分に絞り切れていないにも関わらず，回答をみてから考えようと思う研究者の姿勢に問題があ

ります．自由記入の多い質問紙を時々見受けますが，結局のところ有益な回答が得られない場合がほとんどです．それでもという場合には，「その他，自由に」ではなく，「定期的にしている運動・スポーツについて」，「定期的にしている趣味活動について」などと，より焦点を絞った質問文にして質問者の意図が伝わるようにします．

3 質問文の作成

　質問紙作りで最も重要な段階は何といっても質問文の作成です．妥当性も信頼性も検証ずみの質問紙（63頁）を用いる場合を除き，文献や入手可能な類似した質問紙を参考に，研究者自らの経験も動員して作成することになりますが，意外に難しいものです．作成の注意点を例文でみていきましょう．自記式（self-administered）質問紙と聞き取り形式（対面式あるいは電話）の質問紙では，質問文の文体などは自ずと違ってきますが注意点は同じです．

　図4-4と図4-5の例文は，回答が「はい」か「いいえ」の二者択一の自記式質問紙を想定しています．

　例文①では専門用語が使われています．マスコミなどにしばしば登場する医学用語であっても誤用があったり勘違いがあったりするため避けるべきです．例文③は1つの質問文に4つの質問が含まれています．全てandでつながった質問であることは自明のようにも思われますが，例文④のように分割して一問一答形式にしたほうが誤解を与えずよいでしょう．例文⑤は「よく」という修飾語が問題です．「よ

4-4

質問文作成の注意点（1）

✓専門用語は避ける
　①現在，医師から，降圧薬を処方してもらっていますか．（✗）
　②現在，医師から，血圧を下げる薬をもらっていますか．（○）

主語の「あなた」は省略している．回答の選択肢はいずれも「はい」か「いいえ」を想定．

✓一問一答形式にする
　③週2回以上，1回30分以上，1年以上，息が少しはずむ運動をしていますか．（✗）
　④週2回以上，運動をしていますか．（○）
　　　　「はい」→その運動は，1回当たり30分以上ですか．
　　　　　　「はい」→それは1年以上続けていますか．というように分割する

✓曖昧な形容詞・副詞表現は使用しない
　⑤よく外出しますか．（✗）
　⑥週2回以上，外出していますか．（○）

✓適切な期間を設定する
　⑦最近，胃がんの内視鏡検診を受けましたか．（✗）
　⑧この1年間に，胃がんの内視鏡検診を受けましたか．（○）

4-5

質問文作成の注意点（2）

✓ 不自然な敬語は使用しない
　　⑨日本酒をお飲みになられますか．（✕）
　　⑩日本酒を飲みますか．（〇）

主語の「あなた」は省略している．
回答の選択肢はいずれも「はい」
か「いいえ」を想定．

✓ 予断をもたせる先行文は使用しない
　　⑪納豆は骨粗鬆症の予防効果がありますが，週1パック以上食べていますか．（✕）
　　⑫納豆を週1パック以上食べていますか．（〇）

✓ 否定疑問文は使用しない
　　⑬たばこをやめるつもりはありませんか．（✕）
　　⑭たばこをやめるつもりはありますか．（〇）

✓ 意図が不明確な質問はしない

✓ 多義語は使用しない

✓ 古い記憶に頼る質問は避ける

✓ 短くわかりやすい質問文にする

✓ 句読点は少し多めに使う

く」の解釈は人によって随分違います．したがって，例文⑥のように具体的に記述しなければ，頻度や量，時期を尋ねる質問への回答の解釈が曖昧になりがちです．想定する対象集団への予備調査や文献を参考にして具体化することが必要です．例文⑦は期間設定の形容が適切ではありません．「最近」というのが例文⑤の「よく」と同様に曖昧です．たとえば早期発見のために毎年検診が必要ならば「この1年間に」が意味のある期間設定になります．

　例文⑨は敬語の使用を問題にしています．敬語は組み合わせる動詞によっては受動態の質問のように感じるときがあります．丁寧語で十分です．そのほうが簡潔で自然です．例文⑪には予断をもたせる先行文が使用されています．先行文に啓発的な意味をもたせるという意見もあるようです．しかし，健康によいとされている行為に対しては過大に，逆によくないとされている行為に対しては過小に回答する心理が働くことが知られており削除すべきです．例文⑬は否定疑問文です．⑭のような肯定疑問文のほうが素直でわかりやすい質問です．また，否定疑問文に反映された研究者の価値観をそれとなく感じとって回答者が追従することも予想されます．

　ほかにも様々な注意点があります．いずれにしても質問文は簡潔でわかりやすく一意的であるのが理想です．長めの質問文では句読点を少し多めに使うなどの工夫をします．

　以上の点に注意しながら質問文を作成しますが，選択肢も含めて必ず予備調査を行います．その目的は記入漏れや誤答を招いていないかを点検するだけではありません．質問文一つひとつについて，平易な質問文であったか，意味は了解できたか，

ジャンプ先の指示は的確であったか，選択肢は妥当であったか，回答に迷うことはなかったかなどを回答者から直接聞き取り，それらの意見を質問文の修正に反映させることが大切です．回答に要した時間も記入してもらうようにします．全体の分量を推し量るうえでの参考になります．必要に応じて予備調査を繰り返します．

こうした質問文の質的検討のための予備調査であれば，対象集団の年齢などのばらつきなどを考慮しても合計 20 人程度で十分です．ただ，注目している選択肢の回答分布をあらかじめ確認するような量的検討のためには，50 人前後の人数は必要になるでしょう．

4 郵送調査（postal survey）

調査票とともに調査協力の依頼状，返信用封筒（切手貼付または料金後納）の一式を郵送（配布）し，記入後，郵便で返送（回収）してもらう方法です．

調査協力の依頼状はせいぜい A4 用紙 1 枚までにおさめます．調査票の表紙の記述と一部重複があっても問題ありません．調査の目的，背景，実施主体と連絡先，予定対象者数と対象者の選定理由，質問紙の合計頁数，回答に要する見込み時間，返却期限（通常は 2 週間程度）と返却方法，記名か無記名かなどを簡潔明瞭に記載します．長い一続きの文章よりも箇条書き的記述が望ましいでしょう．記名を求める場合，その必要性を明確に述べ，かつ個人情報保護を誓約しておく必要があります．不必要に記名を求めることは回収率を低下させる一因になります．倫理審査委員会の承認を得ていることも明記します．依頼状で重要な点は，どのように対象者の氏名と住所を入手したのかの説明です．同意下で何らかの方法によりあらかじめ提供してもらっている場合を除き，情報入手経路が個人情報保護の観点からも倫理的な観点からも納得させられるものでなければなりません．

郵送調査の最大の問題点は回収率（return rate）にあります．研究者と対象者がすでに顔見知りになっているコホート研究参加者を郵送調査で追跡する場合などでは 90% を超える回収率が期待できますが，調査票をいきなり送りつける方法では 20 〜 30% 程度がよいところです．

回収率を上げるための様々な工夫が試みられています．その 1 つが督促です．記名式の場合は手元の名簿と照合し未返送者だけに督促できますが，無記名の場合は全員に督促せざるをえません．ただし無記名であっても，調査票を返却したことを通知してもらう記名式葉書をあらかじめ調査票とは別に同封しておき，別々に返送してもらえばそれを頼りに未返却者を把握できます．本来は返送された調査票の数と通知葉書の数は一致するはずですが，そうでないこともしばしばです．督促の方法としては，時間がたつと調査票を紛失してしまっている可能性もあるので，調査票自体を郵送し直す方法もよくとられます．質問を絞った短縮版に変更して督促す

4-6

郵送法による調査票の回収率に与える要因

項目	内訳	オッズ比（95% 信頼区間）
やる気の誘導	謝金あり / なし	2.02（1.79-2.27）
	質問紙送付時 / 回収後	1.71（1.29-2.26）
調査票の長さ	短い / 長い	1.86（1.55-2.24）
調査票の外観	カラー / 標準	1.39（1.16-1.67）
	対象者に特化 / なし	1.16（1.06-1.28）
送付方法	書留郵便 / 普通郵便	2.21（1.51-3.25）
	第一種郵便 / その他	1.12（1.02-1.23）
連絡方法	事前連絡あり / なし	1.54（1.24-1.92）
	追跡調査あり / なし	1.44（1.22-1.70）
内容	興味ある質問 / そうでない	2.44（1.99-3.01）
	微妙な質問あり / ない	0.92（0.87-0.98）
調査機関	大学 / その他機関	1.31（1.11-1.54）

る方法もあります．ただ督促の効果は回数は 2 回程度までででしょう．

　図 4-6 は，郵送法の回収率に関するシステマティックレビュー（第 15 章）の結果です．スラッシュ（/）の右側の方法を基準にしたときの左側の方法による回収率のオッズ比で示したものです．「興味ある」質問は「そうでない」質問に比べ回収率をオッズ比の評価では 2.44 倍高めていることがわかります．書留郵便は普通郵便に比べ有意に回収率を高めますが，経費的に現実的な選択ではありません．インセンティブとして回答に対する謝金があるほうがないよりも，謝金は調査票の配布時（返却なければ謝金は無駄になる）のほうが回収後よりも，それぞれ回収率が高くなることが示されています．わが国の場合，現金は現金書留，金券は簡易書留にする必要があり経費がかかります．事前連絡がある場合は，そうでない場合に比べ回収率は高いようです．ただ，事前連絡できる状況は，たとえば電話番号がわかっている，自治会の回覧板で案内がある，職場経由で通知がある場合などに限られます．これらに対して機微な（sensitive）質問は回収率を下げる方向に働きます．

　このような種々の工夫を重ねても，1 回目の督促で最初の回収率の 1/2 程度の回収率の返却，2 回目の督促でさらにその 1/2 程度の返却で，最終的な回収率はよくて 40 〜 50% 程度と見積っておくのが無難でしょう．記名式の場合は電話番号を記入してもらえば記入漏れなどは電話で確認できますが，無記名の場合はそうしたことはできず有効回答率はさらに低くなると予想されます．

　郵送調査の利点は，他の調査法に比べ経費が安いこと，広い地域の多人数を対象にできることです．しかし，郵送調査の回収率は低率に留まるため，対象者が広域

にまたがる場合や経費的な制限などで他の調査方法が使えない場合，コホート研究参加者の追跡のように返答の動機づけがきわめて高い場合などに使用される傾向があります．

5 インタビュー調査（interview survey）

調査員が対象者に直接質問し直接回答を得る方法のインタビュー調査には，対面方式である面接調査（face-to-face interview）と非対面方式である電話調査（telephone interview）があります．

面接調査は，調査員が家庭訪問する場合や，対象者が調査会場などに来場する場合，医療機関に通院中あるいは入院中の人を対象とする場合などで用いられます．いずれの場合もあらかじめ作成した質問紙を使います．前述の郵送調査に比べ経費も時間もかかります．家庭訪問は訪問の約束を取りつけるところから始まりますが，調査会場などでの面接調査は，来場自体が対象者が基本的に調査に応諾していることを意味するので協力を得やすい状況にあります．面接調査員には図 4-7 のように高い資質が求められます．礼儀正しく，面接調査マニュアルに忠実で，注意深く，正確で，質問忘れをすることなく，誰に対しても面接調査マニュアルに従って同じように質問でき，面接の場を落ち着かせる雰囲気をもっていることが求められます．特に，対象者が質問の意味を取り違えたり，その質問の意味はこういうことですかというように反問してきたりした場合に，回答を誘導しないように質問文を言い換える能力が必要です．

調査目的や質問文と選択肢の意図，具体的方法などを解説した面接調査マニュアルの作成と，それに基づく事前トレーニングは必須です．面接調査に不向きな人は採用すべきではありません．調査が始まれば，予想してなかった問題点の対応策な

4-7

面接調査員に求められる資質

✓ 礼儀正しく，言葉づかいが適切で，丁寧な受け答えができること

✓ 面接調査マニュアルに忠実であること

✓ 注意深く，正確で，質問忘れ，回答の記入忘れがないこと

✓ 対象者全員にして，同じように質問できること

✓ 単調な仕事に忍耐強く，場を落ち着かせる雰囲気があること

✓ 回答を誘導しないように，質問を言い換える能力があること

どを面接調査員に逐次伝えることに加え，面接の態度と技術を観察しながら記入状況も検証し，問題のある調査員は面接担当から外す決断も求められます．

一方，電話インタビューは，コホート研究参加者の追跡や質問紙回答者に対する記入漏れの確認などに多く用いられています．調査員には面接調査と同様の資質が求められます．RDD 方式（random-digit dialing：無作為番号ダイアル法）のようにコンピュータで発生させた電話番号にかけ，応答した初めての相手にいきなり質問するような電話インタビューは，世論調査には向いていても，医療情報などの秘匿性の高い個人情報の入手を目的とした疫学研究には不向きです．

6 質問紙を用いた各種調査法の比較

図 4-8 は，質問紙を用いた各種調査法の特徴を一覧表にまとめたものです．この中の留置調査法は，質問紙を郵送で配布し対象者宅に 2 週間ほど留め置いたのち，調査員が訪問して回収する方法です．郵送での返送依頼よりも回収率は高く，70% 前後を期待できます．また回収時に質問紙の記入漏れを点検でき，有効回答率を上げることができます．しかし，回収できる範囲には自ずと物理的制限がかかるため，対象地域を絞ることになります．集合調査法は講義風景を思い浮かべればよいでしょう．教員役が調査員で，学生役が調査対象者です．ウェブ調査(web-based survey)はインターネット環境下で電子質問紙を用いる調査法です．回答者の母集団が曖昧なこと，応募法による人たちであることなどが問題点になります．現時点では，調査会社のモニターに応募して登録された人を対象とする場合が多いため，回答の代

4-8

質問紙を用いた各種調査法の比較

	郵送調査	面接調査	留置調査	集合調査	電話調査	ウェブ調査
配布・回収	郵送	来場または訪問	配布は郵送，回収は訪問	会場で配布し回収	電話	インターネット
対象者の生活時間配慮	不要	必要	必要	ある程度必要	必要	不要
回答記入者	対象者	調査員	対象者	対象者	調査員	対象者
本人確認	不可能	可能	可能	可能	可能	ある程度可能
複雑な質問	やや困難	可能	やや困難	やや困難	不可能	やや困難
無回答・無効回答	多い	少ない	少ない	多い	少ない	全くない
母集団	特定	特定	特定	特定	特定	曖昧
回収率	低い	高い	高い	高い	高い	低い
コンピュータへのデータ入力	必要	必要	必要	必要	必要	不要
要調査期間	長い	長い	長い	やや短い	短い	きわめて短い
調査費用	少ない	多い	多い	少ない	少ない	様々

表性が疑わしいともいえます．モニター登録者の多くが謝礼目当てで回答に真摯さを欠くという懸念も指摘されていますが，今後の発展が期待できる調査法です．母集団の特定を前提としない感染症の定点サーベイランスのような症状動向調査には適していそうです．

いずれの調査法も程度の差はあれ，必ず無回答者（non-respondent）が発生します．性，年齢など入手しうる情報の範囲で，回答者と無回答者の特性の違いを検討しておく必要があります．得られた回答者の偏りの有無と程度が結果の評価に影響するからです．

7 QOL 尺度調査票の開発過程

本章の最後に，疫学研究のアウトカム指標によく使用される QOL 尺度調査票の開発過程を紹介します．質問文作成手順を学ぶことができます．

図 4-9 は，KIDSCREEN と呼ばれる子供の QOL に関する自記式調査票の開発過程の要約です．対象は 8 歳から 18 歳の kids（子供）で，ドイツの研究者を中心に欧州 11 か国の専門家チームが，最終的に 10 種類の下位尺度から構成する合計 52 問の質問と，その短縮版を作成しています．開発過程は大きく 4 つの段階に分かれています．

第一段階は，子供の QOL の概念と構造を整理し，それらを表現する下位尺度と質問文を広く拾い出す作業です．そのために，① child や quality of health などをキーワードとした文献検索と論文の拾い出し，②デルファイ法を用いた 7 か国 24

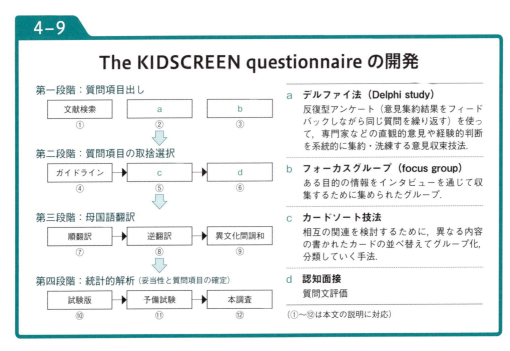

4-9 The KIDSCREEN questionnaire の開発

人の専門家による子供のQOL概念などに関する意見集約,そして③対象年齢の子供に対するフォーカスグループ面接と発言記録の文脈解析を行い,8つの下位尺度,863の候補質問を作成しています.

第二段階はそれらの精選過程です.④EUROHIS studyのガイドラインに従って冗長な候補質問文を削除して残った360問を,⑤カードソート技法でグループ化しながら7尺度185問に絞ったうえで,⑥認知面接により177問に精選しています.

第三段階は,多国籍研究チームのメンバーそれぞれが自国での調査のために,母国語に翻訳した過程です.⑦順翻訳,⑧逆翻訳,⑨異文化間の調和作業を経て,10問減らした8下位尺度167問からなる試験版を作成しています.⑦と⑧の参考までに,KIDSCREENの完成版を開発者らの許可を得て筆者らが日本語翻訳した際の手順を図4-10に示します.まず原文の英語を日本語に訳し(順翻訳),次に正しく日本語に訳されているかを開発者が確認できるよう日本語訳を英語に翻訳し直しました(逆翻訳).逆翻訳者はバイリンガルであることが条件で,原文は伏せられた状態で日本語訳を英訳します.その英文訳に対する開発者からの意見に従って修正した日本語訳の,逆翻訳である修正英文訳の再点検を開発者から再び受けるということを繰り返して日本語版の完成にたどり着きました(*EHPM* 2015;**20**:44-52).

図4-9に戻って,開発のための最終段階(第四段階)として,母国語に翻訳した⑩試験版を完成させて,⑪予備試験を実施し,その回答結果(約3千人)の統計学的解析に基づき10下位尺度52問に絞り込んだのち,これを最終版として⑫大規模調査でその妥当性と信頼性を確認するに至っています.⑫は重要な過程です.仮に

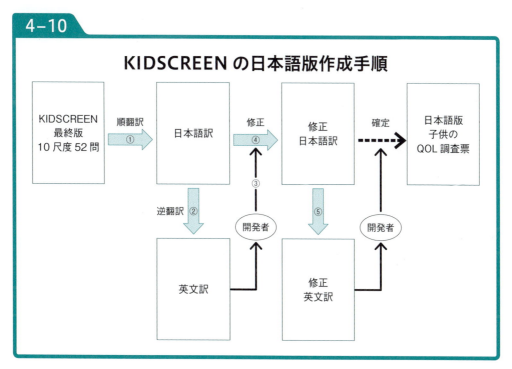

4-10

4-11

妥当性（validity）

1 **内容的妥当性**（content validity）
作成した測定項目が測定したい概念を過不足なく反映しているかを，専門家が判断する方法などで検討する妥当性.

2 **基準関連妥当性**（criterion-related validity）
測定値が対象としている概念を測定していることを，確立されている他の指標値と良好な相関関係や回帰関係を有するか否かで検討される妥当性.

3 **構成概念妥当性**（construct validity）
測定値が，概念から予想される様々な指標と了解可能で矛盾のない関係を示すか否かで検討される妥当性.

信頼性（reliability）

1 **内的整合性**（internal consistency）
ひとまとまりの測定項目が，測定したいものを同じように測定している場合に内的整合性があるという.
Cronbach's α が代表的な評価指標.

2 **再試験信頼性**（test-retest reliability）
1 回目の測定結果と，2 週間程度の間隔を空けた 2 回目の測定結果が良好な相関を示すことで評価される.

妥当性などが満足できなければ質問を手直しします.

　図 4-11 に，質問表の妥当性と信頼性に関する指標を示します．妥当性とは，測りたいもの（KIDSCREEN の場合は子供の QOL）が正しく測定できているか否かを意味します．そのための代表的な指標を 3 つ示しています．内容的妥当性は質的評価ですが，基準関連妥当性と構成概念妥当性は既知の指標との相関係数などの量的評価です．一方，信頼性とは測りたいものが安定して測定できていることを意味します．具体的には，Cronbach's α などで表わす内的整合性や，間隔を空けて実施した結果が良好な相関を示す等の再試験信頼性などで評価します．KIDSCREEN は妥当性と信頼性が高い質問紙であることが証明されており，現在では国際的に広く使用されています．QOL 尺度以外の，たとえば睡眠の質や職業性ストレスなど様々な評価尺度（63 頁）も同様の過程を経て開発されたものです.

　KIDSCREEN を例に質問紙の開発過程をみてきました．丹念に作成されていることがよくわかります．本来，全ての質問がこのような手順を踏むことが必要です．たとえば，「最近 1 か月，1 日平均何分歩いていますか」といった何気なく使っている質問も，回答となる選択肢と合わせて，歩数計などを用いた基準関連妥当性や，2 週間後との回答の一致性などによる再試験信頼性を確認しておく必要があります.

疫学研究のための質問紙

column 3

　SF36（Short Form 36）：米国の Medical Outcome Study で用いられた健康関連 QOL の包括的尺度に関する質問紙．8 つの健康概念（下位尺度）を測定するための 36 問から構成され，選択肢は Likert スケールになっている．同様な包括的尺度として EuroQOL，15D，WHO QOL26，小児向けの KIDSCREEN などがある．一方，気管支喘息や視覚関連，アトピー性皮膚炎，心不全などの疾患に特異的な尺度で構成された QOL 質問紙も多く開発されている．

　GDS-15（Geriatric Depression Scale 15）：老年期うつのスクリーニング用質問紙．15 の短文の質問と「はい / いいえ」の選択肢からなる．15 点満点で 6 点または 7 点以上を「うつ状態」と判断するのが一般的．

　TMIG（Tokyo Metropolitan Institute of Gerontology）index：わが国で開発された高次生活機能を評価するための質問紙．老研式活動能力指標とも呼ばれ，手段的自立 5 項目，知的能動性 4 項目，社会的役割 4 項目の 13 点満点で構成されている．

　PSQI（Pittsburgh Sleep Quality Index）：ピッツバーグ大学で開発された睡眠の質についての質問紙．9 問 18 項目で 7 つの尺度から構成されていて，universal score（合計点数）21 点満点中 5.5 点以上を睡眠障害ありと判定する．

　IPAQ（International Physical Activity Questionnaire）：国際標準化身体活動質問紙．短縮版は 9 項目から構成され，平均的な 1 週間の，1 回当たり 10 分以上続く中強度または高強度の身体活動と歩行に費やす時間の回答を求め，METs に換算した身体活動量を得る．

　以上はごく一例である．多くの質問紙が疫学研究に利用されているが，日本語訳の質問紙の場合，妥当性の検証も含めて適切な手続きを経たものかの確認を要する．

正確性と信頼性

column 4

　検査に限らず質問紙も含めて生体の状態把握のための方法は，測定値が真の値から外れることなく，しかも繰り返し測定しても同じ値が得られることが求められる．前者は正確性 [accuracy. 同義語として精度（precision）]，後者は信頼性 [reliability. 反復性（repeatability）または再現性（reproducibility）が同義語] である．正確性があっても信頼性が低い場合，すなわち偶然誤差（random error）が大きかったり，逆に信頼性があっても正確性が低い場合，すなわち系統誤差（systematic error）が大きければ，測定値の妥当性（validity）は低いことになる．

第**5**章 スクリーニング

　スクリーニング（screening）は，病気の早期発見を通じて患者を治療に導き，良好な予後を得ることを目的に行われる二次予防活動です．標的疾患の決定や対象者の選定，あるいは実施方法の具体化といった実際的な問題に加え，自覚症状のない人たちに働きかけるため，効果，倫理的課題，費用便益，保健政策などの観点からもスクリーニングのあるべき姿が幅広く論じられてきています．疫学の観点からは，スクリーニングはイベント把握に重要な手段であり，そのふるい分け能を測る指標に関心があります．

わが国の疫学研究から ❻

Hirayama study：受動喫煙は肺がんの危険因子

　国立がんセンター（現国立がん研究センター）の疫学部長であった平山 雄は，1965 年，全国 6 府県 29 保健所管内の 40 歳以上の住民約 26.5 万人（男性 12.2 万人，女性 14.3 万人）を対象とした生活習慣に関するコホート研究を開始し，保健所の死亡小票を活用して 1981 年までの生死を追跡した．当時，国際的にも例のない大規模研究であり，Hirayama study として名を残している．仮説因子に関する情報は，研究開始時に質問紙を用いた面接調査で得られた職業，婚姻状態，喫煙と飲酒の習慣，緑黄色野菜・肉類・魚類の摂取回数などであり，緑黄色野菜ががんの防御因子であることに加え，喫煙本数と多くのがん死亡率が正の量反応関係にあること（*EHP* 1990；87：19-26）を明らかにした．数ある喫煙関連がん報告の中で *BMJ*（1981；282：183-185）に掲載された，受動喫煙が肺がんの危険因子であることを世界で初めて指摘した論文は国際的に大きな論議を巻き起こした．夫が喫煙者であった非喫煙者の妻 91,540 人のうち 174 人が肺がんで死亡していたが，これを夫の喫煙状況別で比較したとき，夫が「非喫煙または時々喫煙」で非喫煙であった妻の死亡状況を基準にした場合，夫が「過去喫煙者または 1 ～ 19 本／日の現在喫煙者」群の妻の年齢・職業調整相対危険は 1.61，同「20 本／日以上の現在喫煙者」群は 2.08 と順に高くなり，さらに夫婦が一緒にいる時間が長いと推定できる農業従事者だけに絞ればそれらの値は 3.17，4.57 であった．一方，子宮頸がんや胃がん，虚血性心疾患による死亡と受動喫煙との関連は認めていない．日本人を対象とした疫学研究の最近のメタアナリシスによると，受動喫煙による肺がんの相対危険は 1.28 倍である（図 15-7）．

1 疫学とスクリーニング

疫学の教科書には必ずといってよいほどスクリーニングの章があります．そのため疫学の一領域のように思いがちですが，本来は別々に発展してきた学問体系です．

そもそもスクリーニングは，米国CCI（慢性疾患に関する委員会）の報告書（図5-1）で明確にされたように，迅速に判定できる方法を用いてunrecognized disease（本人が気づいていない病気）を暫定診断し，それを確定診断と治療に結び付けて予後の改善を図ることを目的としています．二次予防（secondary prevention）の領域です．これに対して疫学は，健康関連イベントの「頻度と分布」とそれらの「規定因子」を研究し「健康問題を制御する」（図1-6）ことを目指す一次予防（primary prevention）に重点が置かれた学問であり，両者には基本的なところで違いがあります．

疫学の観点からスクリーニングを論議するとき，スクリーニング検査のふるい分け能の評価指標に大きな関心があります．本第2部の主題である「イベントの把握」に役立つからです．疫学研究は多人数を対象として多種多様なイベントの把握を試みます．そのために血液や尿などの生体試料の検査結果や，質問紙に対する一連の回答状況から，「イベント」と「非イベント」にふるい分けることもします．ふるい分けの基準をどう設定するのか，それら検査や質問紙のふるい分け能はどの程度なのかなどを評価するために，スクリーニング検査の検討に用いる指標である感度，特異度，（陽性または陰性）的中割合，（陽性または陰性）尤度比とは何かを知っておく必要があります．

5-1

スクリーニングの定義と目的

"the presumptive identification of unrecognized disease or defect by the application of tests, examinations, or other procedures which can be applied rapidly. Screening tests sort out apparently well persons who probably have a disease from those who probably do not. A screening test is not intended to be diagnostic. Persons with positive or suspicious findings must be referred to their physicians for diagnosis and necessary treatment."

「（スクリーニングとは）迅速に判定できる試験や検査，あるいはその他の手技により，本人が気づいてない病気や異常を暫定的に診断することである．スクリーニング検査は，見かけ上健康な人を，ある病気の可能性がある人とない人にふるい分けるものであり，診断を目的としたものではない．スクリーニング陽性者や疑わしき所見のある人は，診断と必要な治療のためにかかりつけ医師に紹介されなければならない」（筆者訳）

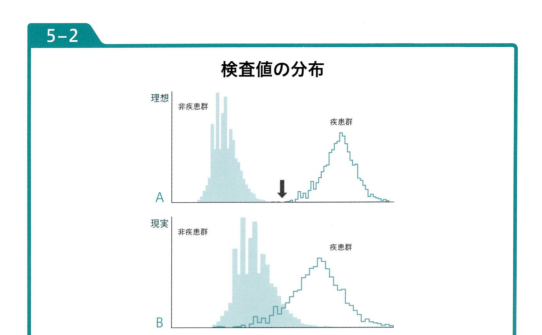

2 感度と特異度

　イベント把握のために疫学研究に用いる理想的な検査は図 5-2A のように，ある値（↓）を境に疾患群と非疾患群を明確に分けることができる検査です．すなわち，対象疾患に罹患しているか否かがすでに確定診断されている者たちに対して，判定に用いようと考えている検査を実施し測定値の分布を描いた場合に，疾患群と非疾患群の分布が全く重ならなければ，ある値（矢印）を境に対象疾患か否かを確実に判定できるので，この検査は理想的ということになります．

　しかし，現実の検査は全てといってもよいほど，図 5-2B のように分布に重なりがあります．感染症診断に用いる特異的な抗体検査ですら，様々な理由で重なりが生じます．たとえば現行の抗 HIV 抗体検査では，抗原の発現量や発現時期の問題，あるいは抗体が産生されなかったりなどのために，特に急性感染期には疾患群の 5%程度まで非疾患群との重なりが生じることが報告されています．非感染性疾患の場合の検査値の重なりはもっと大きいことがしばしばです．疫学研究では，たとえばGDS-15（Geriatric Depression Scale 15）（63 頁）のような心理尺度の質問紙も汎用されますが，そうした尺度の得点分布にも例外なく重なりがあります．

　逆の見方をすれば，その病気か否かの検査（以下，質問紙も含む）のふるい分け能は，この重なり具合で評価できることになります．

　図 5-3 は仮想図です．非疾患群と疾患群の重なり部分をわかりやすくするために，それぞれの分布を上下別々に描いてあります．分布曲線が滑らかであるか否かは本質的なことではありません．ただ疾患群か非疾患群かは，ふるい分け能を検討

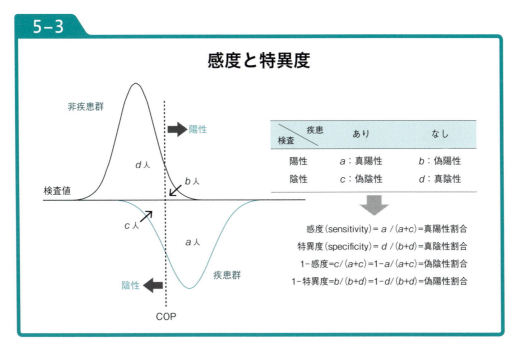

しようとする検査は含まないゴールドスタンダード（黄金律）で，すでに確定診断されていることに注意してください．

ふるい分けのための値をカットオフポイント（cutoff point：COP）と呼びますが，いま，任意に決めた COP に垂線を立て，それより高値側を陽性（ここでは疾患ありを意味する），低値側を陰性（疾患なし）とします．その結果，2 つの分布曲線は図のように 4 群に分割され，それぞれに含まれる人数（a, b, c, d）は四分表としてまとめることができます．

a はゴールドスタンダードに従えば当該疾患に罹患している人たちであって，かつ検査陽性であることから真陽性（true positive），b は当該疾患ではないにも関わらず検査陽性であるため偽陽性（false positive）と呼びます．同様の考え方から，c は偽陰性（false negative），d は真陰性（true negative）と呼びます．

ここで 2 つの指標を考えます．感度と特異度です．感度とは，問題としている疾患ありの人を検査でどれだけ正しく患者すなわち陽性と判定できるかの割合［$a/(a+c)$］をいい，特異度とは，疾患なしの人を検査でどれだけ正しく患者でないすなわち陰性と判定できるかの割合［$d/(b+d)$］をいいます．分布曲線に重なりがない理想的な検査の場合，c も b も 0 になるので感度と特異度はいずれも 1 になります．つまり，感度と特異度がともに 1 に近いほど理想的な検査といえます．このとき，偽陰性割合と偽陽性割合は 0 に近くなります．

図 5-4 の表は，前立腺がん患者と対照者の血清 PSA（prostate specific antigen：前立腺特異抗原）別の感度と特異度の結果です．一方の値を上げるともう一方の値は下がるような関係をトレードオフ（trade-off）の関係といいますが，感度と特異度

5-4

前立腺がん患者と対照群のPSA値の分布

PSA (ng/mL)	前立腺がん患者	対照	感度	特異度
① 20 以上	26	2	0.051	0.998
② 10 以上 20 未満	41	8	0.131	0.990
③ 5 以上 10 未満	102	42	0.329	0.950
④ 4 以上 5 未満	57	31	0.441	0.920
⑤ 3 以上 4 未満	76	51	0.589	0.870
⑥ 2 以上 3 未満	98	124	0.780	0.750
⑦ 1 以上 2 未満	92	321	0.959	0.440
⑧ 0.5 以上 1 未満	18	322	0.994	0.129
⑨ 0 以上 0.5 未満	3	133	1.000	0.000
	513	1,034		

COP を 2 (⑥) とした場合の計算例

PSA	前立腺がん	対照
2 以上 (陽性)	400	258
2 未満 (陰性)	113	776
	513	1,034

感度＝400/(400+113)＝0.78
特異度＝776/(258+776)＝0.75

ROC 曲線
(receiver operating characteristic curve：受信者操作特性曲線)

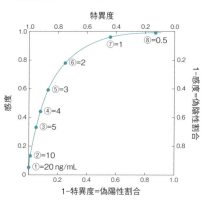

YoudenのJ index＝[(a-c)/(a+c)+(b-d)/(b+d)]/2
　　　　　　＝(感度+特異度-1)
　　　　　　＝(真陽性割合+真陰性割合-1)

はまさにそのような関係にあります．このことは，図 5-3 の COP を左右に動かすことで容易に理解できます．すなわち，a と d （あるいは b と c）を同時に大きく（あるいは小さく）する COP は存在しないのです．そのため自動的に COP を決定できず，研究者がどの値をもって COP にするのかを決めなければなりません．

3 ROC 曲線

　COP を決めるために ROC 曲線（図 5-4 の右図）を描いてみます．左縦軸を感度，上横軸を特異度，それらの交点をともに 1 とする図です．前立腺がん患者はできるだけ全員拾いたいのであれば，感度がより高くなる COP を採用すればよいということになります（図 5-3 で COP をより低値側に動かすことを意味します）．たとえば，⑧とか⑦の低い PAS 値を COP に設定します．この場合，陰性であれば前立腺がんの可能性はほとんど否定できる除外診断（rule out）としての意味をもちますが，偽陽性が多くなります．逆に特異度を高くする COP（たとえば①とか②）は，陽性の場合は前立腺がんの確率がきわめて高くなり確定診断（rule in）としての意味は大きくなりますが，偽陰性が多くなります．

　標準的な COP の設定方法として 2 つの方法が提唱されています．1 つは Youden の J index を用いる方法です．式中の a, b, c, d は図 5-3 の四分表に対応したものですが，結局は真陽性割合と真陰性割合の合計を表し，それが最大になる値を COP とする方法です．もう 1 つは ROC 曲線が左上隅，すなわち感度，特異度ともに 1 に近い

ほど理想的な検査であることから，左上隅原点に直線距離 $\sqrt{(1-感度)^2+(1-特異度)^2}$ で最も近い点を COP とする方法です（最短距離法）．この方法は J index とは逆に，偽陰性割合と偽陽性割合に着目していることを意味します．今回の場合を計算すると，J index も最短距離法もたまたま同じ⑥の位置になります．違った場合は感度と特異度のどちらをより重視するかで COP を決めます．

したがって，この対象集団の結果では COP を⑥の 2 ng/mL とするのが標準的であり，そのときの PSA の前立腺がんのスクリーニングとしての感度は 0.78，特異度は 0.75 ということになります．偽陰性が 0.22，偽陽性が 0.25 の割合で発生することを意味します．もちろん，前述のように目的に沿って COP をこれ以外の値に設定することも当然了解されることです．たとえば，前立腺がんが疑われる人は漏れなく拾い上げる目的で COP を 1 ng/mL とすれば，前立腺がんのうち 95%（492/513）を拾い上げることができます．ただ，同時に偽陽性が 56%（579/1,034）も出てしまうことを覚悟しなければなりません．

ところで，ROC 曲線は図 5-5 のようにも利用できます．左図のごとく複数のスクリーニング検査があれば，その数だけ ROC 曲線があり，1 つの図にまとめて描いた場合，より左上隅に位置する ROC 曲線の検査ほど，より優れたスクリーニング能力をもっていることになります．この場合は，CAGE のほうが相対的に優れた質問紙であると判断できます．つまり，新しい検査（質問紙法も含めて）は従来法の ROC 曲線のより左上隅側に位置することで，初めて意味のある新しいスクリーニング検査といえます．また，検査が重症度をうまく反映しているなら，右図のような症度別の ROC 曲線が描けます．CEA は症度が重い病態ほどより優れたスクリーニ

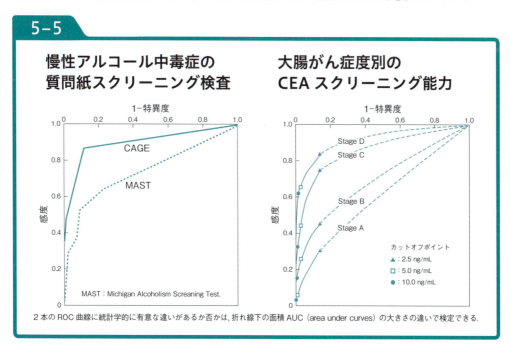

図 5-5

慢性アルコール中毒症の質問紙スクリーニング検査

大腸がん症度別の CEA スクリーニング能力

2 本の ROC 曲線に統計学的に有意な違いがあるか否かは，折れ線下の面積 AUC（area under curves）の大きさの違いで検定できる．

5-6

陽性反応的中割合（predictive value of positive）

N：対象集団の人数，p：有病割合，Se：感度，Sp：特異度．

検査＼疾患	あり	なし	合計
陽性	$Se \cdot p \cdot N$ ③	$(1-Sp) \cdot (1-p) \cdot N$ ⑥	⑦
陰性	$(1-Se) \cdot p \cdot N$ ④	$Sp \cdot (1-p) \cdot N$ ⑤	⑧
	$p \cdot N$ ①	$(1-p) N$ ②	N

陽性反応的中割合

$$PVpos = \frac{③}{⑦} = \frac{③}{③+⑥} = \frac{Se \cdot p}{Se \cdot p + (1-Sp) \cdot (1-p)}$$

陰性反応的中割合

$$PVneg = \frac{⑤}{⑧} = \frac{⑤}{④+⑤} = \frac{Sp \cdot (1-p)}{(1-Se) \cdot p + Sp \cdot (1-p)}$$

ング能力を示すことがわかります．

4 陽性反応的中割合

　感度や特異度はその定義からわかるように，その値を求めるためにゴールドスタンダードで診断ずみの人にわざわざ検査をしていることになります．スクリーニングとしてのふるい分け能の評価を目的としているからです．しかし検査者の本来の関心事は，検査陽性例のなかに真に病気の人がいる割合，すなわち陽性反応的中割合（PVpos）であり，検査陰性の真に病気でなかった者の割合，すなわち陰性反応的中割合（PVneg）です．

　図 5-6 の表の構成から，PVpos は③／⑦と定義されるので，③と⑥の人数がわかれば計算できます．③の人数は，対象集団 N 人にその集団における当該疾患の有病割合 p を掛けて求めた疾患ありの人数（①）に感度を積算すれば求められます．また⑥の人数は，疾患なしの人数（②）に偽陽性割合（＝1－特異度）を掛けて求めます．式を組み立てて分母分子の N を約分すれば，PVpos も PVneg も感度と特異度と，さらに有病割合 p からなる関数式で表されることがわかります．

　たとえば，その集団における当該疾患の有病割合が 0.2，感度が 0.78，特異度が 0.75 であれば，PVpos は 0.44，PVneg は 0.93 となります．

　図 5-7 は有病割合（対数目盛であることに注意）に対する，感度と特異度の組み合わせ別の PVpos の関数曲線を描いたものです．感度と特異度が同じ，つまり同じ検査あるいは同じスクリーニング能力をもつ検査を用いても，それを適用する対象

5-7

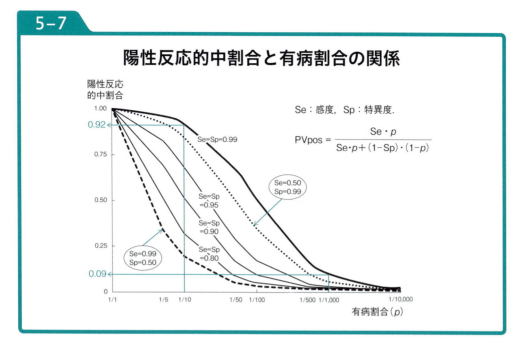

陽性反応的中割合と有病割合の関係

Se：感度, Sp：特異度.

$$PVpos = \frac{Se \cdot p}{Se \cdot p + (1-Sp) \cdot (1-p)}$$

　集団の有病割合が5人に1人から100人に1人，千人に1人，1万人に1人へと低くなるにつれて，PVposは急速に低下していくことが示されています．感度，特異度がともに0.99の場合で，有病割合が1/10と高い集団では検査陽性であれば0.92，すなわち10人中9人までが真に患者であるのに対し，1/千人の集団では0.09，すなわち検査陽性者10人中真の患者が1人いるかいないか，逆にいえば大多数が偽陽性ということになります．このことは，スクリーニング検査の対象集団を疾患のハイリスクグループに，たとえば喫煙歴があるものや職業性曝露歴のある人が多い集団，好発年齢集団，紹介が集中する専門病院の患者集団などに，絞ることがより効率的であることを意味します．

　感度，特異度が少し低くなるだけで，陽性反応的中割合は急速に低下することにも要注意です．また，PVposの値からいえば，感度よりも特異度の高いスクリーニング検査のほうが良好であることがこの図からもわかります．

5 陽性尤度比と陰性尤度比

　図5-8のように，疾患ありの人の検査陽性確率（真陽性割合）を疾患なしの人の検査陽性確率（＝偽陽性割合）で割った値を陽性尤度比（LR+：likelihood ratio for positive）と呼び，これに対して疾患ありの人の検査陰性確率（偽陰性割合）を疾患なしの人の検査陰性確率（真陰性）で割った値を陰性尤度比（LR−：LR for negative）と呼びます．陽性尤度比（LR+）は検査陽性が真に陽性であることの，陰性尤度比（LR−）は検査陰性が真に陰性であることの尤もらしさを表す指標です．

5-8

陽性尤度比（LR+）と陰性尤度比（LR−）

LR+ = 真陽性割合／偽陽性割合　　　　　LR− = 偽陰性割合／真陰性割合
　　 = 感度／（1−特異度）　　　　　　　　 = （1−感度）／特異度

	PSA（ng/mL）	前立腺がん患者	対照	感度	特異度	陽性尤度比	陰性尤度比
①	20 以上	26	2	0.051	0.998	26.20	0.95
②	10 以上　20 未満	41	8	0.131	0.990	13.50	0.88
③	5 以上　10 未満	102	42	0.329	0.950	6.55	0.71
④	4 以上　5 未満	57	31	0.441	0.920	5.49	0.61
⑤	3 以上　4 未満	76	51	0.589	0.870	4.54	0.47
⑥	2 以上　3 未満	98	124	0.780	0.750	3.12	0.29
⑦	1 以上　2 未満	92	321	0.959	0.440	1.71	0.09
⑧	0.5 以上　1 未満	18	322	0.994	0.129	1.14	0.05
⑨	0 以上　0.5 未満	3	133	1.000	0.000	1.00	0.00
		513	1,034				

いま，事前確率が 0.2 の人の検査結果が 28 ng/mL とすると，事後確率は以下の計算で 0.87 となる．

事後確率＝事後オッズ比／（1+事後オッズ比）＝（26.2×1/4）／（1+26.2×1/4）＝26.2/30.2＝0.87

事後オッズ比＝陽性尤度比×事前オッズ比＝26.2×1/4

事前オッズ比＝事前確率／（1−事前確率）＝0.2／（1−0.2）＝1/4

両者ともに 0 から無限大の値をとります．

　たとえば，感度と特異度の説明に用いた表（図 5-4）から LR+ と LR− を求めたのが図 5-8 の表です．PSA 値は 9 つに分割されていますが，それぞれの区切りを COP として四分表（図 5-4）を作成すれば LR+ と LR− を求められます．重要なことは，感度と特異度から検査実施後にその疾患である（ない）確率（事後確率）が，この LR+（LR−）と検査前の確率（事前確率）で求められることです．たとえば，70 歳を超えた男性で血尿があった場合の前立腺がんの確率は 0.2 程度と文献でわかっていたとして，その人の PSA が 28 ng/mL であったなら，LR+ が 26.2 ［＝ 0.051/（1−0.998）］なので検査後の前立腺がんの確率は，表の脚注のようにして 0.87 と求めることができます（計算式を組み込んだ Fagan のノモグラムが便利です）．つまり PSA の検査によって，前立腺がんである確率が 0.2 から 0.87 に大きく上昇したことになります．LR+ が 10 を上回れば確定診断に有用といわれています．一方，PSA が 0.7 ng/mL だったとします．感度は 0.994，特異度は 0.129 なので，LR−＝（1−0.994）／0.129＝0.05 となり，事前確率を 0.2 として同様に計算すると事後確率は 0.01 となり，前立腺がんの可能性は PSA の結果を受けて随分低くなりました．0.1 を下回る十分に小さい LR− は除外診断に役立つとされています．

6　スクリーニング検査のバイアス

　以下，本章の目的であるイベント把握のためのスクリーニング能力の話から逸れ

てしまいますが，ここでスクリーニングに関連したバイアス（偏り）の話をまとめておきます．バイアスについては第7章であらためて説明しますが（99頁），スクリーニング検査を用いたバイアスには特有の問題があります．

1. リードタイム・バイアス（lead time bias）

A氏，X氏，Y氏の3人を仮想例として考えてみます（図5-9）．皆同じ生年月日です．スクリーニング検査を受けたことがなかったA氏は，自覚症状が出現して68歳のときに医療機関を訪れ，速やかに確定診断を受け治療を開始しましたが，70歳でその病気のために亡くなりました．病気発見からの生存期間は2年です．一方，X氏はスクリーニング検査を受けて自覚症状のない段階でA氏よりも2歳早く同じ病気が発見され治療を開始しましたが，等しく70歳で亡くなりました．病気発見後の生存期間は4年です．単純比較では，X氏のほうがスクリーニング検査のおかげで2年長く生きたように思えますが，死亡年齢は同じで生命予後は変わらなかったことになります．つまり，スクリーニングを受けたことによって自覚症状発現までの先行期間（lead time）があったにすぎません．早く発見された分，病悩期間が長くなっただけなのかもしれません．この仮想例では，Y氏のように70歳を超えて死亡した場合に初めて，早期発見による効果（early detection effect）があったといえることになります．つまり，病気発見を起点とする生存期間や生存曲線，生存率を指標としてスクリーニング効果を評価しようとすると，リードタイム・バイアスのために判断を誤まってしまいます．

2. レングス・タイム・バイアス（length time bias）

がん検診によく当てはまるバイアスです．罹病期間バイアスとも呼ばれます．同じ

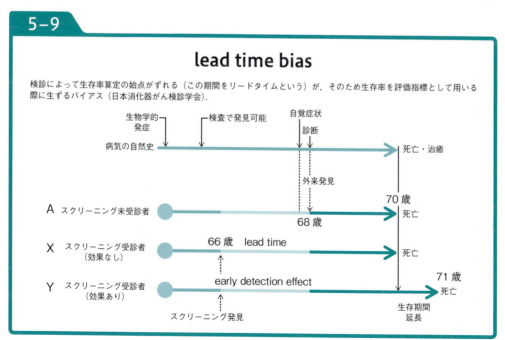

図5-9

種類のがんでも成長速度は様々で，成長が早いがんの場合は自覚症状の発現までの期間が短いため，スクリーニング検査を待たず医療機関を訪れて発見される確率が高くなります．逆に，成長が遅いがんの場合は無自覚症状の期間が長いため，それらの者の検診受診者に占める割合が相対的に多くなり，スクリーニング検査で発見される確率が高くなります．また一般に，成長が遅いがんほど臨床経過は緩やかな傾向にあることが知られています．したがって，スクリーニング検査受診の有無別の生存率の違いはスクリーニングの効果によるものではなく，もともとのがんの性状である成長に要する時間の長さ（length）の違いによって発見されやすさが異なることに起因するというわけです．それがレングス・タイム・バイアスです．

3. 過剰診断バイアス（overdiagnosis bias）

わが国の疫学の教科書ではほとんど紹介されていません．がん死亡や進行がんにつながらないがんを検診で発見してしまうことを過剰診断と呼び，それによって生じるバイアスのことです．

図5-10で考えてみます．ある集団のうち1,000人が自覚症状のために病院を訪れ，ある臓器のがんと診断されて，そのうち20年以内に600人がそのがんで死亡した（他の原因の死亡者はいない）と仮定します．20年生存率は(1,000－600)/1,000で0.4となります．これに対して，同じ集団の自覚症状をもつ1,000人を除く全員に対してそのがんのスクリーニング検査が実施され，無自覚の2,000人のがんが発見されたと仮定します．しかもこの2,000人のがんは進行が遅く，20年間では死亡に至らなかったとします．過剰診断といってもよいでしょう．スクリーニングで発見されたがんの20年生存率は，計算上，その2,000人が分母だけでなく

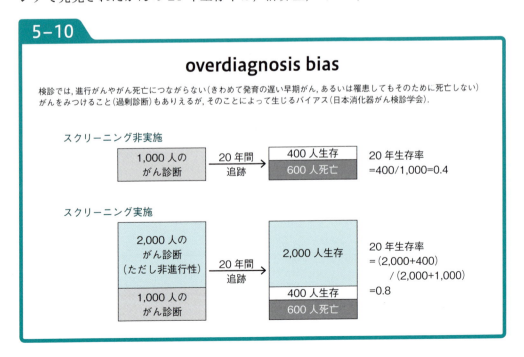

分子にも加算されるため 0.8 と見かけ上 2 倍になってしまいます.

実は，無作為割り付け臨床試験の結果から過剰診断と考えられるがんの割合が推定されています (*JNCI* 2010 ; 102 : 605-613). マンモグラフィーで発見された乳がんの 25%, 胸部 X 線と喀痰検査で発見された肺がんの 50%, そして PSA 検査で発見された前立腺がんの 60% が，過剰診断に相当すると試算されています. 海外の研究結果を罹患率や重症度割合が異なるわが国にそのまま当てはめることには慎重でなければなりませんが，それにしてもかなりの高率です.

わが国では 1984 年に，乳児を対象とした神経芽細胞腫のマススクリーニング事業が導入され，全乳児の 9 割が検査を受け，毎年 200 人前後の神経芽細胞腫が発見されていました. しかし，ドイツとカナダからスクリーニングの有効性に否定的な疫学研究が報告されたことを契機に，厚生労働省に検討会が立ち上げられました. 2003 年に公表された報告書は「神経芽細胞腫についての多くの研究結果は，現在 (わが国で) 行われている神経芽細胞腫検査事業が開始されたのち，神経芽細胞腫の累積罹患率が 2 倍程度に増加したことを示している. 増加分の患者は，神経芽細胞腫検査事業が行われなければ，特段の対応が必要とならなかったと考えられる方々であり，この点からみると『過剰診断を受けた』ということができる」などと指摘し，「現在行われている生後 6 か月時に実施する神経芽細胞腫検査事業は，事業による死亡率減少効果の有無が明確でない一方，自然に退縮する例に対して手術などの治療を行うなどの負担をかけており，このまま継続することは難しいと判断される」と結論づけ，「いったん休止することが適切」と勧告しました. 以来，再開されることなく今日に至っています.

4. その他のバイアス

スクリーニング検査を自ら受診しようとする人たちは，そうでない人たちに比べて一般に健康意識が高いことが指摘されています. 逆に，健康上の心配事があるために進んで受ける人が少なくないことも指摘されています. こうしたことはスクリーニングの効果評価にバイアスをもたらしますが，自己選択バイアス (self-selection bias) と呼ばれています. また，一般に医師の指示などを忠実に守る傾向にある人はスクリーニングの有無に関わらず，生命予後がよいことが知られています [服従バイアス (compliance bias)].

5. スクリーニング効果の評価

早期発見され早期に治療を開始したおかげで，そうでなかった場合よりも長生きできた，だからスクリーニング検査は有効という単純論法が適切ではないのは，以上のバイアスの存在から理解できます.

バイアスを除外して分析できればよいのですが，たとえば，バイアスの原因となる lead time の期間が個々人について具体的に求められるかといえばそうではありません. 自覚症状がないうちにスクリーニングを受けて治療を開始した人が，スク

リーニングを受けなかったらいつ頃自覚症状が出現したはず，などということはわかりようがありません．また，ゆっくり進行するがん（length time bias），あるいは死亡に至らないがん（overdiagnosis bias）なども概念的なものであって，個々のがんの成長速度は現時点では予見できません．

　診断されてからの生存期間の延長をスクリーニングの効果指標とするのではなく，死亡率の減少を指標とすれば，こうしたバイアスの問題を避けることができます．死亡は診断時期に影響を受けないからです．すなわち，死亡率減少を指標とした疫学研究の質を吟味して，スクリーニングの効果判定をすればよいということになります．疫学研究の研究デザインは第4部で紹介しますが，効果判定に最も適切な研究デザインはRCTです（図5-11）．RCTではスクリーニングの介入をするか否か以外の条件は等しいとみなせるため，強いエビデンスを与えてくれます．たとえば，ヘビースモーカーを対象としたRCTで，胸部X線による検診と比較して低線量スパイラルCTによる検診の肺がん死亡は20%少なかったことが報告されています．しかしRCTの問題点もあります．対照群が同じようなスクリーニング検査を希望した場合に，それを止めることは倫理的にも困難ですし，現在実施されているスクリーニング検査の効果検証のために対照群を設定することは社会的に受け入れにくいことです．これに対して，症例対照研究は受容性があります．思い出しバイアス（164頁）が問題になりますが，スクリーニング検査受診の客観的な履歴情報があれば解決できます．コホート研究は compliance bias（75頁）や self-selection bias が受診群と非受診群に働くためよい方法ではありません．生態学的研究の代表例として，

5-11

スクリーニング効果の評価法と問題点

無作為化比較試験（RCT）

スクリーニング効果の評価方法としては最も優れた疫学デザインであるが，対照群が介入目的を知ってスクリーニング検査を受け始める可能性がある．罹患率の低い疾患に対する効果確認は多人数の対象者が必要となる．効果が十分確認されていないスクリーニング検査であっても，導入ずみのものについて無作為割り付けは社会的に受け入れられにくい．

症例対照研究

症例と対照のスクリーニング受診歴を比較することになるが，思い出しバイアスが問題となる．いったん開始されたスクリーニング検査の場合，RCTでは未受診者群を設定できないが，症例対照研究ではそのような問題は発生しない．

コホート研究

スクリーニング検査の受診者と非受診者を長期に追跡するが，受診者は一般健康状態がよく服薬指示の遵守者も多いかもしれないし，逆に生活習慣などが悪く健康に対する不安を抱えている人が多いかもしれない．受診者が非受診者と特性が異なるという選択バイアスが，どちらの方向に働いているかが予測しにくい．

生態学的研究

個人レベルではなく集団レベルの情報に基づくため，集団としての死亡率減少が認められてもスクリーニングの実際の受診者の死亡が減少したためか否かが不明である．個々人レベルの交絡因子が調整できない．集団としての値（通常は平均値）であるため個人レベルには適用しにくい．

5-12

がん検診ガイドラインの推奨まとめ

対象部位	対象者	検診の方法	推奨グレード	死亡率減少効果の証拠
胃	50歳以上男女	胃X線検査	B	あり
		胃内視鏡検査	B	あり
		ペプシノゲン法	I	不十分
		ヘリコバクターピロリ抗体	I	不十分
大腸	40歳以上男女	便潜血検査	A	あり
		S状結腸内視鏡検査	C	あり
		S状結腸内視鏡検査＋便潜血検査	C	あり
		全大腸内視鏡検査	C	あり
		注腸X線検査	C	あり
		直腸指診	D	なし
肺	40歳以上男女	非高危険群に対する胸部X線検査，および高危険群に対する胸部X線検査と喀痰細胞診併用法	B	あり
		低線量CT	I	不十分
子宮頸部	20歳以上女	細胞診（従来法）	B	あり
		細胞診（液状検体法）	B	あり
		HPV検査を含む方法	I	不十分

A：死亡率減少効果を示す十分な証拠があるので，実施することを強く勧める．

B：死亡率減少効果を示す相応な証拠があるので，実施することを勧める．

C：死亡率減少効果を示す証拠があるが，無視できない不利益があるため，対策型検診（公共的な予防対策として実施される検診）として実施することは勧められない．

D：死亡率減少効果がないことを示す証拠があるため，実施すべきではない．

I：死亡率減少効果の有無を判断する証拠が不十分であるため，対策型検診として実施することは勧められない．

(2018年9月現在)

　たとえば州別の子宮頸がんスクリーニング実施率と，スクリーニング事業を開始してからの子宮頸がんの死亡率減少幅を検討した米国の研究などがあります．きれいな正の相関が得られていますが，集団レベルの情報に基づいているため，生態学的錯誤（図10-2）の問題が残ります．

　図5-12は，わが国の国立がん研究センターがん予防・検診研究センターのホームページに掲載（一部省略）されていたものです．臓器別のがんスクリーニング検診法の有効性が一覧にされています．死亡率減少を効果指標として，多くの疫学研究の批判的吟味に基づく科学的エビデンス（証拠）の強さから，4種類の推奨グレードに分類されています．Aは十分な証拠があり強く勧められる，Bは相応な証拠がありスクリーニングの実施が推奨される，Cは証拠があるものの無視できない不利益があるため推奨されない，です．不利益には，偽陰性や偽陽性だけでなく，病気がある場合でも必ずしも必要ではない精密検査が行われることや，本来必要としない医療費が追加されること，さらにはラベリング効果（labeling effect）なども含まれます．ラベリング効果とは，スクリーニング検査結果が与える心理的精神的影響のことです．スクリーニング検査で「異常なし」と判定された場合，健康に自信をもつようになる効果を陽性（positive）ラベリング効果，これに対して「疑い」と診断された結果，精密検査で「異常なし」と判明しても，最終結果がわかるまでの間や，場合によってはその後でさえ不安を覚えるという効果を陰性（negative）ラベリング効果といいます．

第**6**章　率・割合の調整

　調査対象集団を確定し（第2章），その集団で発生する健康関連イベントを把握できれば（第3～5章），イベントの発生率や割合を求めることができます．そして，それらの値を全国平均と比べたり，対象集団をいくつかに分けて群間を比較したりします．目的は差をもたらす因子は何か，すなわち危険因子や防御因子を探すことにあります．比較にあたって重要なのが調整（adjustment）という考え方とその方法です．標準化（standardization）とも呼ばれますが，調整すべきものを調整せずに比較すると誤った判断を下すことになります．

わが国の疫学研究から ❼

SMON はキノホルムによる薬害

　わが国で1950年代半ば頃から発生して1960年代後半に多発し，全国で1万人超の患者が発生した SMON（subacute myelo-optico-neuropathy：亜急性脊髄視神経症）は整腸剤キノホルム（clioquinol）を原因とする中毒性疾患であることが1970年に解明され，サリドマイドに続く第二の薬害として大きな社会問題となった．SMON 患者にしばしば緑舌，緑尿，緑便の特異な所見が観察されていたが，これらがキノホルムの鉄錯合物であることを知った SMON の名づけ親である椿 忠雄は「SMON の成因と関係があるのではないか」と考えて疫学調査を開始し，その結果を1970年9月5日の学会で報告した．厚生省がこれを受けてキノホルムを販売停止することによって，以降の新規発症はなくなった．椿は「SMON の原因としてのキノホルムに関する疫学的研究」（日本医事新報 1971；2448：29-34）で，対象とした7病院で発生した計171名の SMON 患者のうち166名（97.1%）がキノホルムを服用していたこと，発症までの期間は1日600 mg 服用群で49日であったのに対し1,200 mg 群では29日であったこと，感染症説の根拠とされたある病院の病棟別患者発生状況はキノホルムの使用状況で説明できること，国内の年度別キノホルム生産量と患者発生数が並行していることなど，詳細な横断研究と生態学研究の結果を示しながら，両者の因果関係（102頁）を考察している．結果概要を *Lancet*（1971；i；696-697）に letter として報告しているが，同誌はキノホルム製造メーカーのチバガイギー社からの "so far these have not resulted in any definitive conclusions" などの否定コメントも同時掲載している．なお，椿は新潟水俣病の発見者としても知られている．

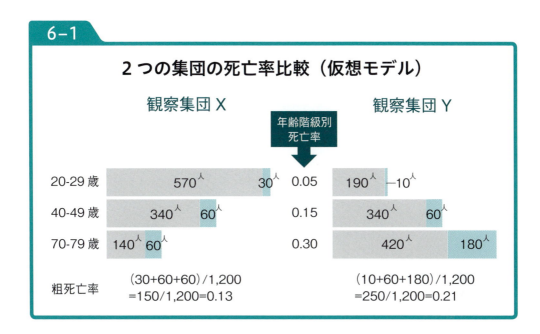

1 仮想モデル

　いま，図6-1のような仮想モデルを考えてみます．2つの観察集団XとYの死亡率を比較するためのものです．20代，40代，70代の3つの年齢階級から構成してあります．後々の話との関係で，2つの観察集団の年齢階級別年間死亡率は順に0.05, 0.15, 0.30と全く同じにしてあることに注目しておいてください．それからもう1つ，一方は若年集団，もう一方は高齢集団と人口構成を逆にしている点にも注目です．数値は暗算できるように，ありえないほどの高い死亡率と切りのよい人数を設定しています．

　通常，死亡率は1年間の死亡数をその年の人口で割って求めます．この死亡率を後述の調整死亡率と区別するためにわざわざ粗死亡率（crude death rate）と呼ぶこともあります．ちなみに人口は出生があり死亡があり転出入がありで日々変わるため，年央人口（7月1日現在の人口）を用います．

　図の観察集団Xの粗死亡率は，合計死亡数が150人，（年央）人口が合計1,200人なので0.13になります．これに対して，観察集団Yの粗死亡率は，合計死亡数が250人，人口が1,200人なので0.21になります．死亡率は健康水準の指標なので，単純比較では観察集団Xのほうが健康水準はよいということになります．

　しかし，年齢階級別死亡率は同じにしてあったはずです．にも関わらず粗死亡率に優劣がつくのは，年齢構成の違いに原因があります．死亡率の高い年齢階級の人口が多い集団ほど合計死亡数が多くなるためです．仮想モデルでいえば観察集団Yです．したがって，健康水準を比較するためには合計の死亡数を全体の人口で割って求める粗死亡率ではなく，年齢構成の違いを調整した死亡率，すなわち年齢調整

6-2

直接法による年齢調整死亡率

年齢階級	観察集団 X			観察集団 Y			基準集団		期待死亡数	
	①	②	③	④	⑤	⑥	⑦	⑧	⑨	⑩
	人口	死亡数	死亡率	人口	死亡数	死亡率	人口	死亡率	観察集団 X	観察集団 Y
20-29	600	30	0.05	200	10	0.05	3,500	0.02	175	175
40-49	400	60	0.15	400	60	0.15	5,000	0.08	750	750
70-79	200	60	0.30	600	180	0.30	4,000	0.20	1,200	1,200
合計	1,200	150	0.13	1,200	250	0.21	12,500	0.10	2,125	2,125

観察集団 X

粗死亡率 =150/1,200=0.13
基準集団の人口構成での期待死亡数
　=0.05 × 3,500+0.15 × 5,000+0.30 × 4,000
　=175+750+1,200
　=2,125
年齢調整死亡率 =2,125/12,500=0.17
CMF=0.17/0.10=1.70

観察集団 Y

粗死亡率 =250/1,200=0.21
基準集団の人口構成での期待死亡数
　=0.05 × 3,500+0.15 × 5,000+0.30 × 4,000
　=175+750+1,200
　=2,125
年齢調整死亡率 =2,125/12,500=0.17
CMF=0.17/0.10=1.70

＊ CMF：comparative mortality figure（調整死亡率指数）= 年齢調整死亡率 / 基準集団の粗死亡率

死亡率（age-adjusted death rate）で比較しようということになります．調整方法には直接法（direct method）と間接法（indirect method）の2種類があります．

2 直接法による調整

　図 6-2 をみてください．観察集団 X と Y は図 6-1 と同じです．直接法のポイントは，年齢階級別人口が判明している基準集団（standard population：標準集団と呼ぶことも多い）を設定して，その基準集団が観察集団の年齢階級別死亡率で死亡すると仮定する点にあります．この仮定で得られた死亡数を期待死亡数と呼び，実際の死亡数を観察死亡数と呼びます．

　観察集団 X の期待死亡数は，表の列③の年齢階級別死亡率 0.05，0.15，0.30 に，列⑦の対応する人口 3,500 人，5,000 人，4,000 人を積算し，それら（列⑨）を合計して求めます．合計 2,125 人になるので，これを基準集団の合計人数 12,500 人で割った値 0.17 が直接法による年齢調整死亡率になります．なお，その 0.17 を基準集団の粗死亡率 0.10 で割った値は，観察集団の基準集団に対する死亡率の比（CMF）を表します．同様に観察集団 Y の期待死亡数を求めることができます．観察集団 X の期待死亡数と同じ 2,125 人になります．これが偶然でないことは，比較しようとする観察集団 X と Y の年齢階級別死亡率が同じで，かつ同じ基準集団を用いていることから自明です．

　すなわち，粗死亡率では 0.13 と 0.21 と差があったものが，同じ年齢構成別人口を用いた年齢調整死亡率は 0.17 と一致し，観察集団 X と Y の健康水準は実は同じ

水準と判断できることになります.

比較する観察集団の数は,この仮想モデルでは2つでしたが,3つであっても4つであっても,39市町村であっても47都道府県であっても,国連加盟の200を超える国々であっても,いくつであっても問題ありません.同じ意味で,同一集団の経年比較であっても問題ありません.調整対象を死亡率に限る必要はありません.糖尿病の有病割合であってもいいですし,飲酒のような生活習慣に関する割合であっても,出生率であっても何ら支障ありません.調整対象の階級も仮想モデルのように3つに限る必要は全くありません.

3 わが国の死亡率の経年推移

直接法の計算方法がわかったところで,実例で計算してみましょう.わが国の男性の国勢調査年に合わせた5年ごとの粗死亡率と年齢調整死亡率を求めてみます.図6-3では,そのうちの1985年と2015年を取り上げています.

1985年の粗死亡率は千人当たり6.9人(=407,732/59,105,872×千人)です.わが国の人口統計では基準集団として昭和60年モデル人口を用いることが約束事になっています.昭和60年(1985年)国勢調査の年齢階級別の男女合計人数をもとにベビーブームなどによる極端な増減を補正したうえで,四捨五入によって千人単位とした約1億2千万人の仮想人口集団です.年齢階級は5歳刻みで85歳以上は一括するのが慣例なので全部で18階級あります.まず,観察集団であるわが国男性の1985年の年齢階級別の死亡数と日本人人口から各死亡率を求め,それらに

6-3

わが国の男性の粗死亡率と年齢調整死亡率の計算例
(千人当たり)

年齢階級(歳)	1985年			2015年			基準集団 昭和60年モデル人口
	死亡数	日本人人口	期待死亡数	死亡数	日本人人口	期待死亡数	
0-4	6,042	3,792,227	13,033	1,473	2,528,080	4,766	8,180,000
5-9	1,155	4,344,677	2,217	253	2,698,523	782	8,338,000
10-14	1,011	5,115,079	1,679	267	2,855,328	795	8,497,000
15-19	3,179	4,570,951	6,019	836	3,073,597	2,354	8,655,000
20-24	3,397	4,133,561	7,243	1,515	3,014,733	4,429	8,814,000
25-29	3,167	3,914,705	7,258	1,786	3,210,180	4,992	8,972,000
30-34	4,237	4,523,801	8,551	2,325	3,652,706	5,811	9,130,000
35-39	7,110	5,365,107	12,310	3,455	4,191,265	7,657	9,289,000
40-44	10,234	4,526,633	21,252	6,214	4,922,423	11,866	9,400,000
45-49	15,063	4,071,950	32,002	8,656	4,365,334	17,154	8,651,000
50-54	24,347	3,910,930	47,412	12,838	3,982,000	24,554	7,616,000
55-59	30,747	3,395,073	59,600	19,460	3,749,854	34,152	6,581,000
60-64	30,884	2,364,657	72,434	36,141	4,181,397	47,936	5,546,000
65-69	38,240	1,770,154	97,450	61,424	4,699,236	58,964	4,511,000
70-74	55,100	1,496,528	127,981	76,916	3,608,735	74,087	3,476,000
75-79	65,593	1,013,672	157,953	96,964	2,806,665	84,331	2,441,000
80-84	59,125	540,707	153,743	126,762	2,009,820	88,678	1,406,000
85-	48,786	255,460	149,723	209,063	1,472,898	111,281	784,000
年齢不詳	315			359			
計	407,732	59,105,872	977,861	666,707	61,022,774	584,589	120,287,000
粗死亡率	6.9			10.9			
年齢調整死亡率			8.1			4.9	

対応する年齢階級の昭和60年モデル人口の人口を積算し合計すると期待死亡数は977,861人となり，次いでそれを120,287,000人で割って千人当たりに直せば年齢調整死亡率8.1が得られます．

いまはExcelで瞬時に計算できますが，手計算，算盤，電卓の時代は大変な作業でした．2015年の期待死亡数と年齢調整死亡率を同様に求めてみるとそれぞれ584,589人と千人当たり4.9となり，30年間で死亡率は約40%減少していることがわかります．

こうして得られた5年ごとの国勢調査年の死亡率の推移を描いたのが図6-4です．粗死亡率は1980年（1年刻みの死亡率では1979年）を底に増加傾向にあります．これに対し年齢調整死亡率は1960年の一時期に上昇に転じましたが，その後は一貫して低下傾向にあります．つまり，わが国の健康水準はきわめて順調に改善されていることがわかります．粗死亡率が全く異なる変動を示しているのは65歳以上の高齢者人口割合の増加と関係しています．高い死亡率を示す高齢者の人口が1980年頃から増え続けているために死亡総数が増加し，粗死亡率は上昇を続けているのです．

4 基準集団の選択

年齢調整死亡率の値は用いる基準集団によって全く違った結果になります．すなわち，年齢調整死亡率はもとにした基準集団下で得られる仮想的な値であり，絶対値が意味をもっているわけでなく，相対的な大小関係や経時的な傾向の評価に本来の目的があるといえます．その意味で絶対値ではなくCMF（図6-2）の使用を推奨

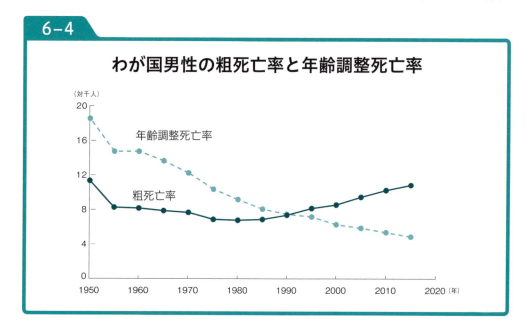

図6-4　わが国男性の粗死亡率と年齢調整死亡率

する疫学者も少なくありません．ただ，この場合には基準集団の粗死亡率も必要であるため，昭和60年モデル人口のような人口だけの仮想集団ではCMFは求められません．国際比較などの場合はWHOが提唱する世界モデル人口などが使用されています．もちろん，研究者が任意に基準集団を設定しても何ら問題ありません．ただし，その人口構成を明示あるいは文献引用しておく必要があります．

5 間接法による調整

　さて間接法です．本章「2 直接法による調整」のときと同じ仮想モデルを使うことにします．図6-5をみてください．列①から⑧は図6-2の表の①から⑧の再掲ですが，列⑨と⑩は違うことに注意してください．この列⑨と⑩に間接法と直接法の違いが凝縮されています．間接法では，それぞれの観察集団が基準集団の年齢階級別死亡率で死亡すると仮定して期待死亡数を算出します．すなわち，観察集団Xの場合は，列①の人口に対応する列⑧の死亡率0.02，0.08，0.20を積算し，それらを合計して期待死亡数84人（列⑨）を求めます．そして観察集団Xの観察死亡数150人をその期待死亡数84人で割って求めたSMR（次項）の1.8に，基準集団の死亡率0.10を掛けて得た値0.18を間接法による年齢調整死亡率とします．同様に観察集団Yの年齢調整死亡率を求めると0.16となります．

　0.18と0.16は直接法で求めた0.17（図6-2）に近い値ですが，同じではありません．このことからも年齢調整死亡率の絶対値自体に意味がないことがわかります．

　しかし，それにしても間接法で求めた観察集団XとYの年齢調整死亡率が，直接法の場合と違って同じ値にならないのはなぜでしょうか．それは期待死亡数を求める

6-5

間接法による年齢調整死亡率

年齢階級	観察集団X			観察集団Y			基準集団		期待死亡数	
	① 人口	② 死亡数	③ 死亡率	④ 人口	⑤ 死亡数	⑥ 死亡率	⑦ 人口	⑧ 死亡率	⑨ 観察集団X	⑩ 観察集団Y
20-29	600	30	0.05	200	10	0.05	3,500	0.02	12	4
40-49	400	60	0.15	400	60	0.15	5,000	0.08	32	32
70-79	200	60	0.30	600	180	0.30	4,000	0.20	40	120
合計	1,200	150	0.13	1,200	250	0.21	12,500	0.10	84	156

観察集団X

粗死亡率＝150/1,200＝0.13
基準集団の年齢階級別死亡率下の期待死亡数
＝600×0.02+400×0.08+200×0.20
＝12+32+40
＝84
SMR＝150/84＝1.8
年齢調整死亡率＝SMR×基準集団粗死亡率
＝1.8×0.10＝0.18

観察集団Y

粗死亡率＝250/1,200＝0.21
基準集団の年齢階級別死亡率下の期待死亡数
＝200×0.02+400×0.08+600×0.20
＝4+32+120
＝156
SMR＝250/156＝1.6
年齢調整死亡率＝SMR×基準集団粗死亡率
＝1.6×0.10＝0.16

段階で，もともと調整しようとしている観察集団 X と Y の異なる人口構成を計算に使っているからです．そうであれば調整していることにならないではないか，という疑問は当然わきます．この辺りは面白いところなのですが，これ以上の話は専門書に譲ります．

6 SMR（標準化死亡比）

　SMR（standardized mortality ratio）は，疫学研究でよく使用される疫学指標の1つです．図 6-6 に示すように，分子に観察集団の実際の死亡数すなわち観察死亡数をとり，分母にその集団の間接法で求めた期待死亡数をとって比で表現します．パーセント表示している教科書もありますが，少数派になってきています．

　SMR の値がとりうる範囲は 0 以上で無限大です．0 は観察死亡数が 0 人の場合，無限大は期待死亡数が 0 人（実際には 0.5 人と補正することが多い）の場合です．SMR の値を示す数直線上で意味ある数値は 1 です．それは観察死亡数と期待死亡数が一致していること，すなわち観察集団の死亡数は基準集団の死亡数と同じとみなせることを意味します．1 より小さければ基準集団よりも死亡数が少ない集団，1 より高ければ基準集団よりも死亡数が多い集団と評価します．1 とみなせるか 1 よりも有意に高いか低いかは SMR の 95％ 信頼区間（255 頁）で判断します．

　直接法の CMF（図 6-2）も同様な評価ができる疫学指標で，SRR（standardized rate ratio：標準化率比）とも呼ばれます．こうした SMR と CMF を含めた年齢調整のための直接法と間接法の使い分けは次項で説明します．

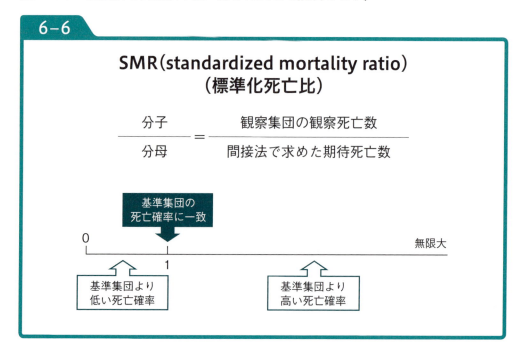

6-6

7 直接法か間接法か

得られた情報では，①直接法と間接法のどちらの方法が使える（使えない）のか，②両方使えるとすればどちらがより適切な方法なのか，この2つの観点から直接法と間接法の使い分けを考えます．

まず前者の観点です．全国規模や都道府県単位や大都市レベルの場合，年齢階級別人口と死因別年齢階級別死亡数は公的資料に掲載されているのが一般的です．したがって年齢階級別死亡率が計算できます．図6-7Aに相当する状況です．観察集団は奈良県と沖縄県などと考えればよいでしょう．あとは基準集団として昭和60年モデル人口などを任意に設定すれば，直接法で年齢調整死亡率を得ることができます．しかし，規模の小さい市町村単位になると，図6-7Bのような情報しかわかっていない（公表されていない）ことがほとんどです．すなわち，年齢階級別の人口はわかっているが，死亡数特に死因別死亡数は合計人数のみ判明しているといった具合です．このように直接法に必要な情報がない場合，間接法に従った年齢調整を使うことになります．

後者の観点はどちらを選ぶべきかの話ですから，図6-7Aのような情報が揃っていて，なおかつ図6-7Bのように基準集団の年齢階級別死亡率がわかっている場合の話です．年齢調整死亡率は直接法でも間接法でも計算できます．

直接法は，観察集団の年齢階級別死亡率（列③と⑥）を使用するため，死亡率が高い年齢階級の人口が極端に少ないと，それらの階級に偶然生じた観察集団におけるわずかな死亡数の増減に年齢調整死亡率は大きく影響されます．このような場合

6-7

情報として何がわかっているのか

A 直接法

年齢階級	観察集団X			観察集団Y			基準集団		期待死亡数	
	①	②	③	④	⑤	⑥	⑦	⑧	⑨	⑩
	人口	死亡数	死亡率	人口	死亡数	死亡率	人口	死亡率	観察集団X	観察集団Y
20-29	600	30	0.05	200	10	0.05	3,500		175	175
40-49	400	60	0.15	400	60	0.15	5,000		750	750
70-79	200	60	0.30	600	180	0.30	4,000		1,200	1,200
合計	1,200	150	0.13	1,200	250	0.21	12,500		2,125	2,125

B 間接法

年齢階級	観察集団X			観察集団Y			基準集団		期待死亡数	
	①	②	③	④	⑤	⑥	⑦	⑧	⑨	⑩
	人口	死亡数	死亡率	人口	死亡数	死亡率	人口	死亡率	観察集団X	観察集団Y
20-29	600			200			3,500	0.02	12	4
40-49	400			400			5,000	0.08	32	32
70-79	200			600			4,000	0.20	40	120
合計	1,200	150	0.13	1,200	250	0.21	12,500	0.10	84	156

を ill-determined case と呼んでいます（日公衛誌 1984：34：289-295）. これに対して，間接法の場合は年齢階級別死亡率ではなく合計死亡数を用いるので，死亡数の偶然変動の影響を小さく抑えることが期待できます. したがって，そのような場合の年齢調整には間接法がより適切ということになります. どの程度が「極端に少ない」かについては曖昧ですが，直接法は一般に人口 10 万以上の集団に用いるべきと指摘する研究者もいます. ill-determined case になりそうな年齢階級の死亡数を試験的に変化させ，年齢調整死亡率がどの程度影響を受けるのかを検討して判断するのが実際的です.

すでに指摘したように，年齢調整死亡率は直接法にしろ間接法にしろ基準集団の人口構成や年齢階級別死亡率に依存していて，現実値ではなく仮想値です. したがって人口統計の基準集団であることがよく知られ，それによる値の大小感覚に親しんでいるわが国の昭和 60 年モデル人口に基づくような年齢調整死亡率を除けば，CMF（SRR）あるいは SMR で表現するほうが意味するところがわかりやすく，統計学的な有意性も 95% 信頼区間で示すことができます.

CMF の場合は仮想モデルで例示（図 6-2）したように，その算出に基準集団の人口構成を用いるため CMF 同士の大小比較は意味があります. これに対して，SMR は基準集団の死亡率に基づいた期待死亡数に対する観察死亡数の比を示すものであって，同じ基準集団を用いたとしても観察集団間の SMR 同士の比較は数学的な厳密さから適切でないとされています. ただ，等比性条件，すなわち観察集団の年齢階級別死亡率と基準集団の年齢階級別死亡率との比が全ての年齢階級について等しいという条件が保たれていれば，CMF と SMR は本質的に同等で，したがって SMR 同士の比較も可能とされています. 実際にはほとんどの場合で可能といわれています. もう少し補足すれば「SMR は本来，CMF とねらいを異にするものであるが，両者の値は一般に類似し，CMF 同様に利用してもまず問題なかろう. ここに数学的厳密性をもち出すのは，実際的とはいえない. 年齢階級別死亡数の情報を必要とせず，ill-determined case の心配がない点から，より使いやすい指標といえる」（日公衛誌 1984：31；289-295）ということになります.

8 調整の前提条件

説明の順番が前後しましたが，直接法による年齢調整のための重要な前提条件を補足します.

年齢調整死亡率は，複数の年齢階級別死亡率を基準集団を介して数学的に 1 つの値に要約した指標といえます. 死亡率を複数の集団間で比べる際，18 ある年齢階級別死亡率を一つひとつ取り上げて比較するよりも遥かに手間が省け，しかもたった 1 つの値なので直観的にも比較しやすいものです.

6-8

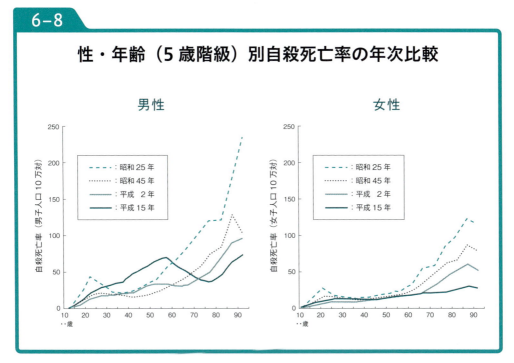

性・年齢（5歳階級）別自殺死亡率の年次比較

　しかし，たとえば図6-8の男性のような場合，4つの年次の自殺率を比較するために，各年次の18ある年齢階級別死亡率を直接法で単純に1つの指標に要約してしまってよいのかという疑問がわきます．たとえば昭和25年（1950年）と平成15年（2003年）の年齢階級別死亡率の相対的大小関係は年齢階級で入れ替わっています．このようなときに18年齢階級を一挙に調整して要約してしまえば両者の違い（特徴）を隠してしまうことになります．したがって，直接法による年齢調整にあたっては，比較しようとする観察集団の年齢調整死亡率の相対的関係は，ほぼいずれの年齢階級においても同じことが前提条件であるといえます．Excelなどの表になった数値の並びからではわかりにくいので，図を描いて要約が不適切でないことをあらかじめ把握しておくことが必要です．図6-8の男性の場合は全階級を一括するのではなく，一定の特徴が把握できるように，たとえば29歳まで，30歳から59歳まで，60歳以上の3つの群に分けて，それぞれの年齢の範囲で年齢調整死亡率を求め，年次間で比較するのがより適切といえます．ただ，比較する年齢階級の範囲が狭ければ調整の意義は乏しくなります．一方，女性の場合はいずれの年齢階級においても年次間の相対的大小関係はほぼ保たれていますので，その意味では18年齢階級を一挙に要約してもよさそうです．しかし，60歳以上で違いが目立つことから，60歳未満群と以上群の2群に分けて，それぞれの群ごとの年齢調整死亡率で年次比較するのが適切でしょう．

6-9

石綿曝露の有無と喫煙習慣別にみた ある石綿工場の昨年1年の肺がん死亡数（仮想）

喫煙習慣	石綿曝露群			石綿非曝露群			期待死亡数	
	① 人口	② 死亡数	③ 死亡率	④ 人口	⑤ 死亡数	⑥ 死亡率	⑦ 直接法	⑧ 間接法
30本以上/日群	1,000	100	0.100	1,000	10	0.010	100.0	10.0
15-29本/日群	400	10	0.025	800	4	0.005	20.0	2.0
1-14本/日群	200	2	0.010	500	1	0.002	5.0	0.4
非喫煙群	200	1	0.005	3,000	3	0.001	15.0	0.2
合計	1,800	113	0.063	5,300	18	0.003	140.0	12.6

基準集団として非曝露群を用いる

直接法による石綿曝露群の期待死亡数（⑦）
= Σ 喫煙習慣別 ［曝露群死亡率（③）×非曝露群人口（④）］
=（100.0+20.0+5.0+15.0）
= 140.0

間接法による石綿曝露群の期待死亡数（⑧）
= Σ 喫煙習慣別 ［曝露群人口（①）×非曝露群死亡率（⑥）］
=（10.0+2.0+0.4+0.2）
= 12.6

粗死亡率の比較
= 石綿曝露群 / 石綿非曝露群
= 0.063/0.003 = 21.0

CMF =（140.0/5,300）/0.003 = 8.81

SMR = 113/12.6 = 8.97

9 交絡因子の調整

　さて本章の最後に，調整すべき因子は年齢だけなのかを考えてみます．図6-9をみてください．仮想の大規模石綿工場例です．問題を単純化するために，全員男性で，しかも全員が同じ誕生年と仮定しておきます．

　昨年1年間で，石綿曝露作業に従事していた労働者1,800人中113人が肺がんで亡くなっています．1年間の粗死亡率は0.063です．一方，石綿非曝露労働者は5,300人いて肺がんの死亡者は18人だったので，粗死亡率は0.003という結果が得られています．単純な粗死亡率の比較では曝露群は非曝露群に比べ21.0倍多く肺がんで亡くなっていることになります．しかし，喫煙習慣が肺がんに関連していることは確立された疫学知見であるのでその点を検討すると，30本以上/日の喫煙者の割合は曝露群が1,000/1,800（55.6%）と非曝露群の1,000/5,300（18.9%）に比べて明らかに高率でした．つまり，肺がん死亡の確率を高める喫煙因子の分布が，死亡率を比較したい2群間で異なっていることになります．

　その違いを調整する方法として直接法あるいは間接法を用います．比較対照とする非曝露群を基準集団として，それぞれの方法に従い期待死亡数を求めて，それらからCMFとSMRを求めると8.81と8.97とよく一致した値が得られています．

　話を整理すると，粗死亡率の比較では石綿曝露群の肺がん死亡率は非曝露群の21.0倍であったものが，2群間の喫煙習慣調整後の比較では8倍超となりました．曝露集団は喫煙者の割合が非曝露群に比べ高かったために，その影響を受けて石綿

088　第2部　イベントの把握

6-10

交絡因子（confounder）はどれか

仮想モデル

いま，石綿曝露と喉頭がんの関連を，石綿曝露あり群となし群の比較で検討しようと考えている．石綿曝露あり群は男性のみで平均年齢50歳，夜勤もあって，喫煙割合は80％，なし群は同じく男性のみで，平均年齢45歳，夜勤はなく，喫煙割合は50％，ただし飲酒習慣には両群間で差がないことがわかっている．

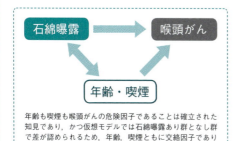

年齢も喫煙も喉頭がんの危険因子であることは確立された知見であり，かつ仮想モデルでは石綿曝露あり群となし群で差が認められるため，年齢，喫煙ともに交絡因子であり調整が必要．仮に両群の年齢分布にも喫煙状況にも差がなければ，両者とも交絡因子となりえない．

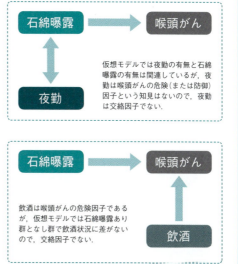

仮想モデルでは夜勤の有無と石綿曝露の有無は関連しているが，夜勤は喉頭がんの危険（または防御）因子という知見はないので，夜勤は交絡因子でない．

飲酒は喉頭がんの危険因子であるが，仮想モデルでは石綿曝露あり群となし群で飲酒状況に差がないので，交絡因子でない．

曝露の実際のリスクよりも随分大きくみえていたことになります．

　本来の検討対象である因子（アスベスト）と結果（肺がん）の関係を，見かけ上，強めたり弱めたりする因子を交絡因子（図6-10）と呼びます．この例では喫煙習慣です．年齢はあらゆる疾患に対してきわめて強い交絡因子であるため，年齢調整を常に念頭に置くことになりますが，本質的なことは，調整すべき因子は交絡因子であるということです．しかも常に1つとは限りません．では，たとえば喫煙習慣と年齢というように2つの交絡因子が同時に存在したとき，どのように調整するのでしょうか．原理的には，喫煙習慣別（仮に4群），年齢群別（仮に5群）のクロス表を作成（合計20群になる）して，図6-2や図6-5の表と同じ要領で計算すれば喫煙習慣と年齢を同時に調整した死亡率あるいはSMRを得ることができます．交絡因子が3つ，4つ，それ以上に増えても同様に考えることになりますが，ill-determined caseが発生しやすくなるので限界があります．また，クロス表を構成できる基準集団を得るのが困難になります．

人を対象とする医学系研究に関する倫理指針　　column 5

　2014年12月，それまでの「疫学研究に関する倫理指針」と「臨床研究に関する倫理指針」を統合した「人を対象とする医学系研究に関する倫理指針」が新たに公布され，2015年3月には詳細を解説したガイダンスも公表されて同年4月1日から施行された．指針は「人を対象とする医学系研究に携わる全ての関係者が遵守すべき事項」を定めたもので，「人間の尊厳および人権が守られ，研究の適正な推進が図られる」ことを目的としている．そのために，①社会的および学術的な意義を有する研究（人類の健康および福祉の発展に資する研究）の実施，②研究分野の特性に応じた科学的合理性（その分野で一般的に受け入れられている科学的原則）の確保，③研究対象者への負担（対象者に生じる好ましくない事象）ならびに予測されるリスクおよび利益（成果と恩恵）の総合的評価，④独立かつ公正な立場に立った倫理審査委員会による審査，⑤事前の十分な説明および研究対象者の自由意思による同意（インフォームド・コンセント），⑥社会的に弱い立場にある者（判断能力が十分でない者等）への特別な配慮，⑦個人情報（死者も含む）等の保護，⑧研究の質および透明性の確保の8つの原則が示されている．

　指針でいう「人を対象とする医学系研究」とは，人（試料・情報を含む）を対象として，傷病の成因（健康に関する様々な事象の頻度および分布ならびにそれらに影響を与える要因を含む）および病態の理解ならびに傷病の予防方法ならびに医療における診断方法および治療方法の改善または有効性の検証を通じて，国民の健康の保持増進または患者の傷病からの回復もしくは生活の質の向上に資する知識を得ることを目的として実施される活動と定義されている．医行為を伴う研究は臨床研究法（20頁）の適用を別途受ける．インフォームド・コンセントの手続きは3種類に類型化されている．①侵襲があれば文書同意，②侵襲はないが介入がある場合，介入もないが新規の人体試料の取得がある場合もしくは連結可能な既存人体試料を用いる場合は，文書同意または口頭同意と記録作成，③新規情報の収集または連結可能な既存情報を用いる場合は情報公開と拒否機会の提供（オプトアウト）で，これら以外，たとえば連結不可能な既存情報を用いた研究は同意取得は不要としている．ここで，侵襲とは「研究目的で行われる穿刺，切開，薬物投与，放射線照射，心的外傷に触れる質問等」，介入とは「研究目的で人の健康に関する様々な事象に影響を与える要因の有無または程度を制御する行為」，試料とは「血液，体液，組織，細胞，排泄物およびこれらから抽出したDNA等」，情報とは「研究対象者の診断および治療を通じて得られた傷病名，投薬内容，検査または測定結果など人の健康に関する情報」と定義されている．侵襲がない研究の場合，義務教育課程終了後の者は未成年でも本人の同意でよい（ただし親権を有する親が取り消すことができる）．中学生以下は親権者の同意を必要とするが，本人にも説明して賛意を得ること（インフォームド・アセント）が求められている．

Overview of
epidemiology

3

第3部
疫学総論

第 7 章　疫学研究総論
第 8 章　疫学指標（1）

第7章 疫学研究総論

　本章では，疫学の研究デザインの分類と，それら研究デザインに共通する疫学に特有な基本用語をいくつか紹介します．第15章まで続く疫学の原理と応用の導入章です．用語や言葉づかいに独特な雰囲気があって疫学の初心者には理解しにくいところがあるかもしれません．関連章を読み進めつつ，時折本章に立ち戻れば研究デザインの相互関係などについての理解を深めることができます．

わが国の疫学研究から ❽

銅製錬工の肺がんは砒素曝露が原因

　佐賀関町（現大分市）にあった日本鉱業銅精錬所における製錬工の肺がんに関する歴史的コホート研究である．大分保健所の徳光行弘所長が管内の佐賀関町住民の肺がん死亡率は高いのではと疑ったことから話は始まる．相談を受けた九州大学のKuratsuneらは1967年から3年間の死亡小票を洗い出し，同じ管内の大分市と大分郡の男性肺がんの年齢調整死亡率は全国平均と差がないのに対し佐賀関町では4倍超であること，さらに同町の男性肺がん19例と対照19例の症例対照研究で，佐賀関町にあった銅精錬所の製錬工を職歴にもつ者が有意に多いことを明らかにした（*Int J Cancer* 1974；13：552-558）．オッズ比を計算すると9.0になる．これを受けてTokudomeらは歴史的コホート研究を計画し，同精錬所の従業員名簿で把握した4,797人のうち女性や大分県外の本籍者などを除いた2,675人の，1949年1月1日から1971年12月31日までの死亡状況を追跡した（*Int J Cancer* 1976；17：310-317）．この間の死亡者は325人で，日本人男性を基準集団としたとき，職種別に製錬工のみが悪性新生物のSMRが1.91と有意に1を超え，部位別には29人の肺がん死亡のSMRが11.9と最高で，1949年までに15年以上の従事者でかつ仮説因子の曝露量が最も多いと推定された者の肺がんのSMRは25（観察値10人）と最も高いなど，推定曝露量との量反応関係の存在を示した．銅精錬に用いられた当時の鉱石は台湾金瓜（きんか）石鉱山で採掘された硫砒銅鉱（Cu_3AsS_4）で，製錬作業で気中に飛散した砒素を経気道的に吸入したことが原因である．潜伏期間は平均37.6年で，29人中26人までが退職後の発症であったことから，職業がんに対する退職後の健康管理の重要性をTokudomeらは強調している．

1 アウトカムと仮説因子

事例1 は，受胎前後の期間の葉酸摂取が ASDs（自閉症スペクトラム障害）の防御因子か否かを検討した疫学研究です．母親が葉酸を摂取していた出生児の神経管閉鎖障害の有病割合は有意に低いとの確立された知見をもとに，ノルウェーでは受胎予定の 4 週間前から妊娠第一期の女性に 1 日 400 μg の葉酸摂取が 1998 年から推奨されています．任意服用であることに着目した研究チームは出生児 85,176 人を平均 6.4 年追跡し，270 人に発症した ASDs のうちの自閉症発生率が葉酸サプリメント服用群で非服用群の約 1/2（0.21% 対 0.10%）であることを明らかにしています．

この事例の ASDs のように，ある因子との関連を検討しようとする健康関連イベント（疾患，病態，状態）を一般的に outcomes と呼んでいます．厳密には「原因に対する曝露または予防的，治療的介入から生じる全ての起こりうる結果．健康問題を取り扱った場合，結果として生じてくる変化，健康状態において認識されるすべての変化」（日本疫学会「疫学辞典」）と定義されています．「帰結」の和訳があてられていますが，カタカナ英語の「アウトカム」のほうが通りもよく定着もしているために，本書でも「帰結」ではなく「アウトカム」を使用します．

喫煙の人体影響からも理解できるように，1 つの因子に対するアウトカムは 1 つに限られているわけではありません．同様に 1 つのアウトカム発生に関連する因子も 1 つとは限らず，それらの因子を一括りにして一般的に曝露因子（exposure）といいます．そのうち，本書ではこの事例の葉酸摂取のように，研究者がアウトカムとの関連を検証しようとしている曝露因子を特に仮説因子と呼ぶことにします．

事例1

母親の葉酸摂取と出生児の自閉症発症リスク

背景	母親の妊娠期の葉酸摂取が出生児の神経管閉鎖障害の発生率を低下させることは知られているが，発達障害への防御効果についてはわかっていない．
目的	受胎前後の葉酸補充と子供の自閉症スペクトラム障害（ASDs）との関連の検討．
研究デザイン	人口ベースの前向きコホート研究（population-based, prospective cohort study）．
対象者	Norwegian Mother and Child Cohort Study の対象者 109,000 人から抽出した 2002 ～ 2008 年生まれの子供で，ASDs のスクリーニング検査を受診し，かつ母親の葉酸服用歴があった等の 85,176 人の子供．追跡終了時点の平均年齢は 6.4 歳（3.3 ～ 10.2 歳）．
アウトカム	ASDs，すなわち「自閉症」，「アスペルガー症候群」，「特定不能の広汎性発達障害（PDD-NOS）」の発症（専門医による DSM-IV に従った診断）．
仮説因子	最終月経の初日を起点としてその 4 週前から 8 週後までの 12 週間の葉酸補充．
疫学指標	ロジスティック回帰分析で求めた調整ずみオッズ比（OR：170 頁）．
結果	2012 年 3 月の追跡終了時点で 270 人が ASDs の診断を受け，うち 114 人が自閉症であった．下表に示すように，妊娠初期の葉酸補充は有意な防御効果を示した．アスペルガー症候群，PDD-NOS については有意な関連はなかった．

母親の葉酸サプリメント服用有無別の出生児の自閉症発症リスク

サプリメント	合計	自閉症	未調整 OR	調整ずみ OR	
服用せず	24,134 (28.3%)	50 (0.21%)	1 （基準）	1 （基準）	OR の（ ）内は 95% 信頼区間．調整ずみ OR は，出生年次，母親の教育歴，出産回数を調整したもの．
服用	61,042 (71.7%)	64 (0.10%)	0.51 (0.35-0.73)	0.61 (0.41-0.90)	

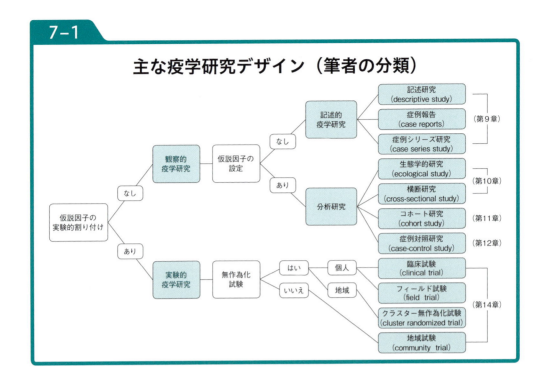

図7-1 主な疫学研究デザイン（筆者の分類）

2 疫学の研究デザイン概観

アウトカムの曝露因子を見出したり，その中のあるものを仮説因子としてアウトカムとの関連性を検証したりする疫学の方法論として，様々な研究デザインが開発されてきました．図7-1 はその分類です．確立されたものはなく，筆者によるものです．個々の研究デザインの詳細は各章で紹介することにして，ここではいくつかのキーワードでそれら研究デザインの性格や特徴を概観します．

1. 観察的疫学研究か実験的疫学研究か

仮説因子の実験的な割り付けがなされているか否かで，大きく観察的疫学研究と実験的疫学研究に分類できます．

仮説因子の曝露に関して参加者の完全な自由意志に任せたまま，その状況を研究者がうまく活用して仮説因子とアウトカムとの関連を検証する研究デザインが観察的疫学研究です．事例1 では受胎前後の期間における葉酸摂取をノルウェー政府は推奨していましたが強制ではなく，薬局で販売されている葉酸を購入して服用するか否かは母親の自由意志に任されていました．したがって観察的疫学研究です．服用が全員に義務づけられていないことに着目して非服用者を対照群として設定し，葉酸摂取を仮説因子，ASDsをアウトカムとした疫学研究が計画されたことになります．

これに対して実験的疫学研究（第14章）とは，研究者が参加者や地域に介入して仮説因子への曝露状態を変化させ，アウトカムとの関連を検証する研究デザイン

です．無作為化試験であれば，事例1 でたとえると，本人の意志や希望を一切考慮することなく無作為に葉酸かプラシーボのいずれかを割り付けることになります．本人の希望に反する割り付け結果になる可能性があるため同意が必須です．また検証したい仮説因子については，有益と推定されるものは付加し有害と推定されるものは除去する手法でなければなりません．喫煙の有害性が様々な観点から明らかになっているにも関わらず，実験的に喫煙群と非喫煙群に割り付けて，いままで注目されていなかったアウトカムとの関連性の検証を試みることは倫理的に許容されません．

2. 記述的疫学研究か分析研究か

観察的疫学研究は仮説因子の意識的な設定の有無で，記述的疫学研究と分析研究に分けられます．

記述的疫学研究（第9章）は，男女比や年齢分布，都道府県別などの地理的分布や年次推移など疾病の疫学像の記述自体に主たる関心がある記述研究と，その特殊形ともいえる症例報告および症例を集積した症例シリーズ研究に分類できます．一方，分析研究は研究者が様々な知見に基づいて想定した仮説因子とアウトカムとの関連に強い関心があり，しかもほとんどが対照群を設定して関連を検証しようとする研究デザインです．代表的なものとして生態学的研究や横断研究（第10章）などの4種類がありますが，そのうちコホート研究（第11章）と症例対照研究（第12章）はさらに細分できます．事例1 は明確な仮説因子が設定されていることから分析研究であり，コホート研究に分類されます．

なお，記述的疫学研究は本来的には記述を目的としているものの仮説因子の発見にもつながる可能性があるため仮説提唱型，分析研究は最初から仮説検証を意図していることから仮説検証型との性格づけをされることもあります．

3. 集団レベルの情報に基づく研究か個人レベルの情報に基づく研究か

記述的疫学研究のうちの記述研究と，分析研究のうちの生態学的研究は集団レベルの情報に基づいた研究です．集団を構成する個々人の仮説因子の曝露状況やアウトカムに関する情報は不要です．個人レベルの情報がわからなければ集団レベルの情報もわからないように思えますが，必ずしもそうではありません．たとえば，アウトカムとなる都道府県別の心筋梗塞の死亡率は人口動態統計から，仮説因子とする都道府県別の喫煙割合は日本たばこ産業株式会社の公表資料から入手したりします．逆に，個人レベルの情報は地域単位などでグループ化することによって集団レベルの情報として扱うことができます．実験的疫学研究に含まれる地域試験も集団レベルの情報に基づく研究です．これら3つ以外の図7-1 に掲げた研究デザインはいずれも個人レベルの情報に基づく研究デザインです．事例1 は分析対象とした85,176人の一人ひとりのアウトカム（ASDs）と仮説因子（母親の葉酸摂取の有無）の結果に基づいた研究，すなわち個人レベルの情報に基づく研究です．

4. 横断研究か縦断研究か

　仮説因子とアウトカムに関する情報入手時点の時間的な観点からの表現です．横断研究（cross-sectional study）は，同一時点における仮説因子とアウトカムに関する情報を把握する研究デザインです．たとえば，ある工場の労働者全員にアンケート調査を実施し，その時点の所属職場とその時点の腰痛の有無に関する情報を得て，両者の関連を検討する方法です．腰痛がひどくなったため腰部負担の小さな職場に配置転換された人や，逆に腰痛が全くないために腰部負担の大きい職場に配置された人もいるかもしれないなどという情報には無関心です．そういう研究デザインではないのです．したがって，仮説因子とアウトカムとの関連の時間性（図7-7）は不明ということになります．一方，縦断研究（longitudinal study）は仮説因子への曝露の有無をまず把握し，アウトカムの発生を将来に待つ研究デザインです．アウトカムをすでに有している人は観察対象外で，コホート研究，前向き研究（prospective study），追跡研究（follow-up study），発生研究（incidence study）などとも呼びます．[事例1]のように調査時点から未来に向かう前向きコホート研究が典型例ですが，過去の一時点から現在に向かって追跡する歴史的コホート研究（138頁）も縦断研究といえます．また，新薬と従来薬を無作為に割り付けて効果を確認するという臨床試験も縦断研究としての性格をもっています．

5. 前向き研究か後ろ向き研究か

　上記の前向き研究に対して，後ろ向き研究（retrospective study）という表現があります．アウトカムの有無が確認できている者に対して，仮説因子の保有状況を過去に遡って調べる研究という意味で，症例対照研究の同義語として使用されていた時期もあります．しかし，コホート研究の対象者から発生してくる症例と，それに見合った対照者をコホート内から抽出する症例コホート研究やネスティッド症例対照研究（158頁）が普及するにしたがい，これらの仮説因子に関する情報はコホート研究開始時にすでに把握しているため，症例対照研究＝後ろ向き研究とみなすのは適切でなくなっています．

6. 研究デザインの分類と表現は確立されているのか

　およその合意はありますが確立された分類はなく，疫学の教科書によって微妙に異なっています．特に生態学的研究については，図7-1と違って記述的疫学研究に分類する研究者も多くいます．両者の性格を合わせもっているからです．また，用語も必ずしも統一されていません．実は，記述的疫学研究という用語は，図7-1に統一性をもたせるために筆者が用いた表現で，日本疫学会の疫学辞典には記述疫学または記述研究があるのみです．これは，記述的疫学研究に対応する英語表記が原書のIEA後援の *A Dictionary of Epidemiology* に掲載されていないことに由来します．分析研究という用語の記載はありますが，観察的疫学研究や実験的疫学研究のように分析的疫学研究という表現も掲載されていません．

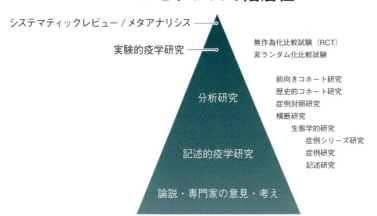

7-2 エビデンスの階層性

一般的にはこのような階層性が成立するが，RCTが倫理上実施できない場合や，RCTで効果を示した対象者の条件がきわめて限定的な場合など，結果の一般化が困難なことも多い．階層性を念頭に置き，総合的に判断する．生態学的研究の位置づけについては異論もある．

3 エビデンスの階層性

疫学研究によって得られた結果が研究デザイン間で異なる場合，たとえば症例対照研究では仮説因子とアウトカムの関連は認められたがコホート研究では認められなかったような場合，図7-2のような疫学デザインに内在するエビデンス（evidence）の高さによって判定することになります．

一般的にエビデンス能力は，①個人的な経験を反映させた専門家の意見（エキスパートオピニオン）が最も低く，②集団レベルより個人レベルの情報に基づく結果のほうが，③記述的疫学研究より対照群が設定される分析研究の結果のほうが，その中でもバイアス（図7-4）の影響を受けにくい研究デザインである前向きコホート研究の結果のほうが，さらに④観察的疫学研究より実験的割り付けができている実験的疫学研究のほうが，それぞれより高いと評価できます．複数の疫学研究の間で結論が異なる場合には，⑤質の揃った先行研究結果を一定の手法で統合・分析するメタアナリシスを含めたシステマティックレビュー（第15章）の結果を尊重します．事例1は前向きコホート研究であり，相対的に高いエビデンスを提供する疫学研究と位置づけることができます．

4 閉鎖集団と動的集団

閉鎖集団（closed population）とは，特定の共通因子によって明確に定義できる

7-3

閉鎖集団と動的集団の概念

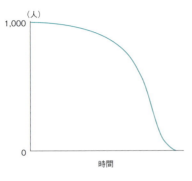

閉鎖集団（closed population）

構成人数は単調減少を続け，最終的に全員が死亡する集団．新規参入がないため閉じた集団である．固定コホート（fixed cohort），固定集団（fixed population）はほぼ同義語．

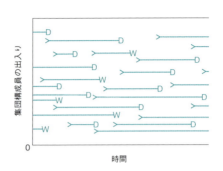

動的集団（dynamic population）

構成員に出入りがある集団．その特性は steady state（安定した状態）にある．＞は集団への参入，D はアウトカムの発症，W は発症せずに集団からの脱落を示す．オープンコホート（open cohort），動的コホート（dynamic cohort）はほぼ同義語．

構成員からなる，新規参加を認めないあるいは新規参加が起こりえない集団を意味します．ある年度の同窓生の集団がわかりやすい例ですが，ある地域の同一年生まれの集団（出生コホート），ある工場で特定の有害物質を使用していた集団，汚染された井戸水を飲用していた住民の集団，コホート研究の募集に応じた人々の集団（新規参加は認めない）など，集団構成には様々な形態があります．こうした集団は新規参入がないため，図 7-3 の左図のように時間経過に対して死亡による単調減少を示します．これに対して，右図は動的集団（dynamic population）です．構成員の出入りがあります．ある地域の住民を構成員とするような集団を想定すればよいでしょう．誕生や転入のため新しい構成員が加わる一方で死亡，転出がありますが，地域住民の構成は特別な要因（大規模災害，新興開発地，移民政策等）が作用しないかぎり，また長期にわたらないかぎり，どの瞬間を切り出してもあるいはどの一定の幅をもった期間を切り出しても，切り出された集団はほぼ同質の集団特性，すなわち仮説因子の保有状況もアウトカムの状況も類似していると想定できます．このような状態は steady state あるいは stable population と呼ばれます．事例1はノルウェー全国の 2002～2008 年生まれの子供を追跡したもので動的集団と考えられます．

このような2種類の性質の集団を想定するのは，次章で説明する発生割合や罹患率などの疫学指標の思考基盤になり，また症例対照研究で紹介するオッズ比の意味（図 12-5）を理解するうえで重要だからです．

5 バイアス（bias）

　カタカナ表記がそのまま疫学用語として定着していますが，和訳は「偏り」です．バイアスは「結果や推論の真の値からの系統的なずれ，あるいはこのようなずれをもたらす過程」と定義されています．たとえ話があります．時計が2つあってともに1日に3分狂うが，一方は3分進んだり遅れたり気まぐれなのに対し，もう一方は必ず3分進む（遅れても同じ意味）というものです．前者は偶然誤差（random error）に相当します．後者が系統誤差（systematic error），すなわちバイアスで，データの収集，分析，解釈，公表，レビューのいずれの段階でも生じえて，仮説因子とアウトカムとの真の関係を見かけ上歪めます．バイアスは強める，弱めるの両方向に作用し得ます．

　図7-4に代表的なバイアスを示しました．大きくは，調査対象者を設定・抽出する過程で発生する選択バイアスと，これら対象者から曝露因子とアウトカムの関連情報を入手する段階で生じる情報バイアスに大別できます．前者はさらに，研究参加の有無に関連したバイアス（自己選択バイアス等），対照者の選択方法に関するバイアス（バークソンバイアス等），後者は測定者が原因となるバイアス（観察者バイアス等），対象者が原因となるバイアス（申告バイアス等），測定手段が原因となるバイアス（精査バイアス等）などに類型化できます．事例1では，全数調査を意図していたものの予定対象者の5%程度がASDsの検査を受けていない，同じく5%程度から葉酸摂取に関する情報が得られていないなど，非応答バイアスや申告バイ

7-4　代表的なバイアス

選択バイアス	自己選択バイアス (self-selection bias)	応募法では，健康に関心のある者や仮説因子に曝露されている人が集まりやすいことによるバイアス (volunteer bias)．運動クラブ等の参加者を対象とする会員バイアス (membership bias) も同じ現象．
	応答バイアス (respondent bias)	研究参加に同意した者の特性と参加しなかった者の特性の間に系統的な差があるときのバイアス．その逆が非応答バイアス (non-respondent bias)．
	バークソンバイアスまたは admission rate bias	研究対象となっている疾病と仮説因子の曝露が同時に存在している者の入院率がそうでない者に比べて高くなる場合に，病院対照を用いた症例対照研究では両者の関連が見かけ上高くなるようなバイアス (*Biometrics Bull* 1946；2：47-53)．
	exclusion bias (除外バイアス)	除外規準を対照と症例に同等に適用しないことによるバイアス．レセルピンと乳がんに認められた有意な関係は，対照から循環器疾患患者を除外したにも関わらず症例からは除外しなかったことによる見かけ上の関連であった (*Arch Intern Med* 1985；145：1873-1875)．逆の inclusion bias もある．
情報バイアス	観察者バイアス (observer bias)	面接者が対象者の疾病状態を知っていると仮説因子をより丁寧に調べたり (exposure suspicious bias)，仮説因子への曝露の存在を知っているとより丁寧に検査したり (diagnostic suspicious bias) することによるバイアス．
	申告バイアス (reporting bias)	問診などで，面接者に追従する傾向にあったり (obsequiousness bias)，好ましくないとされる習慣は申告されにくい (underreporting bias)，過度の個人情報提供拒否 (unacceptability bias)，症例は家族情報がより詳細になる (family information bias) バイアスなどがある．
	初発症状バイアス (protopathic bias)	疾患の初期症状のために投与された薬剤が，その疾患の原因とされてしまうバイアス．不正出血のために投与されたエストロゲン製剤が子宮がんの原因とみなされた事例がある．
	精査バイアス (workup bias)	診断が不正確な症例数が比較群間で異なることによるバイアス．たとえばスクリーニング陽性群と陰性群とで診断の質が異なってしまったりすることによる．

そのほかにも，参加者の減少によるバイアス（143頁），健康労働者効果（146頁），Neyman（ネイマン）バイアス（156頁），出版バイアス（208頁），測定バイアス（measurement bias），思いめぐらしバイアス，面接者バイアスなど多くある．第5章 6，第12章 8 も参照のこと．

アスの影響を考察する必要があります．

　いくつかのバイアスについては関連章でさらに説明していますが，注意すべきは，交絡（次項）はデータの解析段階でも対応できますが，バイアスではそれが不可能なため，バイアスそのものを研究デザイン段階で防ぐ工夫が必要なことです．

6　交絡の制御方法

　交絡因子については図6-10で一度紹介しましたが再度整理すると，①アウトカムと関連があり（危険因子または防御因子），かつ②仮説因子とも関連し（たとえば相関がある），そして③仮説因子とアウトカムの曝露情報と疾病情報の中間変数でない（図6-10では未説明）という3つの性質を有する因子のことです．交絡因子はバイアスと同様に仮説因子とアウトカムとの真の関連を見かけ上歪めます．疫学研究の遂行にあたってはこうした因子による交絡（confounding）を避ける工夫（図7-5）が必要です．最も強力な方法は①の無作為割り付けです（図14-2）．対象集団を介入群（たとえば新薬投与群）と非介入群（従来薬投与群）に無作為に割り付けることで，既知の交絡因子のみならず未知の交絡因子についての保有割合も両群間で等しくなることが統計学的に期待でき，観察された差は介入因子が原因と判断しやすくなります．②の制限は分析対象者を限られた特性に限定することで交絡因子の影響を除外する方法，③のマッチングは特に症例対照研究で用いられる手法で交絡因子の項目を症例と対照で一致させる方法です．④の層化は制限と同じ手法にみ

7–5

交絡の制御方法

	種類	概要	利点	欠点
①	無作為化（割り付け）	対象集団を介入する群と介入しない群の2群に無作為に割り付ける．	・最も強力な交絡の制御方法． ・既知の交絡因子のみならず，未知の交絡因子も群間で等確率になることが期待できる．	・十分な対象者数が必要． ・介入研究でのみ可能．
②	制限	ある限られた特性の集団のみに対象を制限．	解析が容易．	・得られた結果の一般化に問題が残る． ・標本数が少なくなるため，統計学的検出力が小さくなる． ・制限した項目以外の交絡の影響は制御できない．
③	マッチング	ある症例に対して対照を選定する際に，年齢や性別など，交絡因子と考えられる項目を症例と一致させる．	得られた結果の一般化について，制限よりも妥当性が高い．	対照の選定が困難な場合がある．
④	層化	交絡因子と考えられる項目について層別解析を行う．	得られた結果の一般化について，制限よりも妥当性が高い．	一度に多くの交絡因子を制御できない．
⑤	調整（標準化）	基準集団の要因別人口構成や要因割合を介して観察集団の値を調整する方法．直接法と間接法がある．	第6章参照．	一度に多くの交絡因子を制御できない．

えますが，制限はある限られた特性の集団だけを対象にするため，層化のほうが結果の一般化により妥当性があります．そして，すでに説明ずみ（図6-2，図6-5）の⑤の調整も交絡の制御方法の1つです．

交絡因子が3つ，4つ，それ以上に増えても同様に考えることになりますが，因子間の組み合わせ数が飛躍的に増えて複雑になること，また分析に必要な対象人数が急速に膨らむため，多変量解析（第17章）を用いるのが一般的です．事例1では，出生年次，母親の教育歴，出産回数を文献的に交絡因子と考えて，多重ロジスティック回帰分析（図17-5）で交絡の影響を除いています．

7 従属と独立

図7-6の2つの図は，同じ調査結果を用いて食塩摂取量と高血圧症割合の関係を描いたものです．左はDahlの有名な原図で，5つの地域の高血圧症割合を横軸，その地域の食塩摂取量の平均値を縦軸にとったものです．これに対して右は横軸と縦軸を入れ替えて筆者が作成した図です．どちらが正しいのでしょうか．

変数間の関係を数式にするとき，$y=f(x)$ と表記します．素直に読めば x の値が変動することによって y の値が決まるということになります．この意味で右辺側の x は独立して動かす（動く）変数，つまり独立変数であり，y は従属変数と呼ぶことができます．換言すれば，原因と想定している変数（仮説因子）は右辺，結果と想定している変数（アウトカム）は左辺にとるということになります．最も単純な形

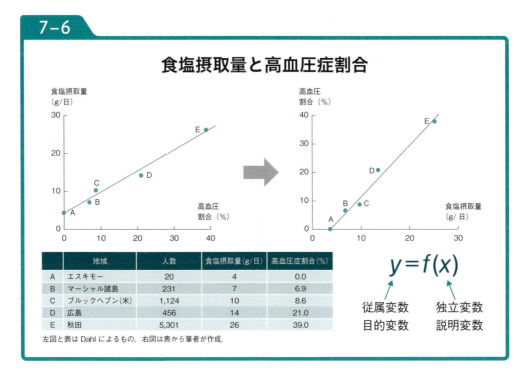

図7-6 食塩摂取量と高血圧症割合

	地域	人数	食塩摂取量(g/日)	高血圧症割合(%)
A	エスキモー	20	4	0.0
B	マーシャル諸島	231	7	6.9
C	ブルックヘブン(米)	1,124	10	8.6
D	広島	456	14	21.0
E	秋田	5,301	26	39.0

左図と表はDahlによるもの．右図は表から筆者が作成．

$y=f(x)$
従属変数　独立変数
目的変数　説明変数

は右辺の変数 x が 1 つのときです．したがって解釈の問題として，Dahl の原図は x を高血圧症割合としていることから「高血圧の割合が高い集団では平均食塩摂取量が多い」と読み，筆者の図はその逆で「平均食塩摂取量が多い集団では高血圧の割合が高い」と読むことになります．食塩摂取が高血圧の原因になると主張していた著名な研究者 Dahl にとって，原図は誤解を招くものであったということになります．

　独立変数，従属変数というのは数学的な表現で，疫学的にはそれぞれを説明変数，目的変数と一般的に呼びます．説明変数は 1 つに限りません．生体現象はわずか 1 つの曝露因子（単変量）で説明できるわけではなく，複数の曝露因子（多変量）が複雑に関係し合っています．その複数の因子の中で研究者が注目しているのが仮説因子であり，その他の因子は調整すべき交絡因子ということになります．説明変数と目的変数は統計モデルに基づいた関数関係で結びつけられることになりますが，説明変数が 1 つのときの統計モデルに基づく解析を単変量解析，複数のときの解析を多変量解析（第 17 章）といいます．

8 因果関係の判断規準

　喫煙の健康影響は，たばこがアメリカ大陸からヨーロッパにもたらされた当初から懸念されていたようですが，20 世紀に入って注目され始めます．主たる理由は主要国での肺がん死亡率の上昇で，喫煙を含めて原因探索が始まったことによります．アスベストや大気汚染なども取り上げられました．たばこの成分分析や動物実験は行われたものの人体影響は疫学研究に頼らざるをえませんでした．1939 年の研究を皮切りに重要な症例対照研究が相次いで報告され，前向きコホート研究の結果も複数出揃ってきます．こうした状況を受けて，米国公衆衛生局長諮問委員会が 1964 年にその時点までの疫学研究を総括した報告書 *Smoking and Health* を公表します．そのなかで因果関係（causal significance of the association）を判断する際の 5 つの規準（図 7-7）を示し，喫煙が肺がんなどの原因であるとの結論を導くに至ります．

　微生物学の隆盛を背景に 19 世紀後半に定式化された Henle-Koch の 4 条件（のちに Evans の条件に発展）は微生物が感染症の原因であるか否かを判断するためのものでしたが，*Smoking and Health* に示された 5 つの規準は，微生物疾患と違って必要条件となる因子が想定できないがんなどの非感染性疾患に用いるための判断規準として登場したことになります．ある事柄が原因である結果が発生した場合に，これら原因と結果の間に因果関係があるといいますが，第 1 章「 5 遠位原因と近位原因」で触れたように，近位原因ほどより効果的な対策が可能な危険因子であり，したがって近位になるほど 5 つの規準の適合性がよくなると考えられます．

　報告書はこの 5 つの規準の当てはめについて "no one of which by itself is *sine*

102　第 3 部　疫学総論

7-7

因果関係の判断規準

	規準	定義	喫煙と肺がんの場合
①	関連の一致性 consistency of the association	仮説因子と特定のアウトカムとの関連性が，異なる研究者，異なる研究方法，異なる時期，異なる地域，異なる対象者で繰り返し観察される場合を指す．	喫煙と肺がんとの関連は，1964年までに時期，場所，対象者を異にする29の症例対照研究と7つの前向きコホート研究で確認されている．
②	関連の強固性 strength of the association	仮説因子のアウトカムに対する影響の大きさは曝露群と非曝露群との死亡率（罹患率）の比で表され，その比が大きいことや，量反応関係が認められる場合を指す．	前向き研究結果ではその比は9～10倍，大量喫煙者では少なくとも20倍であった．
③	関連の特異性 specificity of the association	あるアウトカムを観察すると仮説因子が必ず存在し，逆にその仮説因子があると一定の確率で必ずあるアウトカムが引き起こされていると認められる場合を指す．	喫煙にとって代わる因子は見出されていない．
④	関連の時間性 temporal relationship of the association	アウトカムの発症前に仮説因子が作用していることが認められる場合を指す．	喫煙者で肺がんを発症した者に，喫煙開始に先立って肺がん発症を示す病的経過は発見されていない．
⑤	関連の整合性 coherence of the association	アウトカムの様々な疫学像が，仮説因子の存在と矛盾なく説明できる場合を指す．	1人当たりの喫煙本数の増加と肺がん死亡率の上昇，喫煙割合の男女差と肺がん死亡率の差，喫煙本数・喫煙年数・喫煙開始年齢・禁煙後年数などと肺がん死亡率の違いなどが確認されている．

qua non（必須条件）for judgement" とし，因果関係の成立に全ての規準を満足させなければならないとはせず，総合的な判断を求めています．関連の①一致性は，因果関係があるなら，疫学の研究デザインや対象者や対象地域や年代が違っても関連性は等しく認められ，その強固さも同程度であるはず，②強固性は，死亡率の差ではなく比（発生割合比，罹患率比，オッズ比等）で評価し，その値が大きいほど，また仮説因子の曝露量と比の大きさの間で量反応関係が認められれば強固性があるとしています．③特異性の本来的な意味は，仮説因子とアウトカムは1:1の対応関係にあること，つまりその仮説因子に曝露すればそのアウトカムが必ず発生し，そのアウトカムを発生した人には必ずその仮説因子が存在するというものです．しかし，喫煙は肺がん以外の原因にもなり，また肺がんには喫煙以外の原因があるように，注目している仮説因子はそのアウトカム以外の原因にもなるし，アウトカムはその仮説因子以外でも発生するのが一般的です．したがって，1:1というより「一定の確率」という意味合いになります．④時間性は，実は確認が難しい規準です．因果関係が存在していれば仮説因子がアウトカムに当然先行しているはずですが，進行が緩徐で発症時点の特定が困難な場合や，潜伏期間の長さが解明されていない場合などは簡単な問題ではありません．1960年代にわが国で整腸剤キノホルムがSMON（subacute myelo-optico-neuropathy：亜急性脊髄視神経症）と呼んだ中毒症を引き起こしました（78頁）．被害者が1万人を超えるなど大きな社会問題になった薬害でしたが，下痢症状などの腹部症状があってキノホルムを投与された患者が，今度はキノホルムが原因の自律神経障害で腹部症状を呈し，最終的に視神

経・脊髄障害に至った中毒であったことが解明されます．原因がわからない時期がしばらく続きましたが，そうした時期には，キノホルム投与のきっかけとなった腹部症状とSMONの初期の中毒症状である腹部症状は区別できていなかったはずですから，キノホルムはSMON発症後に服用していたということになり時間性はなかったようにみえます．⑤整合性は，アウトカムの疫学像が仮説因子で矛盾なく説明できることを意味します．

　この5つの規準を拡張したとされるHillの因果関係判断規準が翌1965年に提唱されました．その後，もともとあった相似（analogy）は削除され，現在は図7-7の5つに量反応関係（dose-response relationship．Hillの原文ではbiological gradient），生物学的妥当性（biological plausibility），実験（experiment．実験的疫学研究の意味）が加えられたものとなっています．ちなみに，Hillが因果関係の判断規準を提唱したのは英国医師会の産業医会の設立記念講演（*Proc R Soc Med* 1965；**58**：295-300）でしたが，その締め括りに "All scientific work is incomplete - whether it be observational or experimental. All scientific work is liable to be upset or modified by advancing knowledge. That does not confer upon us a freedom to ignore the knowledge we already have, or to postpone the action that it appears to demand at a given time" と述べています．「全ての科学的研究成果は知見の進歩によって引っ繰り返されたり修正されたりする可能性が常にある」が，「だからといって対策に遅れをとってはならない」と読むことができます．疫学が対策をも含んだ実用科学であることを教えてくれる名言です．

クロスオーバー臨床試験　　column 6

　複数の同一対象者に複数種類の介入を行い，介入間の結果を比較する研究デザインを "crossover clinical trial" と呼んでいる．実験的疫学研究に分類される．より信頼性の高い結果を得るためには，参加者に付加する介入の種類の順序を無作為に割り付けるとともに，参加者のみならず評価者などに対しても介入内容をマスキングする必要がある．参加者を無作為に複数群のいずれかに割り付けて実施する並行（parallel）試験に比べて，同一人物間の比較となるため背景因子は同一とみなせること，したがってより少ない標本数で高い検出力が得られる大きな利点がある（*NEJM* 1984；310：24-31）．その一方で，最初の介入効果の次の介入期間へのcarry-over effect（持ち越し効果）の影響や，それを除去するための適切なwashout phase（洗い出し期間）の期間設定を考えなければならない．また，最初の介入で軽快・治癒しうる疾患はいうまでもなくクロスオーバー臨床試験の対象外となる．心不全や気管支喘息，関節症などのような慢性疾患などに限定される．N of 1 study design（1人N回研究）はクロスオーバー臨床試験の変法で，1人を対象にペアにした複数の介入を無作為でN回繰り返し，N回の介入間の比較を行うものである．多くは2，3回の繰り返しで結論を得る．個別性の高い評価法であり，一般化には慎重な態度が求められる．

第**8**章　疫学指標（1）

　本章では，疫学研究で用いる基本的な疫学指標，すなわち疾病の頻度を記述する3つの指標，有病割合（prevalence）と発生割合（incident proportion）と罹患率（incidence rate）を取り上げ，それらの定義と同義語，具体的な求め方，そして相互の関連について説明します．

わが国の疫学研究から ❾

Shibata Stroke study：脳卒中登録制度の確立と活用

　結核に代わって死因の第1位を占めるようになった1951年当時，わが国の脳卒中死亡率は先進国の中で最も高かったが，食生活の西洋化が進み高血圧対策が全国的に展開されるなかで，1970年を境に急速に低下した．しかし，その理由が救命率の改善によるものなのか新規罹患数自体の減少に基づくものか否かを確認した研究は乏しかったため，これを確認すべく Tanaka らは死亡率が高かった新潟県の人口約7.5万人の新発田市で脳卒中登録制度を立ち上げた（*Stroke* 1981；12：460-466）．具体的には，市内の基幹病院と52か所の医療機関の協力，保健師の訪問活動などによる罹患情報の収集体制の整備と，確定診断および病型診断の手順の確立であった．そしてこの登録制度を活用して，新発田市内の一地区で脳卒中に関するコホート研究を Tanaka らは開始する（*Stroke* 1985；16：773-780）．40歳以上の地区住民を対象としたベースライン健診を受診した中で脳卒中の既往のなかった男性960人と女性1,339人について，追跡健診を毎年実施するとともに脳卒中登録情報も収集して新規罹患を把握し，6.5年目の追跡時点で脳梗塞の有意な危険因子は高血圧，その持続によると考えられる心房細動などの心電図異常，アルブミン尿であることを指摘した．さらに15.5年目の追跡時点での全脳卒中142例，脳梗塞76例，脳出血27例を分析して，高血圧，心房細動などに加えて現在喫煙や低身体活動が有意な危険因子であり，血清総コレステロールは6.5年目の結果と同じく有意でなかったことを明らかにしている（*Stroke* 1997；28：45-52）．登録制度の重要性とその疫学応用を示した先駆的な疫学研究であった．

1 有病割合（prevalence）

　有病割合は，任意の一時点で対象イベントを保有している人の集団内の割合（図8-1の式1）と定義することができます．分母分子ともに単位は「人」なので有病割合は無名数（単位なし）となり，かつ分母の人たちから分子が発生するので，とりうる値は0以上1以下になります．パーセントではなく小数点で表示します．10万人当たり5人であると0.00005になりますが，認識しやすいように$5×10^{-5}$と数値の大きさに合わせて指数表記するのが一般的です．

　図8-1の仮想集団で実際に有病割合を計算してみます．手計算できるよう小さな仮想集団にしてあります．ある化学物質取り扱い作業工程で働いていた2012年初めの労働者は5人でしたが，その後5人が新たに採用され，何人かが注目する疾患，たとえば肺がんに罹患（●印の時点）し有病状態（→）が続き肺がんで死亡したことなどの転帰も示した仮想例です．有病割合を求めようとすると「ある一時点」を決めなければなりません．いま，会社から依頼があって2014年2月3日（⬇）に調査を実施したところ，式1のYに相当する在籍者はCからHとJの7人，Xに相当する者はそのうちのC, D, E, Jの4人だったのでその時点の有病割合は$4/7 = 0.57$，その後，2016年7月11日（⬇）に再び調査すると，YはB, D, F, G, H, Iの6人，XはそのうちのD, G, Iの3人だったので有病割合＝$3/6 = 0.50$ということになりました．

　この図からは全員を追跡している疫学研究のように錯覚しますが，説明のための図であって，実際には調査時点（2月3日や7月11日）における断面の有病の有

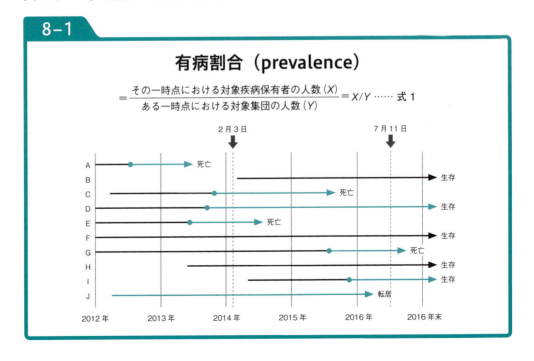

図8-1　有病割合（prevalence）

$$= \frac{\text{その一時点における対象疾病保有者の人数}(X)}{\text{ある一時点における対象集団の人数}(Y)} = X/Y \cdots \text{式1}$$

無を調べているにすぎません．

　有病割合は医療ニーズの指標として重要です．たとえば厚生労働省の「2013年（平成25年）国民健康・栄養調査」の結果によると，糖尿病が強く疑われた者の割合は男性16.2%，女性9.2%で，有病割合は男性だけで10万人当たり16,200人でした．同年の活動性全結核の有病割合は男女合わせて10万人当たり13.5人という数値が報告されています．疾患の性質が全く違うので単純な比較には注意すべきですが，有病割合は医療ニーズの大小を示す，保健衛生行政の基本資料に役立つ疫学指標といえます．

　有病割合はしばしば有病率と表現されています．英語表記も prevalence rate と rate をつけたりすることもありますが，式1から理解できるように算出された値は割合であって後述する「率」の概念には当てはまりません．喫煙している人の割合を喫煙率と一般には言っていますが，疫学的な表現としては喫煙割合と呼ぶべきものです．英語では smoking prevalence と表記します．

2 発生割合（incidence proportion）

　発生割合は，調査開始時点から一定期間内に新規発生した対象イベント（罹患や死亡）のリスク保有集団（population at risk）における累積割合（図8-2の式2）と定義できます．算出例として，図のように全員が同日に調査や健診を受け，その日を初日として1年，2年と追跡するなかで対象疾患に新たに罹患（●印の時点）したり，それで死亡したりしている仮想集団を想定します．横軸は経過年数です．

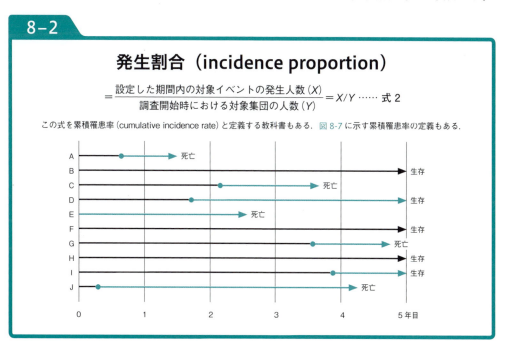

図8-2

いま，死亡発生割合（次項で述べる死亡率とは異なる）を求めてみましょう．観察開始時はAからJまでの10人全員が死亡のat riskですが，重要なことは，分子の人数Xを求めるにあたって期間を設定しなければならないことです．なぜなら注目する対象疾患による死亡者数は，1年目までは0人，2年目まではAの1人，3年目まではEを加えた2人，4年目まではCが加わって3人，最終5年目まではGとJがさらに加わって5人と時間経過とともに変化するからです．一方，分母は観察開始時の人数Yとするため10人で変わりありません．したがって，死亡の発生割合は1年目で0/10＝0.0，2年目で1/10＝0.1，・・・，5年目で5/10＝0.5となります．

今度は罹患発生割合（次項で述べる罹患率とは異なる）を求めてみます．期間を設定しなければならないのは死亡の場合と同様ですが，分母Yに含むべき人たちはat riskの人たちであって，観察開始時にすでに対象疾患に罹患している人は除かなければなりません（あらかじめ除外してしまっていることも多い）．したがって仮想モデルでは，開始前から対象疾患に罹患しているEは分母から除くため，リスク保有集団は9人の構成で，1年目までの罹患の発生割合は2/9，2年目までは3/9，・・・，5年目までは6/9となります．

こうした発生割合の計算には重要な前提条件が2つあります．1つは，観察期間中に転居や拒否などによる脱落もなく，新規参入もない閉鎖集団（図7-3）であることです．もう1つは，死亡の場合，対象疾患以外の疾患が原因の死亡者はいない，言い換えると対象疾患のat riskでなくなってしまうようなこと，すなわち競合リスク（competing riskまたはcompeting cause）がないことです．たとえば，心筋梗塞の死亡発生割合を求めようとしているときに，がんや交通事故や自殺や脳卒中などで死亡すると，本来そうしたことがなければ心筋梗塞に罹患・死亡していたかもしれず，心筋梗塞の発生割合を過小評価してしまうからです．追跡期間が長くなるほどこれら前提条件の確保が難しくなります．競合リスクの影響が無視できるほど短期間または大規模での観察で成立する指標が発生割合ということになります．

2つの前提条件の確保が困難な場合，すなわち発生割合が算出できない場合でも，次項で説明する罹患率と死亡率は求められます．そして一定の条件下（115頁）ではこれらから罹患または死亡の発生割合が推定できます．

発生割合のとりうる値は前述の有病割合と同様に0以上1以下です．全死因を対象イベント，観察期間として100年を超えるような長い期間を設定すれば全ての人は死に絶えるので，死亡の最終的な発生割合は1になります．有病割合と同じく分子分母の単位がともに「人」であるため無名数です．

この項の最後に発生割合の同義語を紹介しておきます．単純な同義語であれば問題がないのですが，しばしば違う意味にも用いられているため混乱が生じています．図8-3は，IEA（国際疫学会）後援の"A Dictionary of Epidemiology"と代表的な教科

8-3

発生割合（incidence proportion）の同義語

A Dictionary of Epidemiology（第6版）

incidence proportion（Syn：cumulative incidence, attack rate, risk）

発生割合（同義語：累積罹患率，発病率，リスク）

Modern Epidemiology（参考文献16の40頁）

…… We call this quantity the *incidence proportion*, which may also be defined as the proportion of a closed population at risk that becomes diseased within a given period of time. This quantity is sometimes called the *cumulative incidence* ……. A more traditional term for incidence proportion is attack rate, ……

If *risk* is defined as the probability that disease develops in a person with a specified time interval, then *incidence proportion* is a measure, or estimate, of *average risk*. Although the concept of risk applies only to individuals whereas incidence proportion applies to populations, *incidence proportion* is sometimes called *risk*. ……. "*Average risk*" is a more accurate synonym, …….

・・・この数量を incidence proportion と呼んでいる．すなわち，at risk の閉鎖集団が罹患する割合とも定義することができる数量である．しばしば cumulative incidence とも呼ばれるが・・・．昔ながらの言い方では attack rate ともいう・・・．

risk をある一定の期間中に個人がその疾病に罹患する確率と定義するのであれば，incidence proportion は average risk の測定量であり推定値である．risk は個人に対して，incidence proportion は集団に対して適用する概念であるが，incidence proportion のことをしばしば risk とも呼んでいる．・・・．より厳密な同義語としては "Average risk" がある・・・．（筆者訳）

書である Rothman の "*Modern Epidemiology*" から抜き書きしたものです．同義語がいくつか並べられています．わが国では本項で述べた発生割合と同じ意味で累積罹患率（cumulative incidence rate）を使っている教科書が多いようですが，累積罹患率には全く別の定義（図 8-7 の式 7 の右辺）もあります．またリスク（risk）と表現している教科書もあります．Rothman は，発生割合（incidence proportion）は集団に適用する用語であるのに対し，リスク（risk）は個人に当てはめる用語であるとしています．本書はこの考えに従って記述しています．発生割合は疫学的に測定できてもリスクは測定できず，したがって incidence proportion の結果をもって risk の推定値としているのです．医師と患者の間で，患者の病態について予後予測する会話が聞かれます．患者が知りたいのは自分がどうなるかの risk なのですが，医師が答えられるのは incidence proportion です．average risk を伝えることはできても，患者が知りたい個人の risk には答えようがありません．

ところで，リスク（risk）は望ましくない結果を引き起こす確率を表す非専門用語としても日常的に汎用もされています．したがって，リスクがどの意味で用いられているかは文脈から判断することになります．

なお（1 − 発生割合）を，観察イベントが死亡の場合は生存割合（survival proportion），罹患の場合は無病生存割合（disease-free survival proportion）と呼びます．

3 罹患率と死亡率（incidence rate of morbidity and mortality）

罹患率と死亡率を求めるには人時法を理解する必要があります．最初にその方法

を説明します.

1. 人時（person-time）の計算

たとえば1人を9年間観察した場合，1人×9年＝9人年（person-years）観察したと表現します．9人の集団で各人をそれぞれ1年観察した場合も9人×1年＝9人年となり，5人の集団で3人を2年間，1人を2年，残り1人を1年間観察した場合も3人×2年＋1人×2年＋1人×1年＝9人年となります．もちろん，切りのよい数値である必要はなく，7人を各2.4年，4人を各3.2年観察した集団の人年は7人×2.4年＋4人×3.2年＝29.6人年となります.

慢性疾患のような場合は，観察開始から発症まで年単位かかるのが通常なので単位としては人年が適切でしょう．しかし，インフルエンザなどの急性感染症が流行し始めた場合は週単位が，食中毒発生の場合は日単位が，災害などの場合は時間単位が観察単位としてはより適切であり，人週（person-weeks），人日（person-days），人時（person-hours）と表現することになります．こうした計算方法を総称的に人時法（person-time method）と呼んでいます.

注意すべきは，ここでの観察期間はat riskの期間，すなわち対象疾患に罹患する可能性がある状態の期間であることです．すでに対象疾患に罹患している人はat riskではないので，それ以外の疾患の観察人年になりえても，対象疾患の人年計算に含めてはいけません．同じ意味で，対象疾患発症後の人年はat riskではありませんし，転居などで追跡不能となれば，それ以降は罹患の有無も確認しようがないので追跡不能になった時点までの期間がat riskです.

もう1つ注意すべきは，あまり意識しませんが，それぞれの観察単位は互いに独立している，つまり1人年，1人日に発生する事象の発生確率は前年（日）までの人年（日）に影響されないとしている点です．ただ，等しく9人年といっても70歳の1人を9年追跡する場合と，70歳の9人を1年間追跡する場合では，たとえば心筋梗塞の発生確率は等しくないでしょう．また，同一人物の70歳と79歳でも等しくありません．こうしたことは年齢要因を分析に取り込むことによって，確率論でいう1人年，1人日の独立性が保たれます.

2. 罹患率（incidence rate）の求め方

人時法をもとにして，図8-4の仮想集団における調査対象としている疾患の罹患率を求めてみましょう．調査期間として設定した2012年1月1日から2016年12月31日までのいずれかの間に，ある化学物質取り扱い作業工程で勤務していたAからJまでの計10人の健康状況を図に示したものです．当該作業工程に配置換えになった時期は様々で，健康であった者が取り扱い化学物質が原因と思われる対象疾患に罹患（●印の時点）して，有病状態（→）が続き，その疾患で死亡に至ったりしていることを描いています．転居もあり動的集団（図7-3）です．Jは配置前からたまたま対象疾患に罹患しているという想定です．この仮想例では，転入や転出

8-4

罹患率（incidence rate）

$$\text{罹患率} = \frac{\text{調査期間中の対象疾患の新規発生人数}（X）}{\text{調査期間中の at risk の人年の合計}（Y）} = X/Y \cdots\cdots 式3$$

$$\text{死亡率} = \frac{\text{調査期間中の対象疾患による死亡数}（X）}{\text{調査期間中の at risk の人年の合計}（Y）} = X/Y \cdots\cdots 式4$$

		人年	
		罹患率用	死亡率用
A	死亡	0.5	1.5
B	生存	2.5	2.5
C	死亡（他死因）	3.0	3.0
D	生存	1.5	5.0
E	死亡	1.5	2.5
F	生存	5.0	5.0
G	死亡	3.5	4.5
H	生存	3.5	3.5
I	生存	1.0	2.5
J	転居	0.0	4.0
		22.0	34.0

2012年（開始）　2013年　2014年　2015年　2016年　2016年末（終了）

の時期, さらには罹患時期, 死亡時期について西暦何年かはわかっていますが, 何月何日かまでは不明と仮定しています. 実際にそういうことはよくあります. 発生割合（図 8-2）の場合と違って観察開始時期は不揃いで, したがって横軸は経過年数でなく西暦のままであることにも注意してください.

　罹患率は式 3 で求めます. 分子である X は調査期間中の新規罹患者であることに注意しなければなりません. つまり, 配置転換時すでに発症していた J は除くため, A, D, E, G, I の 5 人が分子に相当します. 一方, 分母には前述の人年が登場します. 人年は at risk が前提条件になっているので, J はすでに発症しているため分母の対象にはなりえません. 同じ意味で, 発症後の人年も数えることはありません. A は 2012 年の後半で発症しているように描いていますが, 正確な月日はわからないという前提でした. このような場合, 0.5 年観察したとして人年を計算します. すなわち, A の罹患率用の人年は 0.5 人年となります. B は 2014 年初めに配置転換で転入してきていますが同様に月までわからないのでこの年の分は 0.5 人年と数え, あとは丸 1 年そして丸 1 年の合計 2.5 人年, たとえば F と H は調査期間中発症していないので, 前者は丸々 5.0 年, 後者は 0.5＋1＋1＋1＝3.5 人年と計算します. そのほか, 同様な考え方で人年を求めると, この仮想例では 22.0 人年になり, 罹患率は 5 人/22.0 人年＝0.23/ 年となります. ここで罹患率には単位があることに注目してください.「/ 年」という時間の単位です.「0.23 パー年」とか「1 年当たり 0.23」と読みます.

　ところで, 月日が不明な場合に観察期間を 0.5 年とみなすのは, 罹患や死亡, 転

❸ 罹患率と死亡率（incidence rate of morbidity and mortality）　111

入や転居が1年を通してランダムに発生していると仮定しているからです．そう不自然な仮定ではありません．1月1日に罹患する人もあれば12月31日に罹患する人もいるので，平均すれば0.5年のat riskの期間があるはずという確率論の考え方に基づいています．このことから2つのことが指摘できます．①1年の間にたとえば転入と罹患のように2つの事象が発生した場合のat riskは0.5×0.5＝0.25人年と計算する，②0.5は確率論に基づくものであるから，仮に10月12日に発症などと月日が判明していれば，0.5人年とするよりも（9＋12/31）/12＝0.78人年あるいは284/365＝0.78人年と計算するのが適切ということです．

3. 死亡率（death rate または mortality rate）の求め方

死亡率も同様にして求めます．式4がその計算式で，罹患率の式3と罹患か死亡の表現上の違いはあっても本質的な違いはありません．ただ，at riskは死亡するまでの期間ということになりますから，たとえばAは1＋0.5＝1.5人年，Hは0.5＋1＋1＋1＝3.5人年，そしてJは罹患率のときには0人年と数えていますが，死亡についてはat riskなので0.5＋1＋1＋1＋0.5＝4.0人年と数えます．対象としている死因以外で死亡したCは，分母の観察人年には含めますが，分子に含めてはいけません．これらの結果，死亡率は3人/34.0人年＝0.09/年となります．100人の集団であれば，1年で9人が死亡することを意味します．罹患率と死亡率の違いはイベントが新規罹患か死亡かの違いだけで，この意味で死亡率を罹患率に含めて表現している場合も多くあります．文脈から罹患か死亡かを読み取ることになります．incidenceも同様にmorbidityかmortalityかを文脈から判断します．

「死亡率は千人対10人」といった表現がしばしばみられますが，疫学の死亡率の定義からすると厳密には「年間死亡率は千人対10人」あるいは「0.001/年」というように，時間の単位の明示が必須であることを強調しておきます．なぜなら，死亡率が0.001/年あるいは0.001/月の疾患が千人の集団で発生したとして，0.001/年は1年に1人を意味しますが，0.001/月は1か月で1人，年間12人（正確には10.95人．毎月の当初生存数が前月人口×1/1,000ずつ減少しているため）ということになります．つまり，時間の単位がなければ0.001は意味のない数値なのです．罹患率も同様で，したがって罹患率・死亡率は罹患・死亡の発生速度を表現する疫学指標ということになります．その値は0以上で，上限は論理的には無限大です．少し奇妙な感じがするかもしれませんが，たとえば2/秒の罹患率の病気があったとします．2/秒＝120/分＝7,200/時間＝172,800/日というように，時間の単位の取り方によって罹患率はいくらでも大きくなるからです．

4 3つの疫学指標の使い分け

これで重要な3つの疫学指標の概念と求め方を紹介したことになります．ごく簡

8-5

用いる疫学指標は？

Q1　ある年度に入学した113人の学生を追跡した結果，15人が途中で退学か留年し，6人が卒業試験に失敗し卒業できなかった．医学科6年間で現役卒業できなかった確率の疫学指標には □□□□ がよい．

Q2　今後1年間の高血圧初診患者（外来日はまちまち）に，順次6か月間新規降圧薬を服用してもらう計画を立てている．予定した観察期間中に何らかの理由で服薬を中断する確率の疫学指標には，脱落者が0と仮定すれば □□□□ がよい．

Q3　過去1年間に閉塞性動脈硬化症の治療のために放射線科でステント留置した人が，再び閉塞する確率の疫学指標には □□□□ がよい．

Q4　過去5年間に受診した40代前半の妊婦2千人が，ダウン症候群の児を出生する確率の疫学指標には □□□□ がよい．

Q5　今後3か月間に急性心筋梗塞（AMI）で救命救急センターに搬送された人が，AMIを再発して死亡する確率の疫学指標には □□□□ がよい．

Q6　病院職員を対象にアンケート調査を一斉実施し，採血時の手袋着用の有無の回答を得たが，その疫学指標には □□□□ がよい．

単に要約すると「有病割合は，××時点で，いくらいくらである」，「発生割合は，××年間で，いくらいくらである」，「罹患率は，1年当たり，いくらいくらである」と表現できます．いくつか具体例をあげてその理解を深めることにします．図8-5をみてください．どれも仮想例ですが，3つの疫学指標のうちいずれが使えるか，より適切かを考えてみましょう．

Q1は，入学時の同級生を6年間追跡した結果を数値化しようと考えています．したがって，ある特定時期の断面を表わす有病割合はなじみません．入学式に観察が一斉に始まって，卒業時までの6年間に退学か留年か卒業延期する確率を求めたいので発生割合がよいということになります．

Q2は，理由の如何を問わず服薬中断の発生を観察対象としています．脱落者が0で，中断するかしないかの二者択一，言い換えるとcompeting riskのない状況下での，6か月という限られた期間中の発生の可能性を求めているので，疫学指標としては発生割合が適切ということになります．ただ，Q1の場合は観察開始日が全員同じであったのに対し，この質問では各々で異なりますが本質的な違いではありません．

Q3は罹患率が正解です．再閉塞する可能性は患者の病態によって違うはずです．ある患者は留置して半年くらい，ある患者は10か月くらいで再閉塞し，ある人は1年たっても再閉塞はないというようにです．また，来院しなくなってしまう人もいることでしょう．過去1年間と書いてあるので，あたかも全員を1年間観察したように誤解してしまいそうですが，実は，患者一人ひとりによって観察期間が違うため人年法で評価します．

4　3つの疫学指標の使い分け　113

Q4は意外と難しいかも知れませんが，有病割合が正解です．ダウン症候群で重症の場合，流産したり死産したりします．この点で，出生したダウン症候群の子供はそれらを免れた児たちであって，出生児数＝発症者数ではありません．つまり，一定期間内に発生する対象イベント全ての把握を前提とする発生割合と罹患率は適しません．一方で2千人の出産日はまちまちですが，出産日という点では2千人のある一時点を観察していることになり，有病割合が適切です．

　Q5は死亡率が正解です．罹患率も広義の意味では死亡率も含むので正解です．心筋梗塞の再発を検討しているため，Q3と同様に分母となる観察期間は初回発症後からの期間を人年法で数えることになります．

　Q6は，観察対象が罹患とか死亡ではないため，一瞬戸惑いがあるかもしれません．要因を調べているものです．アンケート調査時という一時点における予防行為の実践割合ですから有病割合が正解です．実際には着用割合と表現することになります．

5　3つの疫学指標の関係

1. 罹患率と有病割合の関係

　調査期間を通じて罹患率と有病期間にほとんど変化がなく，有病割合が小さければ（0.1程度まで），有病割合と罹患率の間に図8-6に示す式5の関係が近似的に成立することが知られています．水槽に注がれる単位時間当たりの水量が罹患率，水槽にたまった水量（prevalence pool）の水槽に占める割合が有病割合，そして水槽にたまった水の深さが有病期間に相当します．

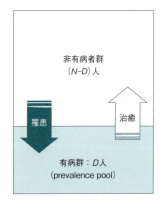

8-6　罹患率と有病割合の関係

有病割合 ≒ 罹患率 × 平均有病期間　……… 式5

全体が N 人の集団（水槽）で，罹患人数と治癒人数が等しく，死亡は N 人に比べ無視できるほど少ないと仮定し，D 人のprevalence poolがある状態と想定する．なお，罹患率を IR，罹患してから治癒するまでの平均有病期間を L，有病割合を P とする．ただし，$P < 0.1$．

Δt の期間の罹患数 $= (N-D) \times IR \times \Delta t$ ……… ①
Δt の期間の治癒数 $= D/L \times \Delta t$ ……… ②

仮定から，
　$(N-D) \times IR \times \Delta t = D/L \times \Delta t$ ……… ③

展開すると，
　$IR \times L = D/(N-D)$
　　　　$= (D/N)/[(N-D)/N] = P/(1-P)$ ……… ④
　　　　$≒ P$

有病割合と罹患率は既存の公的統計などを調べるとわかることが多いので，式5は平均有病期間≒有病割合/罹患率と変形して，有病期間の平均値を推定するのに役立ちます．結核登録者情報調査年報によれば，わが国の2014年の結核の罹患率は13.9×10^{-5}/年，年末時登録患者数は42,299人で同年の人口で割って求めた有病割合は33.3×10^{-5}になることから，結核の平均有病期間は$(33.3 \times 10^{-5})/(13.9 \times 10^{-5}$/年$) = 2.40$年と推定されます．

2. 罹患率と発生割合の関係

発生割合と罹患率は図8-7の式6で示された近似式（exponential decay）の関係にあることが知られています．そしてその近似式は数学的に式7に置き換えることが可能です．ただし前提条件があります．式6の近似は罹患率が0.1/年未満，式7の近似はΣ（Δ罹患率×Δ観察年数）が0.1未満程度であることが条件になっています．実は，累積罹患率を式2（図8-2）と定義する教科書も多いですが，式7とする教科書も少なくありません．

発生割合は，すでに述べたように脱落者も新規参入者もなく，competing risk もないことを前提に求める疫学指標です．しかし，10年や20年を超えるような長い観察期間の疫学研究ではこうした前提条件はありえないので，カプラン・マイヤー法（図16-19）を用いればよいのですが，それができない場合，期間別罹患率から推定できるというのがこの式6や式7のねらいです．これらの式は，年齢階級別の罹患率がわかっている統計資料がある場合の発生割合の推定にも活用できます．その好例は5歳年齢階級別のがんの罹患率などです．

わが国の男性の全がんの5歳年齢階級別罹患率（対10万人）は，がん登録の高精

8-7

罹患率と発生割合との関係

発生割合≒$1 - \exp[-\Sigma(\Delta 罹患率 \times \Delta 観察年数)]$ …… 式6
　　　　≒$\Sigma(\Delta 罹患率 \times \Delta 観察年数)$ ……………… 式7

式7の右辺を累積罹患率（cumulative Incidence rate）と定義している教科書も少なくない．この値が0.1程度未満なら式6と式7の値の近似は悪くないとされている．Δ罹患率が0.002（下図左）なら50年近く，0.01（下図右）なら10年前後が0.1程度未満に相当．ただし，Δは観察期間中の罹患率が一定とみなせる期間を意味する．

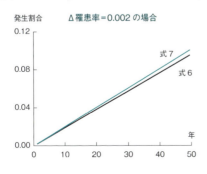
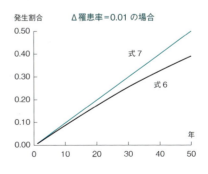

度地域での最近の結果によれば，30〜34歳で53.6，35〜39歳で72.5，40〜44歳で113.2，45〜49歳で209.6です．これらの数値をもとに，式7を用いて現在30歳の10万人が18年後の48歳になるまでにいずれかのがんに罹患する確率，すなわち発生割合は53.6×5＋72.5×5＋113.2×5＋209.6×3＝1825.3（対10万人）となるので0.018，100人に約2人と推定できます．

3. 稀少疾病の仮定（rare disease assumption または rarity assumption）

式5や式6，式7の近似式は，有病割合が0.1までであることや，罹患率が0.1/年未満，累積罹患率（発生割合）が0.1未満という仮定を置いています．オッズ比と発生割合比の近似（図12-2）などについても同様の前提を置きます．こうした前提を rare disease assumption と呼びますが，近似値の信頼性を保つためのものです．多くの疾患の発生割合や罹患率は十分に小さく，こうした仮定が成立します．

Rothman のニワトリと卵　　　column 7

　率（rate）の定義の理解を促すために Rothman（参考文献15の46頁）はクイズを出している．原文は "If a chicken and one half lay an egg and one half in a day and half, how many eggs one chicken lay in 1 day?" で，「1.5羽のニワトリが1.5日で1.5個の卵を産むとしたら，1羽のニワトリは1日当たり卵をいくつ産むことになるか？」という産卵率のクイズである．1.5羽や1.5個などありえないが，定義に従って率は計算できる．分子は調査期間中の新規アウトカムの件数であるから1.5個，分母は観察期間中の person-time なので1.5羽×1.5日，したがって産卵率は1.5個／（1.5羽×1.5日）＝1/1.5（個／羽・日）となる．1日当たり2/3個である．産卵率と違って対象がヒトである罹患率の場合，分子分母の単位はともに人なので／日，／年などと時間の単位だけが残る．

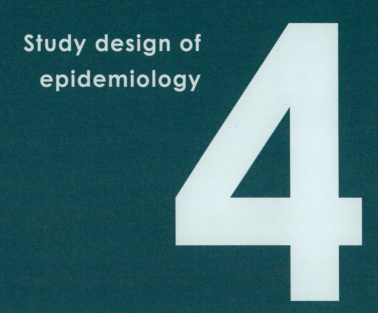

第4部
疫学の研究デザイン

- 第 9 章　記述的疫学研究
- 第 10 章　生態学的研究と横断研究
- 第 11 章　コホート研究
- 第 12 章　症例対照研究
- 第 13 章　疫学指標（2）
- 第 14 章　実験的疫学研究
- 第 15 章　システマティックレビュー

第9章 記述的疫学研究

　記述的疫学研究は，集団レベルの情報に基づく研究と，個人レベルの情報に基づく研究に分けられます．前者は記述研究で，集団におけるアウトカムの疫学像を時・場所・人の観点から明らかにすることを基本的な目的としています．国内の公的統計（20頁）やWHOによる国際的な各種統計，時には研究者が計画して収集した固有のデータを用います．後者はさらに症例報告と複数の症例報告の積み重ねである症例シリーズ研究に分けられます．

わが国の疫学研究から ⑩

Ohasama study：家庭測定血圧の基準値を提案したコホート研究

　家庭測定血圧値の基本情報を得る目的で1987年に開始された横断研究であったが，その後，循環器疾患を主なアウトカムとするコホート研究に発展した，岩手県花巻市大迫（おおはさま）町住民を対象とした疫学研究である．Imaiらは，3年かけて大迫町の一地区の住民2,248人のうち7歳以上の全員に，起床後1時間以内に自宅で自らの血圧（家庭血圧：HBP）を貸与した自動血圧計（オシロメトリック法）を用いて指示通りに4週間連続測定し記録することを求めた（*J Hypertens* 1993；11：1441-1449）．その結果，測定開始後3日間の平均値のHBPの分布の95%ileは134/83 mmHgであったこと，健診時随時血圧（CBP）も得られた871人のCBPが正常血圧であった者のHBPの平均値はCBPに比べ収縮期で約5 mmHg，拡張期で1.6 mmHg低かったことを明らかにした．一方，コホート研究として，大迫町の3地区でHBPが得られた40歳以上の1,913人を平均5.0年追跡し，この間に死亡した141人のベースライン健診時のHBP別の総死亡に関するハザード比をもとに，家庭測定血圧値の高血圧の基準値として137/84 mmHgを提案している（*Am J Hypertens* 1997；10：409-418）．これらの成果は，日本高血圧学会の高血圧治療ガイドライン2004と，2003年の欧州高血圧学会/欧州心臓病学会による高血圧治療ガイドラインの家庭測定血圧の基準値135/85 mmHgの設定に生かされた．Ohasama studyの24時間自由行動下血圧（ABP）の研究もよく知られ（*Hypertens Res* 1996；19：207-212），HBPとともにOhasama studyを特徴づけている，2010年頃までの状況はhttp://www.t-mbp.com/research/Ohasama.html（2019年1月31日現在）で確認できる．

1 記述研究

記述研究には，図序-2 に示した主要死因の推移のように単純に実態を表現しようとしたものから，研究者が探索的に検討したものまで幅広くあります．用いるデータも既存の公的統計から研究者自身で収集した情報まで，これもまた幅広くあります．最初にデータ記述のための着眼項目を紹介し，続いて項目別に具体例をいくつか紹介します．誰も着想していなかった観点で図表が描けたとき，新しい仮説因子の提唱につながるかもしれません．そこまでではなかったとしても，アウトカムに関する新しい疫学像を付け加えることができます．

1．記述のための着眼項目

疫学像の記述には大きく3つの着眼項目（図 9-1）があります．時は，世紀単位（たとえば縄文時代から現在に至るまでの人口推移）から時間単位（爆発事故の死亡状況）まで幅広い観察単位がありますが，アウトカムの発生速度で単位を決めることになります．単調増加か単調減少か，ピークをもつのか，周期性が認められるのか，季節性があるのかなども記述します．場所は，国単位の国際比較，都道府県単位の国内比較，市町村単位の県内比較などの行政区分だけでなく，医療圏や都市部，農村部といった地域特性，さらには緯度，高度，東西南北といった自然環境に基づく比較もあります．時と場所の記述は集積性（clustering）の有無が重要です．時間的にも地域的にも集積性が認められる場合には仮説因子として感染性因子を強く疑わせます．そして3つ目の着眼項目である人については，生物学的要因のみならず，その人が置かれているあるいは置かれてきた社会を反映する社会経済因子に注目した記述もアウトカムの理解に役立ちます．

2．時に関する事例

図 9-2A は，月を観察単位とした事例です．わが国の人口動態統計をもとに，あ

9-1

疫学像記述のための着眼項目

時（time）	世紀，年，季節，月，週，日，時，分，秒等
場所（place）	国，都道府県，市町村，町丁字，医療圏，保健所管轄，都市，農村，山村，緯度，経度，高度，東西南北等
人（person）	a．生物学的因子 　先天的要因：人種，性，年齢，両親の年齢，出生順位，遺伝，家族歴等 　後天的要因：免疫，既往歴，栄養，発育，体格，性格等 b．社会経済因子 　経済状態，教育水準，職業，医療環境，居住地域，婚姻状態，宗教，生活習慣等

る年の全死因と主要死因の月別死亡率を描いたものです．全死亡は年間を通して一定ではなく，6月と7月を底にした浅いU字状であることがわかります．多少の変動はあるにしても，この年だけの現象ではないことを確認しています．がん死亡が一定であるのに対し，主として心疾患，そして肺炎と脳血管障害による死亡が冬期に多いためで，冬期に上昇する血圧や流行する呼吸器感染症が背景にあることを示唆する結果です．

図9-2Bに日を観察単位とした事例を示します．ロンドンでコレラが大流行した1854年，対策を担当したJohn Snowが原因と推定した共同井戸があった，ブロードストリート周辺地域のコレラ患者の死亡数の推移です．当時は共同井戸が飲用水源として利用されていましたが，Snowはコレラ患者が発生した家一軒一軒を地図に印し（図9-4A），それら患者の家々が集中する地域の中心にある共同井戸を原因と推定して使用禁止とし，流行を終息させたとされています．後日，その共同井戸にはすぐ近くの初発患者の家のトイレのし尿が流れ込んでいたことが証明されました．1854年8月30日を過ぎた頃から急激に流行して9月1日にピークを迎え，比較的速やかに終息したことが示されています．Snowの使用禁止措置は9月8日とされているので自然減少の時期に入っていた可能性は否定できませんが，流行は終息しました．発症曲線は見事な一峰性（point source epidemic curve）の流行曲線を示しています．

図9-2Cは，時間を観察単位とした事例です．わが国の施設別時刻別の出生数の状況を人口動態統計をもとに，病院は1998年の約65万件，助産所は標本数の関係で1981年から1998年までの合計約37万件について描いたものです．助産所は6時台に頂点，19時台に底値をもつ比較的きれいな二相性曲線に一致した分布で，ヒトが固有にもつ生体リズムに沿って自然分娩が行われていることが推定できます．一方，病院のピークは13時台から14時台にかけてで，その前後はなだらかな曲線を示しているものの残りの時間帯は同じような件数で，分娩誘発剤を用いた計画的出産が行われていることを示唆します．

図9-2Dは，チェルノブイリ原発事故後の小児甲状腺がんの罹患率の推移を示しています．年齢層によって発生状況が異なっていますが，0〜14歳は原発事故4年目の1990年から増加が始まり，1996年にピークをもつ一峰性の分布であることが示されています．前述のコレラの流行と同じパターンです．こうした一峰性流行曲線は原因がある一時点で作用したことを示す発症曲線で，逆に原因不明の疾病の発症について一峰性の流行曲線が得られた場合，原因は一時点に作用していると推測できます．日単位ではなく年単位でもありうることに要注意です．

3. 場所に関する事例

図9-3は，国立がん研究センターが公表している2011年の肝がんの都道府県別罹患状況です．都道府県で人口構成が異なるため標準化罹患比（SIR）で示されて

9-2

A わが国の主要死因別・月別死亡率

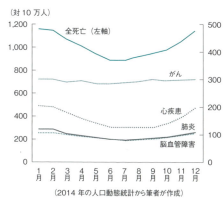

(2014年の人口動態統計から筆者が作成)

B ロンドン・ブロードストリート周辺地域のコレラ死亡数の推移

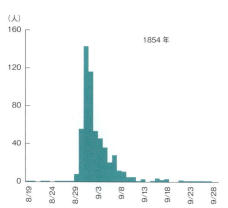

C わが国の施設別時刻別出生数

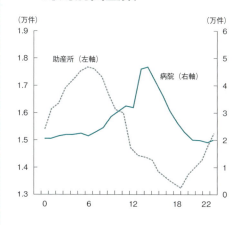

D チェルノブイリ事故後のベラルーシ地区の小児甲状腺がん年次罹患率

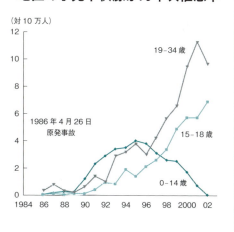

いますが，山梨県と近畿以西（南九州を除く）が他の都道府県よりも明らかに高いことが一見してわかります．統計学的な検定をすれば集積性が証明されるはずです．このように，場所に関する検討では，白地図上に情報を落として（がんマップなどと呼ぶ）視覚的に疾病分布を俯瞰する方法がよく用いられます．この例は都道府県単位ですが，得られるデータに対応して，世界地図の国単位でも県地図の市町村単

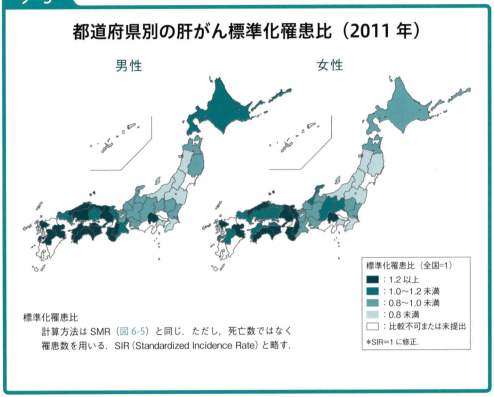

9-3 都道府県別の肝がん標準化罹患比（2011年）

標準化罹患比
　計算方法はSMR（図6-5）と同じ．ただし，死亡数ではなく罹患数を用いる．SIR（Standardized Incidence Rate）と略す．

標準化罹患比（全国=1）
■ : 1.2 以上
■ : 1.0〜1.2 未満
■ : 0.8〜1.0 未満
□ : 0.8 未満
□ : 比較不可または未提出
*SIR=1 に修正．

位でも問題ありません．ただ，行政区分に医学的な妥当性の裏づけがないことや，面積の大小に印象が影響されるなどの問題点があります．メッシュ法や地理情報システム（geographic information system：GIS）を用いた方法も試みられています．

　図9-4Aは，前述の1854年のブロードストリート周辺地区で発生したコレラ患者の家を一点一軒で示したおそらく疫学史上最も有名な図です．John Snowの偉大な業績です．共同井戸はいくつかありましたが，コレラ患者の家はブロードストリートの共同井戸（●印）を中心に集中しています．等距離線外での発生はほとんどありません．

　図9-4Bは，兵庫県尼崎市にあった石綿高圧管製造工場の1961年の航空写真に，その周辺地域で2000年代前半に多発した中皮腫の死亡者の居住地に死亡数を書き入れたものです．工場敷地中央から半径約150 mの地域です．中皮腫は年間10万人当たりたかだか1人の死亡率という稀な疾患であることから，10年間に男女合わせて10人超の観察死亡数は期待死亡数を大幅に上回っており，疫学的に地域的な集積性があると判断できます．この工場ではかつて水道管製造に多量のアスベスト（青石綿）が18年間使用されていましたが，アスベストと中皮腫は特異性の高い関係にあるため，工場から飛散したアスベストが周辺環境を汚染し，40年超の潜伏期間を経て当時の近隣住民に中皮腫を発生させたと推定できます．

9-4

A Snowが作成したコレラ患者居住地マップ
(1854年, ロンドン・ブロードストリート周辺地区)

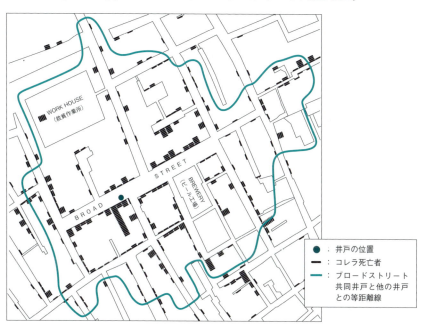

● : 井戸の位置
― : コレラ死亡者
― : ブロードストリート共同井戸と他の井戸との等距離線

B 旧石綿工場近隣住民にみられた中皮腫の発生

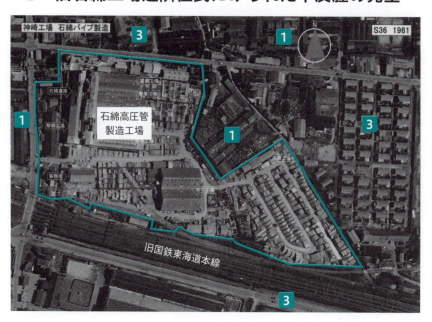

4. 人に関する事例

　図9-5A は，がん登録情報をもとに大腸を結腸と直腸に分けて，男性の5歳年齢階級別の罹患率を描いたものですが，年齢との関係が両者で異なることがわかります．結腸と直腸を大腸と一括して扱うことには問題がありそうです．実際，両者のがんの危険因子には違いがあります．

　図9-5B は性・年齢別に糖尿病の有病割合を比較したものです．男性が女性よりも高く，男女とも年齢が高い群で有病割合が高いことがわかります．こうした性・年齢別検討は疾患の基本的な疫学像の記述として大切な着眼項目ですが，あくまで横断的な記述で，出生コホート（同じ年生れの集団）を観察しなければ，現在70歳以上の人たちはもともと30代でも高い値であった可能性が否定できないことに注意する必要があります．その意味で，この図だけから年齢が高くなるにつれて有病割合は上昇しているという表現は適切ではありません．

　図9-5C はその出生コホートの例です．少し古い資料ですが，米国の肺がん死亡率です．たとえば1949〜1950年（一番上の破線）の年齢別死亡率は65歳前後がピークで，高齢側では死亡率が減少しているようにみえます．しかし，こうした破線は出生年が違う集団の断面をつなげただけであって，年齢に伴う変化は同一出生集団を追跡しなければわかりません．そのための集団が出生コホートであって，出生コホート（実線）でみるといずれも年齢とともに肺がんの死亡率は上昇を続け，同年齢比較ではより後年生まれのほうが一貫して高い死亡率を示していることがわかります．言い換えると，肺がんの危険因子は後年代ほどより広範にあるいはより強く作用し続けていることがうかがわれます．

　図9-5D は生物学的な，しかも先天的な因子の例として示したものです．ダウン症候群児の出生割合は出生順位ではなく母親の年齢に依存していることがわかります．30代で高く，40代ではさらに高く千に対して8という割合です．父親の年齢とは関係がないことが確認されているため，精子側ではなく卵子側の問題です．卵子は生下時に揃っていて成長とともに順次排卵されます．受胎までの期間が長くなるほど卵子の突然変異率は高くなるため，染色体21のトリソミーをもつダウン症候群児の出生割合が増えることになります．

　図9-5E は社会経済因子の一例です．ここでのアウトカムは疾病ではなく婚姻状態ですが，年収が大きく影響していることが示されています．わが国の例です．また，たとえば教育歴が認知機能や高齢者のうつの危険因子であることが指摘されていて，こうした社会経済因子の対策を進める学問領域として社会疫学が発展してきています．

9-5

A 大腸がんの部位別 5歳年齢階級別罹患率

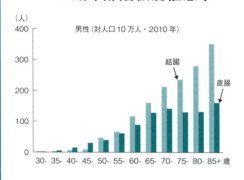

B 糖尿病の性・年齢別 有病割合

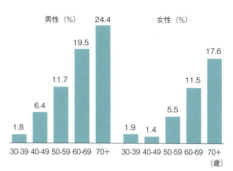

C 出生年別にみた肺がん死亡率（米国白人男性）

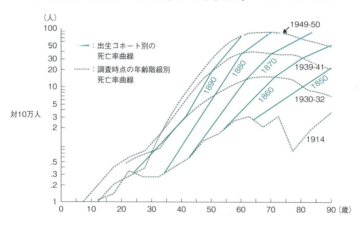

D 出生順位と母親の年齢別にみた 出生児のダウン症候群児の割合

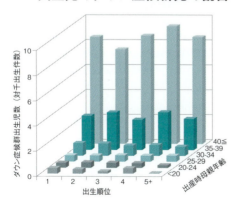

E 年収別未婚率 （男性35〜44歳・就労者）

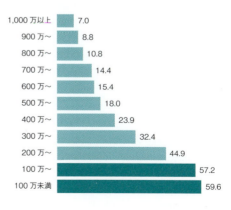

2 症例報告

症例報告（case report）とは，症例についての症候，経過，所見，原因，治療，転帰などを記述した医学論文のことです．稀な症例，予想もしていなかった疾病の組み合わせや原因を示唆する所見が報告の動機となり，医学の進歩に貴重な役割を果たしてきています．その役割は5つほどに整理できます．①疾病の病像の記述と考察，②新しい疾患の発見，③発症関連因子の糸口提示，④薬剤などの予想外の効果や副作用の速報的報告，⑤臨床医のための教材です．症例報告は数的にはたかだか2例程度のものを指していますが，疫学的な観点からは，①と②は記述的疫学研究，③は仮説因子の提唱ということになります．

事例2 は，血栓塞栓症と経口避妊薬（OC）の関連性を指摘することになった世界で初めての症例報告（1961年）で，子宮内膜症の治療に女性ホルモンの合剤（商品名 Enavid）を使用した40歳の女性が肺梗塞を発症したというものです．これが契機となり，第一世代の OC が導入されて間もない頃で使用者が急増しつつあった時代背景も手伝って，症例対照研究や前向きコホート研究が相次いで実施され，凝固促進作用のあるエストロゲンの含有量の高い OC が血栓塞栓症の有意な危険因子であることが判明しました．事例3 は，ギラン・バレー症候群（GBS）とカンピロバクター・ジェジュニの関連を指摘した症例報告です．5,000人の水系感染症後に集団発生した16例の GBS 事例から腸管感染症の関与が示唆された先行論文があったことが報告の背景にあります．カンピロバクターが発見されて間もない1982

事例 2, 3

症例報告の事例

事例2 Pulmonary embolism

The case is reported of a 40-year-old nurse treated with Enavid (norethynodrel plus ethinyl estradiol 3-methyl ether) for control of endometriosis. The drug induced nausea and vomiting that could not be controlled by antiemetics. 10 days after discontinuation of treatment pleurisy developed. X-ray and electrocardiograph revealed bilateral pulmonary embolism with infarction. The patient slowly improved, and by 3 months post-treatment the X-ray and ECG had returned to normal. Because of this dangerous potential side effect, caution should be taken in the use of this drug. （以下略）

事例3 Guillain-Barré syndrome associated with *Campylobacter* infection

The term "acute infective polyneuritis" supposes an infective agent as its cause, though this has rarely been confirmed. A preceding gastrointestinal illness has been noted in 10-20% of cases, but again an infective agent has rarely been isolated. We report a case of Guillain-Barre syndrome which occurred after a gastrointestinal illness associated with *Campylobacter* in the stools and a raised serum antibody titre to *Campylobacter*. （以下略）

年の報告で，糞便培養に成功したことに加え血清中和抗体価の上昇も確認し，感染の確定診断をしたところに大きな価値があります．感染後の GBS の発症確率は 1/1,000 程度であることがその後の研究で明らかにされています．

　実はこうした仮説提唱にまでつながった症例報告はさほど多くありません．偶然性の排除が難しいためです．

3 症例シリーズ研究

　症例シリーズ研究（症例集積研究：case series study）とは，同様な症例を複数（多くは 10 例単位）収集し，その疫学像の記述と，時には仮説因子の提唱を試みる研究手法です．前述の症例報告と違い，偶然の可能性は急速に低くなり，結果の信頼性は勢い高いものとなります．症例シリーズ研究の事例をいくつか紹介します．

　事例4 は，川崎病（Kawasaki disease）です．日本赤十字社中央病院（当時）の小児科医であった川崎富作氏が 1961 年の第一症例から 1966 年末までの 50 例に基づき，「頸部淋巴腺腫脹，両側眼球結膜充血，口唇の乾燥，発赤，糜爛，皸裂，口腔粘膜の瀰漫性充血および指趾先の爪皮膚移行部よりの膜様落屑を特徴とする，主として乳幼児にみられる」，「どの疾患にも属さない症候群としての可能性」と報告した疾患です．その後，発症 1〜3 週間後に 10〜20% の割合で冠動脈瘤が発見されることがわかり，乳児の突然死の原因となる小児の重要疾患と位置づけられました．原因は依然として不明です．事例5 は，サリドマイドの症例シリーズです．

事例 4, 5

事例4 指趾の特異的落屑を伴う小児の急性熱性皮膚粘膜淋巴腺症候群（自験例 50 例の臨床的観察）

Ⅰ. 緒言
・・・（略）・・・　この特徴的な落屑に注目し，本症候群を猩紅熱に似て非なる落屑性疾患，即ち"猩紅熱性落屑症候群について"と題して，昭和 37 年 10 月第 61 回千葉地方会に本症の 7 例について報告した．その後症例を重ねるに従い，その眼症状，皮膚症状及び粘膜症状から，・・・（略）・・・，昭和 39 年 10 月第 15 回東日本，第 9 回中部日本連合小児科学会（於松本）に於いて，"眼皮膚粘膜症候群の 20 症例"と題して，第 2 回目の報告を行った．然し乍ら，その後所謂眼皮膚粘膜症候群（M.C.O.S と略す）に関する従来の報告を仔細に検討した結果，我々の症候群が，今までに報告されて来た，M.C.O.S. のどの Type にも一致しない，1 つの Clinical Entity をなすものではなかろうかと考えられるに至つた．故に，我々の経験した 50 例について，臨床的分析，検査所見を記すと共に，文献的考察を行い，ここに報告して諸賢の御批判を乞う次第である．

事例5 サリドマイドと先天異常

Sir,- Dr. McBride (Dec. 16) describes congenital abnormalities in babies delivered of women who have taken thalidomide. I have seen 52 malformed infants whose mother had taken 'Contergan' in early pregnancy, and I understand that contergan is a synonym of thalidomide（略）Since I discussed the possible etiological role of contergan (thalidomide) in human malformations at a conference on Nov 18, 1961, I have received letters from many places in the German Federal Republic, as well as from Belgium, England, and Sweden, reporting 115 additional cases in which this drug was thought to be the cause.（略）It is usually possible to infer from the type of the abnormalities alone whether contergan has been taken.（略）I venture the estimate that at least 2000, possibly more than 3000, 'contergan' babies have been born in Western Germany since 1995.

事例6

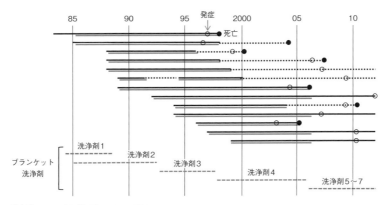

オフセット印刷工の胆管がん

洗浄剤1：ホワイトガソリン＋1,1,1-TCE
洗浄剤2：1,2-DCP（50〜60％），DCM（15〜25％），1,1,1-TCE（15〜25％）
洗浄剤3：1,2-DCP（40〜50％），DCM（40〜50％），ミネラルスピリッツ（1〜10％）
洗浄剤4：1,2-DCP

黒色の実線は就労中，破線は退職していることを示す．
胆管がんは病理診断に基づく．全員が1,2-DCPに7〜17年間曝露し，初回曝露から7〜20年後に発症している．

当初，睡眠導入剤として使用されていたサリドマイドが制吐作用をもつことがわかり，つわり止めに用いられるようになってサリドマイド児が多発しました．ハンブルグ大学の小児科医Lenzは，収集した特徴的な先天性形態異常の事例の臨床像を明確にするとともに，その母親全員がサリドマイドを服用していたことを指摘しています．

事例6の症例シリーズ研究は，筆者も共著者となったオフセット印刷工にみられた胆管がんの報告です．退職者を含めた従業員100人前後中15人超が胆管がんを発生していました．作業工程で使用していた洗浄剤は時期により異なっていましたが，どの時期の洗浄剤にも1,2-DCPという有機溶剤のみが含まれていたことが判明した事例です．産業保健の分野では，期間的にも場所的にも限られていて集積が気づかれやすいことから，症例シリーズ研究として仮説因子が浮上し確定された事例が多くあります．石綿曝露と中皮腫，塩化ビニルモノマーと肝血管肉腫，2-ブロモプロパンと生殖障害などです．

症例シリーズ研究による仮説提唱は，たかだか2例の症例報告とは異なり説得力がありますが，対照群がないため偶然の可能性は否定できないことに注意を要します．

第10章 生態学的研究と横断研究

　生態学的研究は集団レベルの，横断研究は個人レベルの情報を分析対象とする点で，両者の研究手法には本質的な違いがあります．しかし一方で研究デザイン上，因果関係については言及できないといった類似点もあります．また，対象者を地域属性で複数群に分類し地域名を冠して平均値などで群間比較がしてあると，横断研究を生態学的研究に見間違うこともあります．その逆の場合もあります．

　本章では，この2つの研究デザインを取り上げます．

わが国の疫学研究から⓫

JACC study：がんと生活習慣のコホート研究

　名古屋大学予防医学講座の教授であった青木國雄の呼びかけで1988年に開始されたコホート研究である．正式呼称は the Japan Collaborative Cohort study for evaluation of cancer risk sponsored by Monbusho で，文部科学省科学研究費大規模コホート研究とも呼ばれる．高度経済成長期，とりわけ1970年代に入ってからの急速な生活習慣の変化は，対象者が1925年以前生まれであってしかも1981年に終了していた Hirayama study（64頁）に代わるコホート研究の登場を求めていた．青木は，稀でないがんであってもその関連因子の疫学的検討には100万人年の観察，すなわち10万人を少なくとも10年間追跡する必要があると見積り，財源として文部省の研究助成を取りつけ，全国的な多施設共同研究組織を立ち上げた（*J Epidemiol* 1996；6：S107-113）．24研究機関・45地域からの参加があり，1988年から1990年にかけて各地で実施されたベースライン健診を受診した40〜79歳の男性46,465人と女性64,327人が追跡対象となった．全員共通の質問紙に基づく生活習慣調査，約3.9万人分の採血と血清凍結保存，そして追跡開始後5年目には31地域で生活習慣の変化に注目した約5万人を対象にした中間調査があった．人口動態統計の目的外使用承認を得て死亡小票による死因と，24地域では地域がん登録や主要病院への照会などによりがんの罹患情報を収集しながら（*J Epidemiol* 2001；11：145-150）現在に至っている．ほぼ全部位のがんについての分析に加え，循環器疾患に関する疫学研究も進められている．詳細は https://publichealth.med.hokudai.ac.jp/jacc/index.html（2019年1月31日現在）に掲載されている．

1 生態学的研究

　生態学的研究（ecological study）は，典型的には国や都道府県，市町村などの集団レベルの情報に基づく地域間比較です．地域相関研究（correlational study）とも呼ばれるのはそのためです．

　具体例をあげてみます．図10-1は24か国の男性の結果で，尿中Na排泄量を説明変数として横軸に，胃がんの年齢調整死亡率を目的変数として縦軸にとって描かれた散布図です．両者の関係は，外れ値にみえる韓国の結果を含めても0.70と強い正の相関を示し，Na排泄量すなわち塩分摂取量が多い国では胃がん死亡率が高いことがみてとれます．わが国は塩分摂取量に比べ胃がん死亡率が高目の印象があります．

　ところで，この図の尿中Na排泄量は，その国の代表標本とみなした人たちの平均値です．すなわち，1986〜1987年に実施されたINTERSALT研究（32か国52センター，20〜59歳の男女計10,079人を対象にした尿中Na排泄量と血圧に関する疫学研究）では，1センター当たり約200人の参加者の中から無作為抽出した約半数の人たちの尿中Na排泄量が測定されていましたが，その平均値です．一方，胃がんの死亡率としてはWHOの資料に公表されていた，INTERSALT研究の参加国中24か国における1986〜1988年の45〜74歳の，ヨーロッパ標準人口を基準にした年齢調整死亡率が引用されています．したがって，図10-1は32か国ではなく24か国の結果となり，横軸は1か国約100人の尿中Na排泄量の平均値，これに対する縦軸はその人たちの死亡率ではなく国全体の，しかも年齢層も一部異なる死亡率です．もともと別々の資料を国名で連結させ図を描いていることになります．

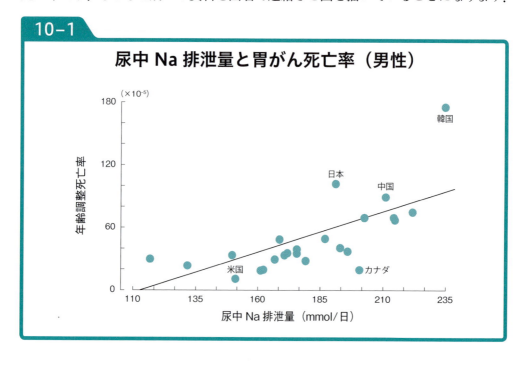

図10-1

INTERSALT 研究自体は大変な労力を費やした国際共同研究ですが，その結果と WHO の公表資料を活用し，研究チームは研究に時間も経費も労力もそれほどかけずに，塩分摂取量（正確には尿中 Na 排泄量）が胃がんの危険因子ではないかという興味深い仮説の提唱に成功しています．研究者の 2 つの発想，すなわち仮説因子に関するひらめきと，それを証明しうる既存資料の発見と活用が生態学的研究の醍醐味です．実際，様々なアウトカムについて多くの仮説因子が提唱されてきました．しかし，生態学的研究の結果を評価する際には留意点があります．

1 つは生態学的錯誤（誤謬）と呼ばれる現象の存在です．説明しやすいように単純化してみます（図 10-2）．人口わずか各 10 人の 5 地域の平均尿中 Na 排泄量は 1，2，3，4，5，そして対応する胃がん死亡率（$\times 10^{-5}$）は 1，2，3，4，5 であったとします．いずれも集団レベルの情報ですが，両者は正の傾きをもった相関係数 1.0 の関係になります．しかし，個人レベルで考えると，図のように尿中 Na 排泄量が多い人と胃がんで死亡している人が同一人物の場合と，全く別人である場合の両極端が想定できます．因果関係ありの判断は前者の直接相関のときであって，後者は単に見かけ上の相関（間接相関）にすぎず，生態学的錯誤です．集団レベルの情報，すなわち生態学研究で認められた関連が個人レベルの情報でも必ず認められるわけではないことに常に注意する必要があります．もう 1 つの留意点は，交絡因子を制御できないことです．集団レベルの情報を取り込み，その限りの調整は可能ですが，個人レベルの調整は全くできません．つまり，調整できなかった交絡因子が真の原因である可能性があります．

10-2

生態学的錯誤（ecological fallacy）

地域	平均尿中 Na 排泄量	胃がん 死亡率	直接相関	間接相関
A	1	1		
B	2	2	（略）	
C	3	3		
D	4	4	（略）	
E	5	5		

（仮想データ）

◪：排泄量が多く胃がん死　◩：排泄量が多いが胃がんでない

◱：排泄量が少なく胃がん死　□：排泄量が少なく胃がんでもない

2 横断研究

横断研究（cross-sectional study）は個人レベルのデータを研究対象とし，ある一時点（多くは調査時点）における仮説因子とアウトカムの情報に基づき，その両者の関連を検証する研究デザインです．新規罹患ではなく一時点の有病の有無に注目していることから，有病研究（prevalence study）とも呼ばれます．

図 10-3 は，寝室の夜間平均照度と，肥満（BMI＞25）および糖尿病の有無の関係をみた結果です．調査協力の得られた対象者 528 人の自宅のベッドサイドに 2 日間連続設置した 1 分間隔のメモリー式照度計で得られた睡眠中の平均照度を 3 ルクス（豆電球程度の明るさ）以上 / 未満で 2 群に分類しています．BMI は訪問時に測定した身長と体重，糖尿病はその日の空腹時血糖と HbA1c などの結果に基づき判定しています．研究チームは「夜間の光曝露がメラトニン分泌を抑制し代謝に影響する」という仮説を立てていることから，光曝露が仮説因子であり，肥満と糖尿病がアウトカムです．横断研究ではこのように仮説因子とアウトカムに関する個人レベルの情報を同時に測定します．同時測定であるため両者の時間的な関係が不明で，こちらを仮説因子あちらをアウトカムと研究者が想定していても，それが真実である保証はないことに注意しなければなりません．

ところで，横断研究の結果は有病オッズ比（図 13-2）で評価できます．図 10-3 では肥満群が 1.70 と 1 よりも有意に大きい値が得られています．研究チームは光曝露を仮説因子と想定していることから，式 1÷式 2 で有病オッズ比を求めたこと

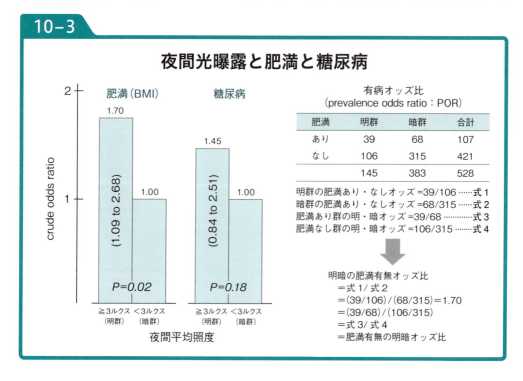

図 10-3 夜間光曝露と肥満と糖尿病

でしょう．しかし，時間的にどちらが先行しているかは不明であるため式3÷式4もありうるわけですが，展開すると式1÷式2と等しいことがわかります．結局のところ，時間的な関係がいずれであっても数学的には同じ値になります．

横断研究ではもう1つ注意しなければならないことがあります．それはアウトカムの有病期間が長くなれば，それによる影響を仮説因子が受けている可能性です．たとえば，慢性気管支炎と喫煙の関連を横断研究で試みれば，持続する咳や痰のために禁煙あるいは減煙してしまっている人がいるはずです．そのような場合は有病オッズ比が過小評価される可能性に注意しなければなりません．逆に，治療関連因子の有病オッズ比は過大評価されてしまう危険性があります．

3 生態学的研究と横断研究の比較

図10-4に2つの研究の特徴を要約しました．横断研究は個人レベルの情報に基づく分析なので生態学的錯誤という現象はなく，研究精度は相対的に高いといえます．しかし，仮説因子とアウトカムを同時に測定するため両者の関連の時間性（temporality）が不明で，生態学的研究と同様に仮説の提唱に留まります．前章の症例報告や症例シリーズ研究に比べると，生態学的研究と横断研究は比較群または対照群の設定が可能な分析的手法といえます．しかし，仮説を検証するためには，個人レベルの情報に基づき，かつ関連の時間性がより明確な後述のコホート研究，症例対照研究，さらには実験的疫学研究が必要です．であれば，初めからそうした

10-4

生態学的研究と横断研究の比較

	生態学的研究	横断研究
性格	・集団レベルの情報に基づいた分析． ・仮説因子とアウトカムの情報源の時期は必ずしも一致しない．	・個人レベルの情報に基づいた分析． ・仮説因子とアウトカムに関する情報は同一時点の情報．
情報源	・しばしば公的統計が活用できる．	・研究者自身によるデータ収集が基本．
強み	・仮説因子の提唱が可能． ・公的統計があれば時間，経費，労力は少なくてすむ． ・特性が大きく異なる集団間の比較がしやすい．	・仮説因子の提唱が可能． ・コホート研究や症例対照研究に比べると時間も経費も労力も明らかに少なくてすむ． ・反復調査することで傾向がわかる．
弱み	・仮説因子とアウトカムの時間性が不明． ・生態学的錯誤の可能性がある． ・交絡因子の制御ができない． ・有意な相関がないからといって関連がないとは断定できない．	・仮説因子とアウトカムの時間性が不明． ・対象者が有病者であるため仮説因子が危険因子か防御因子かが不明．
疫学指標	・主に相関係数．	・主に有病オッズ比（図13-2）．

研究デザインを組めばよいのではと思わないでもありませんが，それらにかかる時間，経費，労力はきわめて大きいため，様々な因子を比較的網羅的に検討でき，かつ研究者の負担が相対的に小さい生態学的研究や横断研究で仮説因子の可能性や確からしさを検討することが，研究の順序としては合理的といえます．

4 仮説因子の着想

前章と本章で仮説因子の提唱について触れましたが，MacMahon（参考文献 12 の 67-69 頁）は仮説因子の着想手法を紹介しています．研究者なら誰しも自然と身につけている手法ですが，類型化しているところに意味があります．

1. 相違法（difference）

アウトカムの発生状況が異なる環境下で有意に違っていて，かつ一方の環境下では多く観察されるが他方では観察されない因子を仮説因子と着想します．たとえば，がん死亡が全米平均に比べて明らかに低い集団の 1 つにモルモン教徒の集団があり，防御因子仮説として words of wisdom の教え（喫煙，飲酒，コーヒーなどの禁止，よい健康習慣の維持等）を着想する手法です．

2. 一致法（agreement）

相違法とは逆で，アウトカムを発生している集団に共通して認められる因子を仮説因子として着想する手法です．たとえば白血病の仮説因子として，その発生が知られている放射線科医，強直性脊椎炎のために放射線治療を受けた患者，さらには広島や長崎の原爆被爆者に共通して一致して観察される因子，すなわち一定レベル以上の放射線被曝を着想します．

3. 同時変化（concomitant variation）

前二者と違って，アウトカムも想定する仮説因子もともに連続量である場合の手法です．たとえば，冠動脈疾患の年齢調整死亡率の年次推移と，摂取量の年次推移が同様な変化を示す動物性脂肪や P/S 比などの栄養素をみつけ，それらを仮説因子として着想する手法です．

4. 類似法（analogy）

アウトカムの発生状況が，原因がよく知られている既知疾患の発生状況と類似していると，同様な原因が作用していると着想する手法です．たとえば，アフリカ大陸でのバーキットリンパ腫の地理的発生分布が，マラリアや黄熱の発生分布と類似していることから仮説因子として媒介動物の存在を着想します．

第11章 コホート研究

コホート（cohort）とは，もともとは300〜600人程度の兵士から編成された古代ローマ時代の歩兵隊のことで，転じて同一地域，同じ職場，同様な生活習慣など共通の属性をもつ集団を指す意味でも使われるようになりました．結核が大流行していた20世紀前半にFrost（Johns Hopkins大学公衆衛生学部疫学教授）が発表した論文（*Am J Hyg* 1939；30：91-96）のなかで，結核死亡率の推移を検討した出生年次別集団をコホートと呼んだのがコホート研究（cohort study）という呼称の始まりとされています．コーホートと訳しているテキストもありますが，日本疫学会の疫学辞典ではコホートです．症例対照研究（第12章）と双璧をなす仮説検証のための研究デザインです．

わが国の疫学研究から ⑫

JPHC study：保健所を基盤にした多目的コホート研究

正式呼称はJapan Public Health Center-based prospective studyで，一般に多目的コホート研究と呼ばれている．1981年に終了したHirayama studyと同じく，全国の保健所を基盤とした，国立がん研究センターが推進する大規模コホート研究である（*J Epidemiol* 2001；11：S3-7）．cohort I（1990年開始）の1都4県5保健所管内の40〜69歳の住民約6万人と，cohort II（1993年開始）の1府5県6保健所管内の40〜59歳の住民約8万人を対象としたもので，参加者合計約11万人の生活習慣に関する自記式調査票と，そのうちの約4.9万人からは血液の，約4.8万人からは健診データの提供を受けて，5，10，15年目と追跡を続けている．異動は住民票，死因は保健所が管理する死亡小票で確認し，一部については疾病登録や特別に企画した調査を通じて罹患情報や介護認定情報も得ている．その結果，2015年までに3万2千人の死因に加えて，がん2万5千件，脳卒中7千件，心筋梗塞1,300件の罹患，そのほか糖尿病，眼疾患，うつ・認知症，歯科疾患などと多様なアウトカムを把握し（日医雑誌2018；147：1848-1852），これらアウトカムと生活習慣に関するわが国固有のエビデンスをもとに，国立がん研究センターによる一次予防対策を種々提言している．たとえば，HPに公開されている「日本人のためのがん予防法」がある．またそれらエビデンスは，がん対策推進基本計画や健康日本21などの国の保健政策推進のための根拠資料としても活用されている．JPHC studyの詳細はhttps://epi.ncc.go.jp/jphc/（2019年1月31日現在）で閲覧できる．ゲノムコホートを想定した次世代多目的コホート研究（JPHC-NEXT）も2011年に立ち上げられた．

1 コホート研究の研究デザイン

コホート研究は，ある共通の属性をもつ集団すなわちコホートを設定して，追跡し，研究者が想定する仮説因子の曝露群と非曝露群の間でアウトカムの新規発生状況を比較して，仮説因子が有意な危険因子か防御因子かそれとも有意でないのかを検証する手法です．

研究デザインは図 11-1 のように，追跡の開始点によって 2 種類に分けられます．前向き（prospective）コホート研究とは追跡が現在から未来に向かうデザイン，歴史的（historical）コホート研究とは過去の一時点から任意の時点（多くは現在）まで，つまり過去からみた未来に向かうデザインです．単にコホート研究というときには通常前者を指しています．前向きと対比させるために，後者を後ろ向きまたは時に回顧的（retrospective）コホート研究と表現することもありますが，誤解を与える語感であるため本書では歴史的コホート研究と呼ぶことにします．追跡期間は研究目的やアウトカムの発生状況，コホートの規模などによって様々で，20 年，30 年，さらにもっと長期に及ぶことも珍しくありません．

コホートの設定方法は図に示す 2 つの方法があります．1 つは単一コホートを設定する方法です．長期にわたって追跡することを想定すれば，注目している仮説因子だけでなく可能なかぎり様々な曝露因子の情報もベースライン健診（141 頁）時に収集し，アウトカムも広く把握していくことになります．そしてアウトカムに対応した仮説因子ごとに単一コホートを群別し直して比較します．もう 1 つは，追跡開始当初から特定の仮説因子に注目した曝露群と非曝露群を設定する方法です．前者は前向きコホート研究で，後者は歴史的コホート研究でよく用いられます．

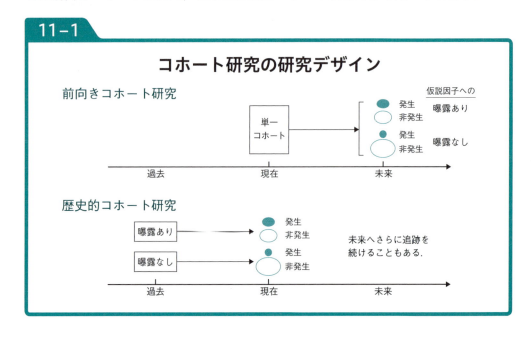

図 11-1 コホート研究の研究デザイン

2　2つのコホート研究事例

前向きコホート研究と歴史的コホート研究の事例を通じて，まずはコホート研究の全体像を把握しましょう．

1. 前向きコホート研究の事例：フラミンガム研究（Framingham Heart Study）

事例7 をみてください．米国マサチューセッツ州のボストン郊外にある，人口2.8万人の町フラミンガムで1950年の春に開始された研究です．当初は20年計画でしたが，第一世代から子の世代，孫の世代へと参加者をつなぎながら現在も続けられている，循環器疾患に関する世界で最も古く最も有名な前向きコホート研究です．この研究から危険因子という概念や，ロジスティック回帰分析を応用した新しい解析手法が生まれました．いまでは常識となっている，高血圧や高コレステロール血症などが冠動脈心疾患（CHD）の独立した危険因子であることを数多くの論文で明らかにし，米国のCHDと脳卒中の減少に寄与したのみならず，国際的にも大きな影響を与えました．疫学の独創性と重要性を医学界に認識させた金字塔的研究です．

同町の30歳から62歳の全住民から無作為抽出された6,507人のうち研究参加に同意した4,469人と，自ら応募してきた740人の計5,209人を対象にベースライン健診（141頁）が実施され，アウトカムとするCHDの罹患が判明した82人を除く5,127人がコホートとして設定されました．初回の調査項目は，既往歴，身体計測，生活習慣歴，血圧，心電図，血清総コレステロール，血糖，ヘモグロビン，社

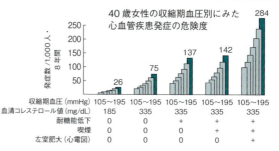

事例7　フラミンガム研究

背景	米国内での心筋梗塞など冠動脈疾患の急速な増加．
目的	冠動脈心疾患（CHD：coronary heart disease）発症に関する11の仮説因子の検証．
研究デザイン	前向きコホート研究（当初計画では20年）．
対象者	マサチューセッツ州フラミンガムに在住する30歳から62歳の住民．
アウトカム	CHD．具体的には心筋梗塞，狭心症，冠動脈疾患を示唆する状況下の突然死．
疫学指標	発生割合比，罹患率比．
主な結果	高血圧・高コレステロール血症，喫煙，肥満，糖尿病，低い身体活動量などはCHDの独立した危険因子であった．

対象者の内訳

	男性	女性	計
無作為標本	3,074	3,033	6,507
回答者	2,024	2,445	4,469
自発的応募者	312	428	740
回答者うちCHDなし	1,975	2,418	4,393
ボランティアうちCHDなし	307	427	734
CHDなし計	2,282	2,845	5,127

会経済的指標などの 80 項目で，血清も凍結保存されました．アウトカムとした 3 つの病態の新規発生は本研究専用の同町内クリニックでの 2 年に一度の追跡健診で，そして死因は収集した剖検所見，地域医療機関の診療録，死亡診断書などで確認しています．

2. 歴史的コホート研究の事例：新潟県中条町砒素汚染コホート研究

事例8 を示します．かつて砒素による井戸水汚染のあった新潟県内のある地区の住民に，肺がんなど複数のがんが多発していることを明らかにした歴史的コホート研究です．発端は，白斑，黒皮症，角化症を主訴に新潟大学皮膚科を受診した 11 歳の男児が慢性砒素中毒と診断された 1959 年に遡ります．その患家の近くにあった三硫化砒素（As_2S_3）を主原料とする石黄製造工場が汚染源と断定され，伏流水を通じて工場廃液で汚染された井戸水を飲用していた地区住民 467 人中 383 人が新潟大学の検診を受診するに至ります．その結果，97 人が砒素中毒に特徴的な皮膚所見を有し，88 人が色素沈着・肝腫大・汎血球減少を基準とする慢性砒素中毒症と診断されました．その後，年月を経るなかで同地区で肺がん死亡者が多いとの話が広まり，発端から 33 年目に，残されていた当時の複数の名簿に基づき，1959 年からは未来である調査時点の 1992 年に向かって，地区住民 467 人を対象とした死因に関する追跡調査（追跡率 97.2%）が行われました．実際には，訪問調査などで死亡者を確認し，遺族の同意を得て死亡診断書を入手するという方法でした．飲用していた井戸水中の砒素濃度 1.0 ppm 以上群で約 16 倍の肺がん死亡の有意な上昇が認められ，加えて例数は少ないものの尿路系がん，肝がん，子宮がんの SMR も有意に 1 を超えていることが明らかになりました．死因確定は死亡診断書に基づいてい

事例 8

新潟県中条町砒素汚染コホート

背景	かつて，井戸水の飲用で 88 人の砒素中毒患者が発生した新潟県北蒲原郡（現胎内市）中条町の旧並木町地区で，肺がんの死亡者が多いのではないかという情報が関係者の知るところとなった．
目的	砒素の経口摂取で肺がんなどの死亡リスクが上昇するかの検証．
研究デザイン	歴史的コホート研究．
対象者	1959 年当時，砒素で汚染されていた井戸水を飲水として利用していた地の住民 467 人．
アウトカム	1959 年から調査開始直前の 1992 年までの死亡者の死因．
疫学指標	標準化死亡比（SMR）．
主な結果	1.0 ppm 以上群で肺がん，尿路系がんなどの SMR が有意に高かった．

砒素濃度（ppm）	<0.05	0.05-0.99	≧1.0	合計
死因（人数）	(254)	(76)	(113)	(443)
全死因（105）	0.87	1.08	<u>1.58</u>	1.05
全がん（34）	0.78	1.30	<u>3.63</u>	<u>1.48</u>
肺（9）	0.00	2.33	<u>15.69</u>	<u>3.66</u>
尿路系（3）	0.00	0.00	<u>31.18</u>	<u>6.27</u>
肝（2）	0.00	0.00	<u>7.17</u>	1.52
子宮（2）	0.00	0.00	<u>13.47</u>	3.04
結腸（2）	2.98	0.00	0.00	1.89

当時飲用していた井戸水中の砒素濃度（ppm）別の 33 年間の死因解析．（ ）内は人数．小数の値は SMR で，下線は 95% 信頼区間の下限値が 1 を上回っていることを示す．基準集団は性別 5 歳年齢階級別暦年別新潟県人口．

ますが，診療情報の提供を求め診断根拠（病理組織診断等）も確認しています．

3 コホートの確立

1. 対象集団の設定

コホート研究の成否に決定的に重要なのが対象集団の設定です．対象集団はいくつかに類型化できます（図 11-2）．

対象集団に市区町村や町丁字，保健所管轄地区や医療圏などの行政区域で区切られた地域住民を設定する方法は，地理的な区画として認識しやすいこと，人口構成などの基本的な保健統計が入手しやすいこと，行政機関の協力があれば地域住民組織も含めて実施体制が整いやすいことなどの大きな長所があります．またこの方法によるコホートは，様々な仮説因子を様々な程度にもつ人々が入り混じった一般代表性の高いコホートであることに加え，背景因子の差が小さい内部比較対照群をコホート内に設定することも期待できます．

職能団体を対象集団に設定し，その構成員を研究対象者として募集する方法もよくあります．1951 年に開始された British Doctors Study（図 11-6）はその代表例です．喫煙習慣と肺がんを含めた悪性腫瘍との関連を世界で初めて示した前向きコホート研究として有名ですが，当時の英国医師会員約 6 万人を対象に喫煙歴に関する自記式調査票を郵送し，返答のあった男性会員約 3.4 万人と女性会員 0.6 万人の死因を長期にわたって追跡しています．1970 年代後半に開始された米国の Nurses' Health Study（NHS）も同じく職能団体の構成員を対象者にしたもので，看護師団

11–2

対象集団の設定

種類	具体例
行政区域	行政執行のために分割された地域の住民 たとえばフラミンガム研究（事例 7）．わが国では Hisayama Study（35 頁）や Hirayama study（64 頁）などが代表例．
職能団体	医師会，看護協会，栄養士会などの会員
会員団体	学校の同窓会，自治体や企業の従業員，老人会や自治会，運動クラブ，労働組合，宗教団体などの会員や信者
特定仮説因子の曝露集団	特定の環境汚染があった地域の住民 たとえば，事例 8 の中条町の砒素汚染，農薬工場爆発事故でダイオキシン類を曝露したイタリア・セベソ地区の住民，チェルノブイリ原発事故による放射能汚染地区の住民． 特定の職業性因子の曝露集団の労働者 たとえば，アスベスト取り扱い工場，砒素鉱山，ベンジン等の染料使用工場などの労働者． 特定の微生物の感染者 たとえば，風疹に罹患した妊婦や，O157 に汚染された食物の摂食者など．
その他	献血の登録者，生命保険の被保険者など

体が協力しています。当初は約24万人を対象に経口避妊薬の長期影響を検討目的としたものでしたが、現行のNHS IIIは対象年齢を引き下げて、生活習慣や職歴などと疾病一般との関連へと研究目的を拡大しています。医療関係の職能団体の構成員は一般に健康問題への関心が高いため脱落が少なく、専門的知識を背景とした回答の信頼性も高いことなどが利点としてあげられます。

学校の同窓会員、自治体や企業の従業員、宗教団体の信者、運動クラブや老人会の会員、労働組合の組合員など、ある共通項をもった団体の会員を対象集団に設定することも一般的に行われています。Harvard Alumni Health Study（図4-1）や、米国ユタ州のモルモン教徒を対象とした研究が有名です。会員団体の合意が得られれば会員は協力的で追跡も容易であり、アウトカムとする疾患情報も時に入手しやすいという利点があります。

しかし、職能団体や会員団体の構成員は行政区域の地域を基盤とした一般集団に比べて健康意識や生活習慣、社会経済因子などが偏っている可能性が高く、結果の一般化には慎重な態度が求められます。

これらに対して、検証したい仮説因子が一般集団に稀な割合にしか存在しないような場合、その仮説因子の保有割合が高い特別な集団を意識的に対象に選定することが行われます。放射線曝露とがんの関連を評価しようと考えたとき、そもそも被曝している人の割合が一般集団では0に近いため、たとえば原子力プラントの労働者や医療機関の放射線技師など被曝量が高いと思われる人たちをコホートに設定することを考えます。あるいは、砒素汚染があったような環境汚染地域に居住していた住民（事例8）やアスベストのように特定の職業性有害因子の曝露労働者、特定の感染症が流行した地域の住民なども対象となりえます。ただ、こうした事例は何らかの関連を疑わせる疾患がすでに発生していることが研究動機となるため、歴史的コホート研究として実施される傾向にあります。そのときの課題は当該仮説因子に曝露した人たちの名簿が存在するかどうかです。存在したとしても不完全な名簿であったり、追跡のための住所情報などが残されていなければ実施できません。

たとえば以上のような集団を対象に、研究目的と研究遂行能力に応じて、全数あるいはフラミンガム研究（事例7）のように無作為抽出で対象者を募集します。しかし、現実的には自発的な協力者が大多数を占めたり、協力の得やすさのため最初から応募法で協力者を募ってコホートを構成することもしばしばです。British Doctors Studyは応募法です。協力の得やすいことが最大の利点ですが、自発的であるために偏った集団であることを常に意識しておく必要があります。応募者は一般的に健康意識の高い人たちであるため、仮説因子への曝露状況の偏りがアウトカムとの関連を不明瞭にしたり、思わぬ交絡因子が関係している可能性があったりします。

2. ベースライン健診（調査）

　研究対象者が決定すれば，大きくは2つの目的でベースライン（研究開始時）健診を行います．

　1つの目的は仮説因子も含めた様々な情報の収集です．性や年齢などの基本属性はもちろん，交絡因子に関する情報も収集します．しかも前向きコホート研究の場合，観察対象のアウトカムも通常複数なので，それぞれに対応した仮説因子と交絡因子があります．こうした多くの情報の収集を自記式調査票を用いた郵送調査だけで行うのか面接調査を加えるのか，現病歴や処方内容の情報提供をかかりつけ医に求めるのか，自分たちで身体計測や生理機能検査，血液検査を行うのか，遺伝子検査や新しいバイオマーカーの測定のために血清を凍結保存するのか，画像診断は必要かなどを，研究としての新規性，対象者に与える負担とそのことによる参加率の低下や，研究チームのマンパワー，見込まれる必要経費などと比較考量して決定しなければなりません．フラミンガム研究（事例7）では専用クリニックで日数をかけて5,209人から当初80項目に関する情報を得ています．一方，British Doctors Study では高い回答率を期待して，喫煙習慣に関する質問を中心に意識的に短い自記式調査を郵送法で行い，約4万人の情報を入手しています．計画的に情報収集できる前向きコホート研究に比べ，歴史的コホート研究は過去に遡って仮説因子の情報を収集するため精度が劣ります（図11-3）．血液や尿，毛髪などの生体試料が保存されていることは稀ですし，本人が死亡している場合は，代表的な生活習慣である喫煙習慣ひとつとっても確認は容易ではありません．

　もう1つの目的は，新規発生を観察しようとするアウトカムに関する罹患（既往と

11-3

歴史的コホート研究の仮説因子情報

職業性の曝露指標の場合

	入手	精度
生物学的モニタリング	難	高
断面的生体試料		
個人サンプラー		
作業環境気中濃度		
従事年数		
職種・職歴	易	低

情報の質と量が前向きコホート研究に比べ格段に劣る．有害性が認識されていれば，血中濃度や作業環境中濃度を測定したりしているが，問題になった時点では，過去のそうした測定は義務づけられていないことがほとんどである．せいぜい従事年数がわかる程度である．喫煙習慣などの交絡因子に関する情報の精度もよくない．

現病）の確認です．罹患者はコホートから除外しなければなりません．つまり at risk の人たちのみを追跡対象とします．しかし，潜伏期間にある者は発見できないため，at risk に誤分類される可能性は常にあります．一方で複数のアウトカムを設定するのが通常なため，あるアウトカムに罹患していたとしても他のアウトカムの分析からも直ちに除外するというわけではないのでコホートに含めることはありえます．

3. 不応答者（non-response）

　ベースライン健診に応諾しなかった者を，理由の如何を問わず不応答者と呼びます．応募法でないかぎり，ベースライン健診の対象者は研究者がいわば勝手に設定した人たちにすぎないため，不応答者が発生するのは当たり前です．一般に，追跡が始まってからの脱落者である追跡不能例（lost to follow-up）よりも多く発生し，フラミンガム研究（ 事例7 ）でも British Doctors Study でも 1/3 がベースライン調査に不応答です．追跡不能例はベースライン健診を受けているため仮説因子も含めて基本的な情報は入手できているのに対し，不応答者の場合は調査開始前の脱落者であるため，性，年齢程度の情報しか入手できていないでしょう．したがって，結果の一般化の論議にあたっては，必要に応じて別途調査をする場合があります．British Doctors Study では少人数の不応答者を対象とした郵送調査を行い，不応答者のほうが高度喫煙者の割合が高かったことなどを確認しています．

4 追跡

1. アウトカムの把握と仮説因子の情報更新

　代表的なアウトカムである死因の把握には，まず死亡の発生自体を研究者が把握しなくてはなりません．いくつかの方法はすでに述べた通り（38 頁）ですが，本人または遺族の同意を前提に死亡先の医療機関に対する診療情報開示請求で死亡診断書の複写を得る方法も考えられます．

　死因情報に比べると，新規罹患情報の把握の方法は限られています．自記式調査票を用いた定期的な郵送調査が考えられます．QOL や主観的な睡眠の質評価などの本人自身の評価に依存するアウトカムの把握には，妥当性が確立されている質問紙［たとえば SF-36 や PSQI など（63 頁）］を使うことができます．また，骨折や白内障などのように，よく知られた病態で鑑別対象がほとんどないアウトカムについては，自記式調査票でも信頼性の高い回答が期待できます．しかし，心筋梗塞や脳卒中，がんなどのように重症度に幅があり，鑑別すべき疾患が多く，診断の質も医療機関でばらつくアウトカムのような場合，自記式による回答は信頼性が乏しいため，主治医への問い合わせも念頭に置いた追跡体制を整えておく必要があります．一方，研究チームが定期的に追跡健診を実施して新規罹患情報を得る場合には，信頼性は保たれる半面，労力と時間と経費がかかります．フラミンガム研究の

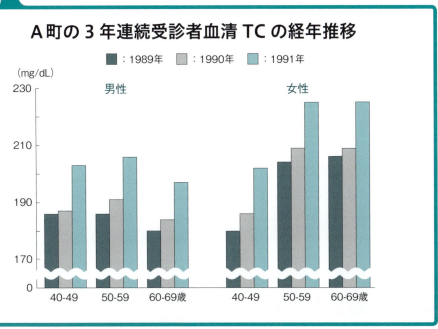

ように専用クリニックがある場合は医療機器も備わっているので健診項目の選択肢も増えますが，地域の公民館などが会場となる場合は自ずと限られてしまいます．また，健診による追跡では対象者が「顔なじみ」となり，研究者が仮説因子への曝露状況を知っていると，アウトカムの評価に観察者バイアスなどがかかる可能性があるため，研究者と評価者は別々にするなどの工夫も必要となります．

仮説因子に関する新しい情報も追跡時に同時に入手するようにします．

追跡時に注意すべきことは，図 11-4 のような精度管理の問題です．ある町の住民健診を 3 年連続受けた人たちの血清総コレステロール値（TC）の平均値の推移ですが，3 年目が不自然に高くなっていることがわかります．理由は検査センターを変更したためでした．測定原理は同じで第三者機関の精度管理も受けていたといいますが，現実にはこうした問題が発生したりします．血液検査はもちろん，測定方法，機器，診断基準，質問文や選択肢など，至る所に精度管理の問題が隠れています．

2. 追跡不能例（lost to follow-up）

追跡が長期になるほど様々な理由で追跡不能例が増え，参加者の減少によるバイアス（attrition bias）が生じます．追跡不能例を少なくするために，参加者への直接的な利益還元を大きくすることや密な間隔で定期連絡（ニューズレターの郵送等）をするなど，参加者の関心を維持する工夫が求められます．

標本数が大きくとも追跡率が 60〜70% を下回ると，信頼に足る結果ではないと一般的に考えられています．また，80% を超える追跡率であっても，追跡不能例に偏りが生じていないことの確認は重要です．偏りの有無は，アウトカムとの関係が

既知の危険因子や防御因子に関するベースライン値があれば，それらの値とアウトカムとの関係を検討することで推定できる場合もあります．

5 関連の強さの指標

　コホート研究で仮説因子とアウトカムの関連の強さを示す疫学指標には2種類あります．閉鎖集団の場合に用いる発生割合比と，動的集団の場合に用いる罹患率比です．

1. 発生割合比（incidence proportion ratio）

　発生割合比の一般式は図 11-5 の式 1 で表現されます．仮説因子の非曝露群の発生割合（$P_0 = c/N_0$）を基準にしたとき，曝露群の発生割合（$P_1 = a/N_1$）は何倍高いかという相対比 P_1/P_0 です．フラミンガム研究（事例7）の結果でみてみましょう．実際には追跡不能例や他疾患で死亡したりする例が発生していると思われますが，無視できる少なさだったのか原論文ではベースライン健診時の人数をもとにした6年間の発生割合が示されています（図 11-5）．男性 40 ～ 59 歳の 1,227 人の追跡開始後6年間の，アウトカムとした冠動脈疾患の新規発生者数は 72 人であったため，6年間の発生割合は $72/1{,}227 = 58.7 \times 10^{-3}$ で，仮説因子とした高血圧，高コレステロール，左室肥大のいずれもなかった 811 人の6年間の冠動脈疾患発生割合（$P_0 = 29/811$）を基準にしたとき，ベースライン健診時に高血圧があった者の発生割合比は $(17/186)/(29/811) = (91.4 \times 10^{-3})/(35.8 \times 10^{-3}) = 2.6$ でした．つまり，高血圧を有している群は仮説因子をいずれも有さない群に比べ，冠動脈疾

11-5

発生割合比（incidence proportion ratio：IPR）

		アウトカム		合計	n 年間の発生割合
		有	無		
仮説因子	有	a	b	N_1	P_1
	無	c	d	N_0	P_0

IPR
$= P_1/P_0$
$= (a/N_1)/(c/N_0)$ …… 式 1

冠動脈疾患新規発症イベントの仮説因子の発生割合比（フラミンガム研究）

検査項目（ベースライン健診時）	仮説因子保有者 1,227	新規冠動脈疾患 72	6年間の発生割合（$\times 10^{-3}$） 58.7	発生割合比（95% 信頼区間）	下限		上限
いずれも基準範囲	811	29	35.8	1			
高血圧	186	17	91.4	2.6	1.4	–	4.6
高コレステロール	207	25	120.8	3.4	2.0	–	5.6
左室肥大	23	1	43.5	1.2	0.2	–	8.5
どれか2項目の異常	98	20	204.1	5.7	3.4	–	9.7
3項目とも異常	8	4	500.0	14.0	6.4	–	30.5

患の 6 年間の新規発症確率が 2.6 倍高いことを意味します．同様に，3 項目とも異常の群は 8 人と少数ですが，発生割合比は $(4/8)/(29/811)=14.0$ です．ともに 95% 信頼区間（254 頁）の下限値が 1 を上回っていることから，有意に 1 を超えていると判断できます．

2. 罹患率比（incidence rate ratio）

罹患率は人年法で求めることはすでに説明（図 8-4）した通りですが，罹患率比はこうした罹患率同士の比で図 11-6 の式 2 で与えられます．仮説因子の非曝露群（低曝露群）の罹患率に対する曝露群（高曝露群）の罹患率の相対比です．

中段と下段の表は British Doctors Study のデータとそれらに基づく計算結果を示したものです．中段は，1951 年のベースライン健診時から 1971 年の追跡終了時点まで喫煙本数に変化がなかった者だけを抽出し，その人たちの 5 歳年齢階級別への寄与人年を，たとえばベースライン健診時に 40 歳だった人たちの 20 年間の最初の 5 人年は 40〜44 歳の合計人年に寄与，次の 5 人年は 45〜49 歳の合計人年に寄与というように分割して合計した表です．小数点以下が 0.5 単位になっているのはすでに説明（図 8-4）した理由によります．下段は対応する肺がんの罹患人数です．0 本群の全年齢を合わせた罹患率（IR）は $6/69,905.0=8.58\times10^{-5}$，これに対して 35〜40 本群は $30/6049.0=495.95\times10^{-5}$ となり，0 本群に対する 35〜40

11-6

罹患率比（incidence rate ratio：IRR）

		アウトカム 有	観察 合計人年
仮説 因子	有	a	PY₁
	無	c	PY₀

$$IRR = (a/PY_1)/(c/PY_0) \cdots \text{式 2}$$

年齢 本数	40-44	45-49	50-54	55-59	60-64	65-69	70-74	75-79	合計	罹患率	罹患 率比	年齢調整 罹患率
0	17846.5	15832.5	12226.0	8905.5	6248.0	4351.0	2723.5	1772.0	69905.0	8.58	1.0	8.9
1-9	3257.5	2745.5	2416.0	1980.0	1577.5	1236.0	938.5	726.0	14877.0	47.05	5.5	38.4
10-14	3795.5	3205.0	2727.0	2288.0	1714.0	1214.0	862.0	547.0	16352.5	97.84	11.4	86.0
15-19	4824.0	3995.0	3278.5	2466.5	1829.5	1237.0	683.5	370.5	18684.5	96.34	11.2	106.0
20-24	7046.0	6460.5	5503.0	4357.5	2863.5	1930.0	1055.0	512.0	29807.5	194.58	22.7	211.5
25-29	2523.0	2565.5	2620.0	2108.5	1508.5	974.5	527.0	209.5	13036.5	230.12	26.8	232.7
30-34	1715.5	2123.0	2226.5	1923.0	1362.0	763.5	317.5	130.0	10561.0	340.87	39.7	325.9
35-40	892.5	1150.0	1281.0	1063.0	826.0	515.0	233.0	88.5	6049.0	495.95	57.8	441.6
合計	41900.5	38077.0	32358.0	25092.0	17929.0	12221.0	7340.0	4355.5	179273.0	112.12	13.1	112.1

本数 \ 年齢	40-44	45-49	50-54	55-59	60-64	65-69	70-74	75-79	合計
0	0	0	1	2	0	0	1	2	6
1-9	0	0	0	1	2	1	3	0	7
10-14	1	1	2	1	1	2	4	4	16
15-19	0	1	4	0	2	2	4	5	18
20-24	1	1	6	8	13	12	10	7	58
25-29	0	2	3	5	4	5	7	4	30
30-34	1	2	3	6	11	9	2	2	36
35-40	0	0	3	4	7	9	5	2	30
合計	3	7	22	27	40	40	36	26	201

罹患率と年齢調整罹患率は 10 万人当たり．年齢調整死亡率は筆者の計算による．

5 関連の強さの指標　145

本群の罹患率比は $(495.95 \times 10^{-5})/(8.58 \times 10^{-5}) = 57.8$ です．同様に，その他の喫煙群の罹患率と罹患率比も求めることができます．基準を 10〜14 本群に設定すれば，これに対する 0 本群の罹患率比は 0.09 $[=(6/69,905.0)/(16/16,352.5)]$，35〜40 本群の場合は 5.1 $[=(495.95 \times 10^{-5})/(97.84 \times 10^{-5})]$ となります．

なお，この表には筆者が計算した年齢調整罹患率を追加しています．喫煙本数群の 5 歳年齢階級人年の分布に差を認めたことから，全体の年齢別合計人年を基準集団にして算出したものです．計算方法はすでに紹介（図 6-2）した直接法ですが，0 本群の年齢調整罹患率を基準にしたときの喫煙本数別の調整ずみ相対比（表示していないが，たとえば 35〜40 本群で 441.6/8.9＝49.6）は未調整の罹患率比より全体的に低く，年齢が交絡していることがわかります．

3. 標準化死亡比（SMR）

規模が小さい場合や，構成員のほとんどが仮説因子に曝露されている職域（従業員のみで構成された）コホート研究のような場合，図 11-6 の場合のように内部比較対照集団が設定できず，次善の策として全国または都道府県の死亡率を外部比較（external comparison）対照として，SMR（図 6-6）で関連の強さを評価することになります．注意すべきは，コホートの構成員が一般集団である外部比較対照から偏っている可能性があることです．その例として健康労働者効果（図 11-7）がよく知られています．図の職域の死亡状況は全国平均に比べ有意に低いことが示されています．つまり，通常，就労希望者はもともと健康状態に問題がない，就労後は定期健診などで健康管理を受ける機会が多いので早期発見につながりやすい，就労で

11–7

健康労働者効果（healthy worker effect）

米国のエネルギー研究所・白人男性労働者の死因別 SMR（1943-1977 年）

死因	観察値	期待値	SMR
全がん	194	250.0	0.78
動脈硬化性心疾患	344	459.9	0.75
脳血管疾患	62	76.9	0.81
糖尿病	10	18.3	0.55
呼吸器疾患	42	69.2	0.61
消化器疾患	26	72.0	0.36
泌尿生殖器疾患	15	18.2	0.82
造血系疾患	2	3.1	0.65
自動車事故	36	60.2	0.60
自殺	39	40.2	0.97
全死因	966	1,320.0	0.73

この企業の在職中死亡状況は，全米平均（白人男性）に比べて，全死亡で 0.73 倍，消化器系疾患で 0.36 倍と明らかに低いことが示されている．強者だけが生き残っている（survival effect）と解釈できる．

体調不良になれば退職するなど，結局のところ職域コホートの構成員には survival effect が働いていると考えられています．循環器系疾患はその影響を受けやすく，がんなどは受けにくいことも知られています．すなわち，有害因子に曝露しているはずの集団が一見良好な健康状態との結果が得られるというわけです．

6 結果の解釈

1. 相対危険の大きさの評価

発生割合比，罹患率比，標準化死亡（罹患）比はいずれもアウトカムに罹患，あるいはそのアウトカムで死亡する確率が仮説因子非曝露群に比べ曝露群で何倍高い（低い）かを示す疫学指標で，これらを総称的に相対危険（relative risk）と呼んだりします（図11-8）．値の範囲は0以上無限大ですが，その中では1が重要な意味をもっています．相対危険が1であることは仮説因子への曝露群と非曝露群とでアウトカムに差がない，つまり罹患・死亡に仮説因子が関連していないことを，そして1より大きければ大きいほど逆に小さければ小さいほど，仮説因子は罹患・死亡により強く関連していること意味します．別の言い方をすると，危険因子とは相対危険が1より大きい因子，防御因子とは相対危険が1より小さい因子と定義することができます．有意に1より大きいか小さいかは統計学的に95%信頼区間（254頁）を求めて判断します．95%信頼区間の幅は標本数に依存しているため，相対危険そのものが大きくとも95%信頼区間の幅も大きく統計学的に有意でない例も多くあります．統計学的評価にとらわれすぎずに相対危険の絶対値の大きさ自体によ

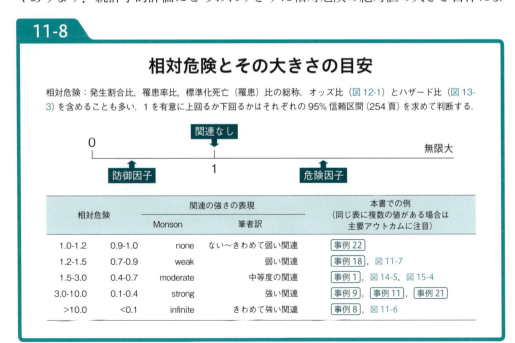

り注目すべきとの警句が，多くの疫学の教科書に書かれています．

相対危険の値の大小感覚は疫学論文を読み重ねていくうちに次第に身につきますが，図 11-8 の表のような表現の目安を示している研究者もいます．筆者なりの和訳をつけ，本書の事例を対応させてみました．図序 -3 もみてください．防御因子は 1 より小さいため数値のとりうる範囲が狭くわかりづらい印象を与えますが，発生割合比の場合は数学的に危険因子の逆数なので，0.9 は 1.1，0.8 は 1.25，0.5 は 2.0，0.25 は 4.0，0.1 は 10.0 と換算すれば感覚としてつかみやすくなります．

2. 量反応関係の評価

仮説因子とアウトカムの因果関係を判断する重要な項目の 1 つに，量反応関係の存在（103 頁）があります．

コホート研究では，一般にベースライン健診で得られた仮説因子の曝露量別にアウトカムの発生状況を比較します．図 11-9A は，British Doctors Study の喫煙本数群別結果（図 11-6）をもとに，横軸に各群の平均喫煙本数を，縦軸に非喫煙群の肺がんの罹患率に対する罹患率比を描いた図です．きれいな正の量反応関係が示されています．追跡期間中は喫煙本数に変化がなかった者に限定した結果であることから，また追跡期間も全員ほぼ同じ年数とみなせることから解釈も容易です．喫煙本数が変化した人も含めた検討には，個々人の喫煙本数（Pack）とそれに対応する喫煙年数（Year）の累積曝露量 Pack・Year を用いることが考えられます．同様な

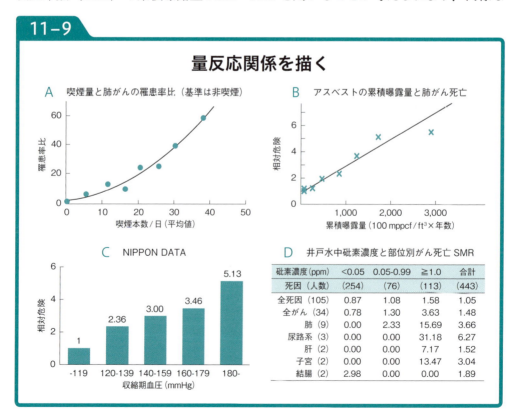

図 11-9 量反応関係を描く

考え方は産業保健分野の疫学研究でも多くあります．有害物質の気中濃度は作業工程によって異なり，同じ作業工程でも職場対策によって変化し，さらにそれらの作業工程で従事する労働者の期間は配転などによって様々であるため，累積曝露量[Σ（気中濃度×従事年数）]を用いるのは自然な発想です．図 11-9B は，アスベストの累積曝露量と肺がん死亡の関係を観察したものです．直線回帰が適切か否かの論議は別にしても，きれいな量反応関係が認められます．

　一方，図 11-9C は，わが国の代表的な前向きコホート研究である NIPPON DATA（151 頁）の追跡 19 年目の結果です．フラミンガム研究（事例7）でも同様な結果が得られていますが，ベースライン健診時の収縮期血圧が高い群ほどアウトカムである循環器疾患死亡の相対危険が高いことが示されています．喫煙習慣や有害物質の気中濃度と比べると変動幅が大きい生理的因子が仮説因子であることに注意が必要です．血圧値は測定のたびに異なるはずなので，合理的な定義が必要です．高血圧であれば治療介入の対象となるため，ベースライン健診時の血圧高値者はその後に治療を受けて基準範囲に入ってしまう可能性が高いと想定されます．一方で開始時は基準範囲内であった人が高値に移行する可能性も考えられますが，治療介入を受ける人のほうが相対的に多いことでしょう．とすれば，ベースライン健診時の値に基づいて示された結果は血圧のアウトカムへの影響を過小評価していると考えられます．

　図 11-9D は新潟県中条町砒素汚染コホートの（事例8）の結果の再掲ですが，飲用していた井戸水濃度が 1.0 ppm 以上群では有意に高い SMR が得られています．飲用し続けた 5 年間その濃度が維持されていたか不明ですが，期間を通しての濃度勾配の相対的関係は保たれていたと推定するのが自然です．注目されるのは他の 3 つの事例と違って，発症閾値が想定される結果であることです．仮説因子の曝露量幅が十分に広くなければアウトカムとの量反応関係を認めにくくなるのは全ての事例に当てはまることですが，閾値が想定される場合は特にその点への注意が必要です．

　なお，循環器疾患やがんなどのような交絡因子が多いアウトカムの場合，それらを考慮した解析が必要です．たとえば，図 11-9C は年齢，喫煙，飲酒，随時血糖，血清総コレステロールを調整ずみの結果で，そのための多変量解析手法は第 17 章で解説します．

3. バイアスと誤分類

　前向きコホート研究はバイアスの少ない研究デザインですが，結果の解釈にあたってはその可能性を検討しなければなりません．特に研究対象からの脱落者，すなわちベースライン健診の不応答者と追跡不能例の発生は時に研究結果に深刻な影響を与えます．もともと研究対象者は研究者が一方的に候補者としてあげた人たちにすぎず，脱落者が出るのは必然です．可能なかぎり脱落者の特性把握に努め，どの

ような選択バイアスが想定され，そのために結果は過小評価されているのか過大評価されているのかの可能性を示したり考察したりすることが求められます．これは歴史的コホート研究にも当てはまることです．

　コホート研究では，分析対象からベースライン健診時点でアウトカムに罹患している者を除外しなければなりませんが，難しい場合があります．潜伏期間中の者は発症者とみなすべきですが，未罹患者としてat riskに紛れ込んでしまう誤分類が生じます．様々ながんがその代表例で，ウインドウ期（検査で検出できない期間）にある感染症も同様です．追跡直後の発症者を除外して解析したりしますが，直後の期間の幅については一致した見解はありません．がんの場合は2，3年程度が多いようです．同様な誤分類の観点からは，ベースライン健診で得たバイオマーカーの評価についても注意が必要です．1970年代から1980年代にかけて，血清コレステロールの低値が肺がんなどの危険因子である可能性が盛んに報告されました．しかし，そうした低値は発症2，3年前に限られた現象であることから，現在はがん発症の先行病態の1つと考えられています．

7 コホート研究の強みと弱み

　前向きコホート研究の最大の強みは，前述の誤分類の問題があるにしろアウトカムにすでに罹患している人はコホートの対象外とすることから，想定する仮説因子と新規アウトカムの関連の時間性が明瞭な点にあります．また，周到に準備して仮説因子に関する精度の高い情報をベースライン健診時に収集することが可能であり，複数のアウトカムを設定することもできます．一方，最大の弱みは，結果を得るまでに時間と労力と経費がかかることです．本章の冒頭で説明したように追跡は10年，20年，さらに長期に及びます．追跡体制をいかにうまく構築できるか，遂行可能な研究費をいかに獲得し続けられるかは大きな課題です．そうした苦労をしながら将来を待って結論を得ることになりますが，その将来の時点に成果が生きるアウトカムを研究対象として設定する見通し力が研究者に求められていることにもなります．極端にいえば，終了時点で地上から消え去っているかもしれない疾患を追跡していたのでは全くの徒労に終わります．

　一方，歴史的コホート研究の最大の強みは，長い期間を短期間で追跡でき，したがって経費の点でも小さな負担で，仮説因子とアウトカムの関係を検討できるところです．特に，すでにアウトカムと仮説因子の関係が疑われる状況にあり，いまさら仮説因子の曝露継続が倫理的にも許されないような状況では強みを発揮します．逆に最大の弱みは，コホートの確立に必要な名簿が入手できなかったり不完全であったりすると研究自体が成立しなくなることです．また，仮説因子に関する情報が乏しく，量反応関係の検討などが困難な場合が多いことも弱みです．

第12章 症例対照研究

　症例対照研究（case-control study）は，英国の女性医師であった Janet Lane-Claypon の "*A Further Report on Cancer of the Breast*"（1926年）をもって本格的な始まりとされます．乳がん患者508人と非乳がん患者509人の婚姻状態と出産歴などを比較し，出産回数が多い人ほど乳がんの発症確率が低いとした研究です（参考文献13の301-302頁）．以来，様々な課題について数えきれないほどの症例対照研究が行われてきています．コホート研究（第11章）と双璧をなす仮説検証のための研究デザインです．

わが国の疫学研究から ⓭

NIPPON DATA：循環器疾患基礎調査対象者の大規模コホート研究

　1980年の厚生労働省第三次循環器疾患基礎調査は，層化無作為抽出法による全国300地区の全世帯の構成員のうち30歳以上の10,558人を対象に，高血圧・脳卒中・心筋梗塞の現病歴と既往歴，身長と体重，血圧と脈拍，飲酒量と喫煙本数，血清総コレステロール・随時血糖などを調べたものであった．同時に秤量法による世帯単位の栄養調査も国民栄養調査として同一世帯に実施されていた．こうした測定結果を活用する歴史的コホート研究が，上島弘嗣を主任研究者とする Nippon Data 80 Research Group によって企画され，1994年に実行に移された（*J Human Hypertens* 2003；17：851-857）．関係する保健所の協力，古い電話帳や住宅地図などを駆使して9,648人の消息を確認し，14年間の死亡者1,327人の死因を行政当局の承認を得て死亡診断書により特定した．その後は5年おきの死因と ADL や QOL に関するコホート研究として現在に至っている．JACC study（129頁）などに比べ小規模でアウトカムは死亡のみであるが，研究の正式呼称を "National Integrated Project for Prospective Observation of Non-communicable Disease and its Trends in the Aged" としているように標本代表性に優れた疫学研究である．研究チームは現在，その後立ち上げた NIPPON DATA 90（1990年の第四次循環器疾患基礎調査対象者8,383人）と同2010（2010年の厚労省指定研究の対象者2,891人）を NIPPON DATA 80 と一体的に追跡している．成果は高血圧治療ガイドラインや動脈硬化性疾患予防ガイドラインに反映されている．詳細は https://hs-web.shiga-med.ac.jp/Nippondata/NIPPON DATA80_90/index.html で閲覧できる（2019年1月31日現在）．

1 症例対照研究の研究デザイン

　症例対照研究は，すでにアウトカムを発症している人（症例：case）とそうでない人（対照：control）の仮説因子への曝露状況を，過去に遡って調べて比較検討する研究デザインです．仮説因子への曝露の有無が時間的に先行していてアウトカムの発生を待つコホート研究と逆向きです．まずは 事例9 で症例対照研究の実際を概観してみます．

　この事例の症例は，米国のある地域である期間中に発生した一次性心停止（PCA）患者です．その地域を管轄する救急部門に通報があり，かけつけた救急救命士がPCAと判断した患者の中から，あらかじめ定めた除外条件に当てはまらず，配偶者に面接調査ができた163人を症例として選んでいます．一方，症例1人が確定するたびに，無作為番号ダイアル法（図12-3）で同一地域の住民に無作為に電話をかけては同意を得ることを繰り返し，症例と性，年齢などが一致する住民1人を選び出し，最終的に症例と同数の163人の対照を得ています．アウトカムであるPCAに関する仮説因子は余暇活動中の身体活動量の多さで，過去1年間の72種類の余暇活動の状況を聞き取って推定した1日当たりの身体活動量を指標にしています．PCAによる死亡者の仮説因子などに関する情報は配偶者から得ることにしたため，回答者が本人か配偶者かの違いによるバイアスを避ける目的で，対照者のみならずPCAの生存者であっても配偶者を面接対象としています．

　こうして得たアウトカムと仮説因子の関連をオッズ比（図12-1）で評価し，過去1年の1日当たりの余暇活動中の高強度の身体活動量の多さはPCAの有意な防御因子であるとの結果を得ています．

事例9

身体活動量と一次性心停止死亡リスク

背景	強度の高い身体活動量が突然の心臓死のリスクを減少させることを示唆する報告はあるものの，既往歴などの心臓死に関連する情報が不十分であり，protection の結果か selection の結果か不明である．
目的	日常生活中での強度の高い余暇活動が一次性心停止（primary cardiac arrest：PCA）による死亡に対して防御的な効果があるか否かの検討．
研究デザイン	地域ベースの症例対照研究（community-based case-control study）．
症例	米国ワシントン州のある地域の救急部門に1979年12月〜1981年1月の間に通報された病院外でのPCA症例1,250人のうち，救急救命士の報告記録では除外条件（心疾患の既往歴あり，25歳未満または75歳超，配偶者がいない等）に当てはまらず，PCA発症後2か月以内に試みた配偶者への電話インタビューに同意した163人．PCAを「突然の無脈性の心停止で，その原因として非心原性病態の所見がないこと」と定義している．
対照	同じ地域内を対象にした無作為番号ダイアル法による連絡に応じて調査に同意し，かつ組み入れ条件に合致し，性，年齢，婚姻状態，居住地区を個別にマッチングさせた163人．抽出時点は症例が発生するごと．
仮説因子	余暇活動に伴う身体活動量（kcal/日）の多さ．過去1年間の72種類の余暇活動の1か月当たりの回数，1回当たりの時間を，定められた質問紙を用いて症例と対照の配偶者から面接で聞き取り．
疫学指標	オッズ比（OR）．
主な結果	喫煙習慣と高血圧歴有無の調整後の，PCA群の「最大酸素摂取量の60%を超える余暇活動を日常的にしていない」に対する「している」の対照群に対するオッズ比は0.38（95%信頼区間：0.16-0.82）であった．

2 関連の強さの指標

症例対照研究で得られる結果は，仮説因子の曝露水準が2水準（有無など）であれば，図12-1の表2のように整理できます．列方向にアウトカムの有無（Dと$\overline{D}$），行方向に仮説因子への曝露の有無（Eと$\overline{E}$）をとっています．両者の関連の強さはオッズ比で表します．

ある事象の生起確率をp，そうでない確率を$1-p$としたとき，その比である$p/(1-p)$をオッズと呼んでいます．oddsと綴り，複数扱いの名詞で，見込み，可能性，確率などと訳されますが，ある事象の起こる確率が起こらない確率に比べて何倍高いかを示しています．そして2つのオッズの比がオッズ比です．したがってオッズ比を求めるためには，考え方として表2の結果をいったん表1のように変換することになります．症例群Dの仮説因子Eに関するオッズは$p/(1-p)$，同様に対照群$\overline{D}$の仮説因子Eに関するオッズは$q/(1-q)$で，その比がオッズ比（式1）です．事例9では0.38（95%信頼区間の計算方法は255頁）の値が得られています．オッズ比は理論上0以上で無限大までの値をとりますが，アウトカムと仮説因子に関連がなければ$p≒q$であることが期待されるので，オッズ比は1前後ということになります．1から0方向または無限大方向に遠ざかるほど両者の関連は強く，0側は防御因子，無限大側は危険因子ということになります．こうした性質はコホート研究で説明した発生割合比や罹患率比など（図11-8）と同じです．pとqを用いた式1を変形していくともとに戻ってa, b, c, dを用いた式2となることから，表1をわざわざ表2に変換するまでもなくオッズ比を求めることができます．式2は$(a×d)/(b×c)$と変形可能です．この変形後の式を交差積比（cross-product ratio）

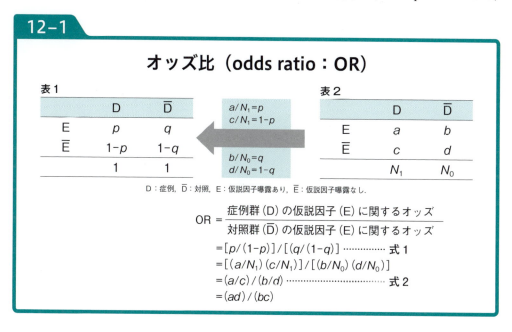

12-1

オッズ比（odds ratio：OR）

D：症例，$\overline{D}$：対照，E：仮説因子曝露あり，$\overline{E}$：仮説因子曝露なし．

$$OR = \frac{症例群（D）の仮説因子（E）に関するオッズ}{対照群（\overline{D}）の仮説因子（E）に関するオッズ}$$
$$= [p/(1-p)]/[q/(1-q)] \cdots 式1$$
$$= [(a/N_1)(c/N_1)]/[(b/N_0)(d/N_0)]$$
$$= (a/c)/(b/d) \cdots 式2$$
$$= (ad)/(bc)$$

と呼びます．

　実は生物統計学者のCornfieldが，ある一定の条件のもとでは，オッズ比はコホート研究の発生割合比と良好な近似関係にあることを示しています．そもそも症例対照研究の症例と対照は，ある仮想母集団から無作為抽出したものが前提であり，母集団の構成は図12-2Aのように描けるというのがCornfieldの出発点です．有病割合$x=(K+M)/(L+K+M+N)$と，無作為抽出した標本集団（図12-2B）である症例対照研究の構成から，表3を導くことができます．前頁の表1との違いは有病割合xが含まれているか否かですが，このことは母集団と標本集団の違いを意味します．Cornfieldは表3が母集団の結果であるから行方向，すなわちコホート研究的にみて，仮説因子の曝露群と非曝露群からのアウトカムの発生割合（IP）を求め，それらの発生割合比（IPR：式3）を導出しています．ここで「稀少疾病の仮定（rare disease assumption）」，すなわちxが十分小さいとする仮定（116頁）を置くと式4となります．Cornfieldは自身の論文の中で千人当たり最大2人（0.2％）を仮定の例としてあげています（10％程度までならよいとする報告もある）．式4をさらに変形すると式5が得られ，前頁の表1で示したオッズ比の式1に一致することがわかります．つまり，オッズ比≒発生割合比です．

　xの値は標本集団からは推測できないことに注意しなければなりません．前頁の表1，つまり前頁の表2にはxに関する情報は全くありません．$N_1/(N_1+N_0)$はxの最尤値になりません．なぜなら母集団中の症例数が少ないため，図12-2Bのよう

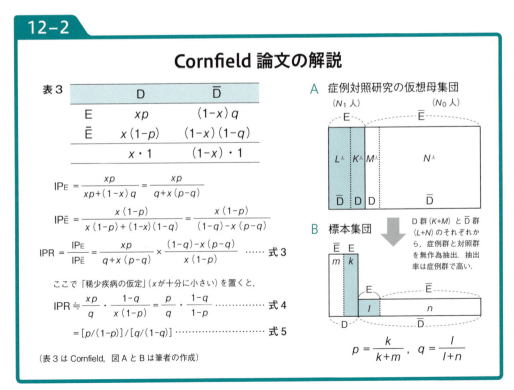

に症例群の抽出率を高く設定しないと十分な標本数を得られないことから，その率は対照群に比べ明らかに高くなるはずです．高いことに意味があるわけではなく，抽出率が異なることに意味があります．Cornfield も "（略）assumed that the diseased and control groups used are representative of these same groups in the general population" と述べており，抽出率は同じであるとはいっていません．

話を整理すると次のようになります．

症例対照研究ではアウトカムと仮説因子の関連性をオッズ比で評価しますが，標本としている症例群と対照群が同一の仮想母集団からの代表性を保った無作為抽出標本とみなせるなら，「稀少疾病の仮定」のもとでは，そのオッズ比は発生割合比の近似値であるということになります．

3 症例の抽出

1. 症例の定義

症例間の均質性と比較性を確保するために，症例の抽出にあたってはあらかじめ明確な基準を決めておかなくてはなりません．疾病の定義そのものに関わる臨床所見や臨床症状，病態は当然のことですが，重症度，病型，診断方法，確信度（definite, probable, possible）なども示す必要があります．多施設共同研究の場合はとりわけ重要です．血液検査などは測定法を統一する必要があります．一般に病理診断をもって確定診断とされますが，がんなどでも病理医間で必ずしも一致した診断になるとはかぎらず，病理診断の中央部門が必要になることもしばしばです．病理診断の質も細胞診か組織診か免疫染色診断か遺伝子診断かを決めなくてはなりません．画像診断は単純 X 線から CT, MRI, 超音波などと幅広くあり，ゴールドスタンダードをあらかじめ決定しておく必要があります．事例9のように臨床所見の組み合わせで症例を定義することも少なくありません．

2. 症例の供給源

大きく 3 つほどに類型化できます．最も一般的な供給源は医療機関（病院，診療所）です．事例10や事例11のように，研究対象疾患の新規罹患者の候補者リストを患者台帳などに基づいて作成し，その中から適格規準（157 頁）に一致する者を症例として選び出します．その医療機関が研究対象疾患に罹患すればほとんど全員が受診するような地域の基幹病院であれば，症例の代表性の問題は小さいといえます．たとえば事例10がそうです．また，高度医療機関の受診者だけでは重症例が集中し，重症度や社会経済因子も含めた様々な患者背景に偏りが生じる可能性があります．したがって，その地域の対象患者が受診すると想定される全ての医療機関から症例を集めるようにしなければなりません．たとえば事例11がそうです．医療機関以外でも，疾病名と連結可能な個人情報を把握している機関が保有す

事例 9〜13

事例にみる症例と対照の供給源

	症例	対照
事例 10	中米 4 か国の 4 つの基幹病院で 1986 年 1 月から 1987 年 6 月の間に子宮頸がんと新規に病理組織診断された者の名簿.	病院対照は基幹病院に患者を紹介している病院の患者台帳. 一般住民対照はマッチさせる患者と同じ居住地の住民台帳.
事例 11 (163頁参照)	米国ボストン地区等の 11 の病院で 1974 年 10 月から 1979 年 8 月までの間に病理組織診断で膵臓がんと新規に診断された者の名簿.	同じ時期に同じ病院で症例と同じ主治医のもとで膵臓疾患等以外で治療を受けていた患者の名簿.
事例 9 (再掲, 152 頁)	米国ワシントン州のある地域の救急部門に通報された患者の記録簿.	症例と同一地域の, 症例発症時の一般住民.
事例 12	米国 4 州のがん登録の乳がん患者のうち, 初発患者で病理組織診断で確定診断された者の名簿.	2 つの州では運転免許者台帳, 別の 2 つの州ではそれが使用できなかったため営利目的のために作成されていた住所録.
事例 13	1965 年に開始した日系米国人のコホート研究参加者 8,006 人のうち, 1968 年から 1989 年の間に胃がんと診断された者の名簿.	同一コホートの参加者のうち, 症例となる胃がん患者を除いた者の名簿.

る名簿も症例の供給源となります. すでに紹介した 事例9 や, 事例12 のようながん登録やその他疾患登録の名簿, あるいは行政が何らかの目的のために作成保管している患者名簿なども活用できる場合があります. 大規模コホートの参加者名簿も症例の重要な供給源となります. 事例13 のようにコホートの中から発生してくる特定の疾患の患者を症例として抽出できます.

3. 新規罹患者症例と有病者症例

症例の候補者としては, 新規罹患者 (incident case) と有病者 (prevalent case) を考えることができます. 前者は研究者が設定した調査期間内に発生した新規患者を, 後者は調査時点ですでに罹患している者を意味します. 事例9 では, 一定期間中に発生した新規の PCA 症例でした. 有病者症例は新規発症を待つ必要がないため, より早くより多くの症例の収集が可能です. しかし, 仮説因子との関連が認められても評価が難しいといえます. 有病状態という性格に起因する Neyman バイアス (incidence-prevalence bias) の可能性が存在するためです. たとえば, 急性心筋梗塞などの場合に有病者を組み入れれば急性期を生き延びた症例が相対的に多くなり, 得られる結果は軽症者に偏るかもしれません. 関連が認められた仮説因子が危険因子ではなく, 死を免れて生き残るための防御因子であった可能性も排除できません. また, 有病期間が長くなると, 時間的に先行していたと想定した仮説因子が実はアウトカムが原因になっていたり, 治療介入や生活習慣の変容の結果であったりする可能性もあります.

したがって, 症例対照研究では新規罹患者を対象とすることを原則とします. しかし, 有病者を症例とせざるをえない場合もあります. たとえば, 先天異常による

胎内死亡や死産があったとしても現実にはその把握は困難なため，出生児を対象とする場合は必然的に有病者ということになります．また，慢性腰痛や変形性関節症，パーキンソン病などのいくつかの神経疾患，不顕性感染などのように発症時期が特定しにくい疾患や病態も有病者を症例とすることになります．このときの仮説因子とアウトカムの関連は図12-1の表1と同様に整理できますが，得られるオッズ比は有病オッズ比（図13-2）と呼びます．

4. 適格規準（eligibility criteria）の設定

研究目的にあった症例と対照を抽出するための規準で，inclusion criteria（組み入れ規準）と exclusion criteria（除外規準）に分けられます．両者は排反の関係にあるので一方でよいことになりますが，肺がんの既往が「ある者は除く」とするのか「ない者を組み入れる」とするのか，基本的にはわかりやすさの問題です．症例対照研究で適格規準が丁寧に書かれる傾向があるのは，地域や特定集団に大きく網をかけて対象者を設定するコホート研究とは異なり，症例と対照をより意識的に抽出するためです．事例9では，年齢，心疾患の既往の有無，PCAの原因となりうるがんなどの慢性疾患の既往の有無，配偶者の有無，居住地が適格規準にあげられていました．これらの項目はいわば絶対的な規準ですが，調査協力意志があること，同意書を理解し署名できる人（代諾者も含む），調査に用いる言語が通じることなど，研究遂行のための実際的な規準も必要になります．事例9では1,250人の症例候補者のうち466人に心疾患の既往あり，337人は年齢が範囲外，104人が配偶者なし，89人が他の慢性疾患あり，21人が調査拒否などで除外され，最終的に163人の研究対象者を得ています．

重要なことは，こうした適格規準はあらかじめ明確に定め，研究がいったん開始されれば規準を変更することなく遵守することです．

4 対照の抽出

もう一度，事例9〜事例13をみてください．今度は右側の対照の列についてです．症例の供給源が医療機関であれば対照の供給源も医療機関とし，地域であれば地域，コホートであればコホートとします．これは図12-2Aで示したように症例と対照は同一母集団に属していて，そこからの無作為抽出標本であることを担保する前提条件といえます．

こうした供給源から対照を抽出する方法は，図12-3に示すようにいくつかあります．RDD法はわが国の世論調査でもよく使用されている方法で，同意が得られれば質問紙調査に直結できるので便利です．固定電話に取って代わりつつある携帯電話の問題は地域コードを示す番号がないため，症例と同一地域からの抽出か否かをあらかじめ知りえないことが課題です．近隣住民対照は，症例が住む家のたとえば右

12-3

対照の抽出方法

方法	特徴と問題点
選挙人名簿，住民基本台帳などの行政作成名簿から無作為抽出	網羅的で信頼性が高く，無作為抽出も可能．ただし閲覧手続きに時間がかかる，開示情報が一部制限される，住民票はあるが実際の住まいは別，その逆の例などの問題点もある．
無作為番号ダイアル法 (random-digit dialing：RDD 法)	無作為に発生させた番号に電話をかけて対照を得る方法．固定電話は市外局番を症例と一致させることができるが，世帯が単位になるので個人レベルでは等確率でない．不在や留守電などで成功率が低い．携帯電話の普及で所有者に偏りが生じている．携帯電話番号は地域コードがないため症例と地域を一致させることができない．
近隣住民対照 (neighborhood controls)	社会経済因子など様々な点で症例と類似し，オーバーマッチングの可能性がある．たとえば，地域的な環境汚染が仮説因子である場合には検出が困難．
友人対照または親族対照 (friend and relatives controls)	協力者を得るのは比較的容易であるが，友人や親族の場合，嗜好や趣味，生活習慣などが同様である可能性が高く，オーバーマッチングの可能性がある．
医療機関対照 (hospital-based controls)	医療機関受診台帳から無作為抽出．協力が得やすい．血液検査結果などが活用できる．
コホート構成員から無作為抽出	症例コホート研究，ネスティッド症例対照研究で用いられる抽出法（図 12-4）．

4軒目から訪問を開始し，調査に同意しかつ適格規準に一致した住民が発見されるまで，あらかじめ決めた順路で一軒一軒訪問（たとえば *Lancet* 1979；ⅱ；1-4）するといった抽出法です．症例と同じ母集団からの抽出になりますが，手間暇がかかります．友人対照は症例に紹介してもらう方法です．行政作成名簿からの抽出などに比べると協力を得やすいですが，症例が任意に選んでいるため無作為ではありません．近隣住民対照や友人対照はオーバーマッチング（161 頁）にも要注意です．

　症例と同じ医療機関の受診者の中から医療機関対照を得る抽出法は，患者台帳が存在していて対象疾患以外の候補者を列挙しやすいこと，調査協力を得やすいこと，血液検査結果などの診療情報に加え基本属性などがすでに収集されていることなどの長所があります．同じ医療機関というのは同じ医療圏内に居住している，つまり同一仮想母集団からの抽出を想定しているという意味ですが，行政作成名簿などと違って，同一母集団の想定の根拠は弱いという問題点があります．その意味では近隣住民対照や友人対照のほうが病院症例の対照としてより適切な場合もあります．

5 コホート研究を活用した症例対照研究

　大規模コホートで目的とする疾患の罹患率が比較的高い場合，コホートを母集団とした症例対照研究を組むことができます．事例13 がそうでした．コホート研究が終了するかある程度進行してからでないと十分な症例数が得られないため，この方法による症例対照研究の実施に時間的な利点はありません．ただ，コホート研究開始時に収集したベースライン健診情報を利用できることから，通常の症例対照研究に比べて仮説因子などの情報についての精度が高いことに加え，当該疾患に罹患

していないことを確認できていること，さらに研究開始時に採血した血清などを凍結保存しておき，症例全例と必要な対照だけの検体を解凍して測定すれば経費的にも安価にすむという利点があります．症例は追跡期間中の新規罹患者ですが，対照者の抽出法には次の3つの方法があります．

1つ目が症例コホート研究（case-cohort study）と呼ぶ研究デザインの抽出法です．閉鎖集団（図7-3）であることを前提としますが，図12-4の表1のようなコホート研究の結果があり，これを母集団として症例と対照を抽出します．全数抽出であっても標本抽出であっても問題ありません．新規罹患者全員（$A+C$）から無作為抽出（抽出率f）すれば仮説因子の有無とは独立した症例抽出となるため，$a=fA$，$c=fC$となることが期待できます．一方，対照の抽出ですが，母集団の仮説因子への曝露状況（Eと$\bar{E}$の曝露割合）を適切に反映したものでなければなりません．そのため症例コホート研究のデザインでは，コホート開始時の全員（N_1+N_0），すなわち症例になった者（A, C）も含まれることになりますが，この全員を対象に対照（b, d）を無作為抽出します．その結果，$b/d=N_1/N_0$となることが期待できます．これらの結果，症例コホート研究の結果から計算されるオッズ比は式1のように展開でき，発生割合比（IPR）に一致することになります．

2つ目がネスティッド症例対照研究（nested case-control study）と呼ぶ研究デザインの抽出法です．動的集団（図7-3）のコホート研究が前提であるため人年観察になります．図12-4の表2のように調査終了時点で（PT_1, PT_0）人年を観察し，（A, C）人が罹患したという結果です．人年を観察単位とするコホートなので対照の抽出法は症例コホート研究とは異なります．時点マッチ（matched on time）とい

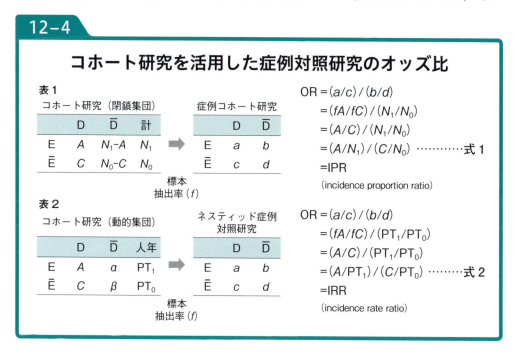

12-4 コホート研究を活用した症例対照研究のオッズ比

う方法，すなわち症例が発症するたびにその時点で at risk の者の中から無作為抽出して対照者（b, d）を得る方法で，その結果 $b/d = PT_1/PT_0$ となることが期待できます．at risk というのはその時点で未発症者であることを意味し，その者が仮にその後発症すれば症例としても扱われることになります．この場合のオッズ比は式2のように展開でき，罹患率比（IRR）と一致することになります．

そして3つ目が，コホート終了時点に未発症者の中から対照を無作為抽出する方法です．この方法はすでに紹介したコホートを前提としていない症例対照研究（図12-1）と同じです．

6 症例対照研究のオッズ比の意味合い

ここであらためて抽出方法が異なる症例対照研究のオッズ比の意味合いを整理しておきます．図 12-5 は，Knol らが *BMJ*，*NEJM*，*AJE* など臨床系および疫学系の代表的な 15 の国際雑誌に掲載されていた症例対照研究論文を 2007 年から 2001 年まで遡って 150 論文選び，症例と対照の抽出方法に注目して分類したものです．オッズ比はそれ自体に意味がありますが，Knol らの目的は "What do case-control studies estimate?" です．

150 論文のうち新規罹患症例の症例対照研究が 125 論文（83%）を占め，そのうち fixed cohort（図 7-3 で説明した閉鎖集団の同義語）が約 1/6（23/125 論文），dynamic population（動的集団）が約 5/6（102/125 論文）となっています．コホートを前提としているような分類ですが，前項で説明した症例コホート研究やネ

12-5

症例対照研究 150 論文のオッズ比の意味合い

対照の抽出デザイン	論文数	（%）	オッズ比の別の解釈
新規罹患症例（incident cases）	125	（83）	
Fixed cohort（閉鎖集団）	23	（15）	
①追跡終了時点での抽出	16		稀少疾病の仮定下で，OR≒IPR
②追跡開始時での抽出	1		症例コホート研究のこと．OR=IPR
③同時抽出	5		時点マッチとみなされるので，OR=IRR
④抽出法不明	1		評価できず
Dynamic population（動的集団）	102	（68）	
⑤時点マッチ（matched on time）	43		ネスティッド症例対照研究に相当．OR=IRR
⑥時点マッチせず	25		stable population の仮定下で，OR=IRR
⑦時点マッチの有無不明	32		stable population の仮定下で，OR=IRR
⑧想定母集団が不明	2		評価できず
有病者症例（prevalent cases）	12	（8）	POR
症例の抽出方法不明	13	（9）	評価できず

OR：オッズ比, IPR：発生割合比, IRR：罹患率比, POR：有病オッズ比.

スティッド症例対照研究はコホートそのものを活用していることに加え，症例対照研究の症例と対照が同一仮想母集団からの標本抽出（図12-2）とみなせることから，このような分類になっています．この分類のポイントは対照の抽出法です．

　最も多かった抽出法は，動的集団で実施された，全体の30%弱（43論文）を占める症例の発症時点と時点マッチさせて対照を抽出している（⑤）症例対照研究でした．ネスティッド症例対照研究に相当しオッズ比＝罹患率比で，事例9 や 事例11 などが該当します．次いで多かった，時点マッチしていない（⑥）かそれが不明（⑦）の症例対照研究は，人口の増減があっても仮説因子の曝露状況割合などが大きく変動しない安定した集団（stable population）と仮定できる場合にオッズ比＝罹患率比とみなせ，事例10 や 事例12 が相当します．追跡終了時点での抽出（①）でかつ稀少疾病の仮定（図12-2）が成立する場合のオッズ比は，すでに説明（155頁）したように，発生割合比の近似値です．

7 マッチング

　疫学研究では結果の解釈を容易にするために，仮説因子以外の交絡因子を症例と対照の間で一致させるマッチングという手法をしばしば用います．マッチングが交絡を招く場合（参考文献16の171-174頁）があることにも注意が必要ですが，コホート研究に比べ症例対照研究でより一般的な手法です．マッチングには大きく2通りの方法があります．

1. 個別マッチング（individual matching）

　一致させたい交絡因子を個人単位で一致させる方法です．たとえば，ある症例が66歳の男性であれば，同一条件である66歳の男性の対照をあてる方法で，できあがった一対の組を matched-pair と呼びます．解析に十分な症例数が確保できれば症例と対照の人数比は1：1でもよいですが，稀な疾患の場合は症例数自体が少ないため，統計学的な検出力を高める目的で対にする対照者数を増やす工夫をします．ただ，検出力は人数比が1：4程度までは急速に高まりますが，その後は横ばいになります．一致させたい交絡因子が多くなるほど一致する対照者をみつけることが困難になるのは，次項の頻度マッチングの場合と同じです．最も一般的な交絡因子である性と年齢に，確立された1つ2つの危険因子あるいは防御因子を加えた程度のマッチング条件にするのが妥当なところです．

　個別マッチングでは，オーバーマッチング（overmatching）に注意する必要があります．仮説因子に関連する因子を一致させてしまった結果，仮説因子とアウトカムの関連が認められなくなる現象です．仮説因子→X因子→アウトカムの因果関係にあるようなX因子を，症例と対照で一致させるとオーバーマッチングになります．たとえばC型肝炎ウイルス感染と慢性肝炎と肝細胞がんの関係です．また，アウト

カムには関連しなくても，仮説因子と関連が強い因子を一致させる場合もオーバーマッチングになります．マロリー・ワイス症候群と飲酒の関連を検討しようとするときに，喫煙習慣をマッチング条件にしてしまうと，喫煙習慣と飲酒習慣は一般に関連しているため，飲酒習慣に差が認められなくなってしまいます．仲のよい人を対照（友人対照）にすると，たとえば飲酒者の友人には飲酒者が多い傾向にあり，仮説因子が飲酒習慣であるとその検証が困難となるなど，オーバーマッチングの可能性が高まることに留意すべきです．親族対照の場合も同様です．

こうしたmatched-pair の症例対照研究のオッズ比は，図12-6 のように対であることを生かして求めます．この計算例の前提は，症例と対照の人数比は1：1，仮説因子の曝露水準も有無の2 水準と最も単純なものです．人数比が1：n の場合や曝露水準が3 水準以上の場合や，考慮すべき交絡因子が多くある場合は飛躍的に難しくなります．考え方としては，交絡因子で層別して層ごとに図12-6 の方法でオッズ比を計算し，さらにそれらを要約したオッズ比を求めることになります．実際には条件付きロジスティック回帰分析（247 頁）を用います．

2. 頻度マッチング（frequency matching）

たとえば症例群の喫煙割合が30% であれば対照群も30% となるように，群全体として特性を一致させる方法です．group matching（グループマッチング）と記載している教科書もあります．症例群を確定させ，一致させようとする交絡因子の結果も判明していなければ対照群を選定できません．対照者の大きなプール（少なくとも一致させたい因子についは判明ずみ）が必要です．喫煙割合の例でいえば，そのプールを喫煙群と非喫煙群に層化し，症例群と同じように，たとえば3：7 の人数構成になるように各層から無作為抽出して得た合計を対照群として設定します．

12-6

matched-pair 症例対照研究のオッズ比

仮想例

個別マッチングによる症例と
対照の仮説因子への曝露状況

組	症例	対照
1	Y	N
2	N	N
3	Y	Y
4	Y	Y
5	Y	N
6	N	N
7	Y	N
8	Y	N
9	N	Y
10	N	Y
11	Y	N
12	Y	N

交絡因子を一致させたペアをそれぞれの仮説因子への曝露状況の組み合わせによって4 群に分割する．たとえば左表の3 組目は右表のa に，6 組目はd に，12 組目はb に含まれる．オッズ比の計算に使用するのは，曝露状況が不一致の組（discordant-pair）の数だけである．

		対照	
		Y	N
症例	Y	a (2)	b (6)
	N	c (2)	d (2)

OR (matched-pairs)$=b/c=6/2=3.0$
95% 信頼区間
$=\exp[\ln(OR)\pm1.96\times\sqrt{1/b+1/c}]$
$=\exp[\ln(6/2)\pm1.96\times\sqrt{1/6+1/2}]$
$=0.61, 14.86$
なお，$\exp[a]=e^a$

162 第4部 疫学の研究デザイン

8 症例対照研究のバイアス

様々な種類のバイアス（図7-4）が知られていますが，ここでは症例対照研究で特に注意すべき2種類のバイアスをあげておきましょう．

1. 医療機関対照の referral bias（紹介バイアス）

事例11（再掲）はコーヒー摂取と膵臓がんに関する症例対照研究の結果です．この事例は疫学の教科書によく引用されていますが，その理由は研究結果が衝撃的であっただけではなく，その後，実は選択バイアスの一種である referral bias の影響であったと結論づけられたことによります．

米国ボストン地区等の11の大病院で新規に膵臓がんと病理診断され有効データの得られた369人を症例とし，それら膵臓がん患者の面接調査日（matched on time）に同じ病院で当該症例と同じ主治医の非膵臓がん患者の中から紹介され有効データの得られた644人を対照とした症例対照研究です．そのうちの女性の結果を表に示していますが，1日当たりのコーヒー摂取量0杯を基準にした場合の各摂取量の膵臓がん群の対照群に対するオッズ比から，1日3杯以上の摂取が膵臓がんの有意な危険因子であることがわかります．

同じ病院の同じ医師から対照を得た抽出方法は，症例と同じ仮想母集団からの抽出過程とみなせることから問題はありません．問題は，対照の紹介医が膵臓がんを専門とする消化器系の専門医であったことです．それらの医師には消化器系疾患患者が自然と多く集まり，そのためコーヒー摂取を制限されたり制限している者が対

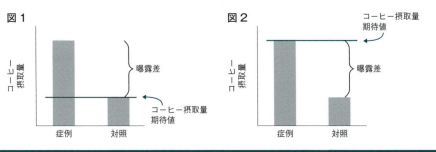

事例11 コーヒー摂取と膵臓がんに関する症例対照研究

摂取量	症例群	対照群	OR	95% 信頼区間
0 杯	11	56	1	
1-2 杯	59	152	1.98	0.97 − 4.03
3-4 杯	53	80	3.37	1.62 − 7.02
≧5 杯	28	48	2.97	1.34 − 6.59
	151	336		

女性の結果．摂取量は面接調査による発症前の「普段の1日当たりの杯数」．オッズ比と95%信頼区間は筆者が計算．既知の危険因子である喫煙習慣を調整しても同様のオッズ比が示されている．男性についても同様の結果．

照に半数以上含まれることになってしまい，誤った関連が得られたという解釈がなされました．つまり，研究チームは研究結果から 事例11 の図1の状況を想定したのですが，対照群のコーヒー摂取量は消化器系疾患のため制限されて一般集団に比べて低く実際は図2ではないかというわけです．一般集団の曝露状況を反映する対照を抽出することが症例対照研究の大原則ですが，ここではそうでなかったことになります．図2でもコーヒー摂取を制限すれば膵臓がん罹患が予防できそうですが，そもそもが対照に選択バイアスがあるため何とも評価しがたいところです．実際，その後に行われた症例対照研究では両者に関連は認められていません．

医療機関対照はこのような選択バイアスをもたらすことがあります．たとえば入院患者に喫煙者が多いこともバイアスのもとになります．くも膜下出血と喫煙に関する症例対照研究では，喫煙に関連しない疾患の患者をみつけるのに苦労します．そこの慎重さを怠ると，対照群の喫煙割合が高いために本来の結果とは違う結果を導いてしまいます．

2. 思い出しバイアス（recall bias）

症例対照研究は仮説因子情報を過去に遡って収集するため，思い出しバイアスがしばしば問題になります．思い出しバイアスが結果に及ぼす影響を考えてみましょう．いま，図12-7の表1が真の結果であったとします．仮説因子の曝露は有無の2水準で，この仮想モデルではオッズ比は4.0になりました．様々な理由で，仮説因子に曝露していたのに「曝露なし」と回答する誤りと，曝露していないのに「曝露あり」と回答する誤りが生じます．誤分類を含む結果は表2のように一般化できます．

思い出しバイアスは症例と対照で思い出しに差があることです．言い換えると，両群の Se と $\overline{Se}$ の間，Sp と $\overline{Sp}$ の間に差があると誤分類（差異誤分類と呼ぶ）が存在していることを意味します．時に症例群で，仮説因子に曝露していないにも関わらず「曝露した」と回答する割合（$1-Sp$）が高くなる傾向にあります．そこでシミュレーション結果を示します．図の①の曲線は，Se＝$\overline{Se}$＝0.9，$\overline{Sp}$＝0.9 に固定して，症例群の Sp の値を動かしたときのオッズ比の変化です．差異が大きくなるほど，真のオッズ比4.0から大きく乖離していくことが示されています．一方，曲線②は，Se＝$\overline{Se}$＝0.9 と固定したまま，Sp と $\overline{Sp}$ をともに同じ値にして1から0に変化させた場合の結果です．このような両群で誤分類の割合に差がない場合を非差異誤分類と呼びますが，そのときのオッズ比は①の差異誤分類の場合と違って，真のオッズ比4.0から1.0（関連なし）へと関連性を弱める方向に歪められていることがわかります．

このシミュレーション結果は，アウトカムと仮説因子のオッズ比を「差異誤分類は過小あるいは過大の両方向に歪めるのに対し，非差異誤分類は過小評価する方向に歪める」ことを示しますが，一般的な結論ではなく前提があることに注意しなけ

12–7

差異誤分類と非差異誤分類
(differential and non-differential misclassification)

表1 仮想データ（真の姿）

	D	$\bar{D}$
E	300	100
$\bar{E}$	150	200
合計	450	300

オッズ比 $= \dfrac{300/150}{100/200} = 4.0$

D：症例，$\bar{D}$：対照，
E：仮説因子曝露あり，$\bar{E}$：曝露なし．

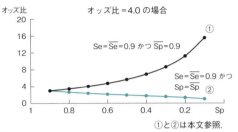

表2 誤分類を組み込んだ一般表

	D	$\bar{D}$
E	$300 \times Se + 150 \times (1-Sp)$	$100 \times \overline{Se} + 200 \times (1-\overline{Sp})$
$\bar{E}$	$300 \times (1-Se) + 150 \times Sp$	$100 \times (1-\overline{Se}) + 200 \times \overline{Sp}$
合計	450	300

Se, $\overline{Se}$：D群と$\bar{D}$群とで曝露ありを正しくありと回答した割合（上図では Se＝$\overline{Se}$＝0.9 と仮定）．
Sp, $\overline{Sp}$：D群と$\bar{D}$群とで曝露なしを正しくなしと回答した割合．

ればなりません．アウトカムではなく仮説因子に関する前提で，曝露水準が2水準の，しかも Sp に関する誤分類というものです．こうした前提は多くの症例対照研究に当てはまるため，前記「　」内の結論が常に正しいと思いがちですが，そうではありません．

　思い出しバイアスでよく引き合いに出されるのは，先天的な形態異状児を出産した母親とそうでない母親の例です．Sp が $\overline{Sp}$ よりも小さくなる差異誤分類です．ただ，その影響は本来1前後のオッズ比が見かけ上2程度になるという，一般に信じられているよりも小さいことが報告されています．誤分類を少なくする対策として，診療記録などの当時の資料で確認する，対照を健康人ではなく同様の疾患をもつ人から抽出する，生体マーカーなど客観性の高い結果を指標に用いるなどがあります．

9 症例クロスオーバー研究

　新規罹患症例を対象に，仮説因子への曝露期間を「症例」，非曝露期間を「対照」として，アウトカムと仮説因子の関連を検討する研究デザイン（*AJE* 1991；133：144-153）を症例クロスオーバー研究（case-crossover study）と呼び，症例対照研究の範疇に含めます．

　図 12-8 に仮想データを示します．ある作業工程に7人が従事し，そのうち6人が過去半年間に気管支喘息発作を起こしていて，図はこれらの者の発作発生時点を原点の0時として発症前24時間以内の物質Xの使用状況を示したものです．物質

12-8 症例クロスオーバー研究

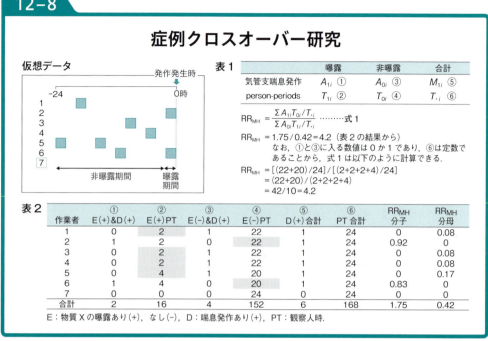

Xに曝露後2時間以内に発作が生じるという仮説のもと，2時間単位の使用状況を描いています．作業者2と6は物質Xを発作2時間前から使用，作業者1と3と4と5は使用はしているものの2時間以内に発作は生じず，作業者5と6は物質Xの使用が二度あり，そして作業者7は過去半年間に発作がなかった作業者であることを表しています．

作業者1の結果を表1に従って当てはめてみると，⑥（全観察人時）が24人時（person-hour）のうち，②（物質Xの曝露期間）は2人時，①（その曝露期間での喘息発作の発生）は0人，④（非曝露期間）は22人時，③（その非曝露期間での発生）は1人となります．同様にして，全7人の結果は表2のようになります．表1の要領で，1つのアウトカムの発生を仮説因子への曝露・非曝露との関係で整理し全てのアウトカムを累積したとき，両者の関係はMantel-Haenszelの罹患率比（式1）で表すことができます．今回の場合は4.2の結果が得られています．すなわち，物質Xへの曝露は気管支喘息の罹患率を4.2倍高めるということになります．

注意すべきは，観察期間中にアウトカムの発生がなかった作業者7は，罹患率比の計算には全く関与しないことです．つまり対象者全員でなく，そのうちのアウトカム発症者に分析を限定すればよいことを意味しています．なお，この仮想データでは曝露影響を2時間としていますが，発症に必要な仮説因子への曝露影響の長さは先行研究も参考にしながら試行錯誤的に設定します．また逆に，曝露影響を洗い流す（washout）期間の長さも考慮する必要があります．

症例クロスオーバー研究は，仮説因子への「曝露がイベント発生に及ぼす影響は

一定の期間に限定されていて，その一定期間を除く期間におけるイベントの発生状況は等しい」と「発現するイベントは急性で一過性」という前提を求めていますが，同一患者のデータであるため，患者のもっている遺伝的素因や生活習慣の特徴はいずれの期間でも変わらないと考えることができます．考慮すべき交絡因子は存在しないというのが症例クロスオーバー研究の最大の長所です．この研究デザインの開発者である Maclure は，性行為後 1 時間以内の急性心筋梗塞の発症の罹患率比は 2.6（95％信頼区間：0.92-7.10）であったことを 300 例の心筋梗塞発症例を用いて示しています．

10 症例対照研究とコホート研究

　本章の最後に，コホート研究を前提としていない症例対照研究の強みと弱みについて，前章のコホート研究と比較しながら紹介します（図 12-9）．

　症例対照研究の大きな強みの 1 つは，前向きコホート研究や歴史的コホート研究の場合に比べて対象の規模が明らかに小さくてすむことです．いまから発生を待つ前向きコホート研究のような場合，たとえばがんの中でも罹患率が低い喉頭がんを研究対象にすると，わが国では男性 10 万人当たりわずか 6.6 人の発生数であるため，疫学的解析が可能な症例数を得るのに 10 万人を少なくとも 10 年程度は追跡する必要があります．人的・物的資源の確保はもちろんのこと，経費の確保も追跡もそう簡単ではありません．これに対して症例対照研究の場合，国内には喉頭がんの手術件数が年間 200 件を超える医療機関が 20 か所以上あるので，これらの医療機関の

12-9

症例対照研究とコホート研究の比較

比較項目	症例対照研究	前向きコホート研究	歴史的コホート研究
対象特定の情報	疾病罹患情報	仮説因子曝露情報	仮説因子曝露情報
対象の規模	小さい	大きい	大きい
対象の偏り	可能性あり	少ない	少ない
研究期間	短い	長い	短期も可能
人的・物的資源	少なくてすむ	多くかかる	少なくてすむ
稀な疾患の研究	適	不適	不適
稀な因子の研究	不適	特殊な集団で可能	特殊な集団で可能
長い潜伏期間の疾患	適	不適	どちらでもない
多疾患を対象	困難	可能	可能
曝露情報の信頼性	劣る	よい	既存資料の精度に依存
関連の時間性の保証	不完全	よい	よいとはかぎらない

多施設共同研究として新規に診断された患者を対象にすることで容易に実現します．研究期間も短くてすみます．件数が多ければ単独の医療機関でも可能かもしれません．同様な意味になりますが，したがって稀な疾患の研究にも症例対照研究が向いています．もう1つ大きな利点をあげるなら，潜伏期間の長い疾患の研究に適していることです．原因が作用して半世紀後に発生するような疾患，たとえばアスベストに初回曝露後40〜50年の潜伏期間を経たのちに発生する中皮腫のような場合，前向きコホート研究は明らかに不向きです．歴史的コホート研究は可能ですが，追跡対象者の名簿が整備されていることが前提となります．

　一方，症例対照研究の大きな弱みの1つは，仮説因子とアウトカムの関連の時間性が完璧に保証されているわけではないことです．たとえば，呼吸器疾患患者はごく初期に軽度の症状を自覚して意識しないままに喫煙習慣を変更してしまっている可能性があります．この点では，対応するアウトカムの発症者をベースライン健診に基づいて除外する前向きコホート研究のほうが明らかに優れています．もう1つの大きな弱みは，ベースライン健診時に様々な情報を収集する前向きコホート研究と比べると，過去に遡る症例対照研究は仮説因子も含めて様々な曝露因子に関する情報の信頼性がどうしても劣ることです．そのため，アウトカムと仮説因子の関連が見かけ上なくなったり，逆にあるようにみえてしまったりします．また，コホート研究の対象集団は通常は明確であるのに対し，症例対照研究では曖昧になりがちです．対照者抽出の大原則は症例と同一仮想母集団の構成員からの無作為抽出です．複数の医療機関から対照者を抽出するなどの工夫はしますが，母集団が実態的なものではなく仮想的なものであることに変わりはありません．対照群を医療機関対照や地域対照などと複数設定し，同じ結論が得られるかどうかを検証して偏りのない結果であることを示すことも試みられます．こうした弱みは，コホート研究に比べてバイアスに脆弱な原因にもなっています．研究対象疾患が1つに絞られてしまっていることも欠点といえば欠点ですが，最近，2つ以上のアウトカムを同時に分析する方法論も提唱されています．

　それぞれ強みと弱みがあり，研究目的や研究段階に応じて症例対照研究かコホート研究かを使い分けることになりますが，一般的には時間的にも経費的にも負担が相対的に小さい症例対照研究を先行させることが好まれます．同等の精度で実施された研究で異なる結果が出た場合は，コホート研究の結果を優先させます．一般にコホート研究のほうがデザイン性に優れより高いエビデンスを与えるからです（図7-2）．

第13章 疫学指標（2）

　第8章では疾病の発生頻度を示す3つの疫学指標として有病割合（prevalence），発生割合（incidence proportion: IP），罹患率（incidence rate: IR）を，その後の章では仮説因子とアウトカムの関連の強さを示す指標として発生割合比（IPR），罹患率比（IRR），標準化死亡比（SMR），オッズ比（OR）を説明してきました．

　本章では，オッズ比に関連した追加説明と，ハザード比（hazard ratio：HR），そして仮説因子のアウトカムに対する影響の大きさを示す4つの疫学指標，すなわち寄与危険，寄与危険割合，人口寄与危険，人口寄与危険割合を紹介します．

わが国の疫学研究から ⑭

JPOS study：アウトカムは骨粗鬆症と骨折

　Iki らによって1996年に開始されたコホート研究である（*Int J Epidemiol* 2015；44：405-414）．正式呼称は Japanese Population-based Osteoporosis Cohort study で，多くのコホート研究が循環器疾患やがんをアウトカムとしているなかで，骨粗鬆症と骨折に注目したユニークな前向き研究である．地域差を考慮して北海道・本州・四国・九州・沖縄から計7か所を選んだうえで，住民基本台帳から無作為抽出した1か所1地区当たり15〜79歳の女性650人を対象にベースライン健診を実施し，結果の得られた3,895人（受診率87.6%）について，6，10，15，20年次の追跡健診を続け現在に至っている．骨粗鬆症の指標には DXA による腰椎と大腿骨の骨密度を，骨折は質問紙に基づいた self-report をそれぞれ用いている．喫煙，ビタミンD遺伝子多型，オステオカルシンなどの骨代謝指標，納豆摂取が骨粗鬆症の関連因子であること，骨折の危険因子としては骨代謝指標高値，椎体骨折既往，低骨密度，血清25(OH)ビタミンD低値などを報告している．また，DXA画像の再解析で得られた海綿骨の構造指標である trabecular bone score が，骨密度とは独立した椎体骨折の危険因子であることを初めて示した．2007年からは，男性の骨密度に着目したコホート研究 FORMEN study（Fujiwara-kyo Osteoporosis Risk in Men）を65歳以上の男性約2,000人を対象として開始し（*BMC Musculoskelet Disord* 2009；10：165），血糖が低血清カルボキシル化オステオカルシンと関連していることや，椎体と下肢の骨折が死亡の有意な危険因子であることなどを報告している．詳細は http://www.med.kindai.ac.jp/pubheal/jpos/（2019年1月31日現在）で閲覧できる．

1 オッズ比の追加説明

オッズ比（OR）は症例対照研究に用いる疫学指標という印象が強いと思いますが，コホート研究でも定義に基づき求めることができます.

図 13-1 の表 1 は症例群 N_1 人と対照群 N_0 人の症例対照研究の要約です．そのオッズ比はすでに説明（図 12-1）したように式 1 で求めることができますが，仮説因子の曝露（exposure）の有無に注目したオッズ比であることから，そのことを強調するときは曝露オッズ比（exposure-odds ratio：EOR）と呼びます．一方，表 2 は仮説因子の曝露群 N_1 人と非曝露群 N_0 人のコホート研究の結果で，疾患罹患のオッズ比は定義に基づき式 2 から求めることができます．症例対照研究と違ってアウトカムの発生に着目したオッズ比であり，EOR と区別するときには疾病オッズ比（disease-odds ratio：DOR）と呼びます.

ただ，こうしたオッズ比の違いは意識的に書き分けられることはほとんどなく，またオッズ比といえば通常は EOR を指していることからオッズ比→症例対照研究→ ad/bc と単純に思い込んでいると，たとえばコホート研究をもとにした多変量ロジスティック回帰分析で用いられるオッズ比（図 17-6）の意味を理解できなくなります．この場合のオッズ比は EOR でもなく POR（図 13-2）でもなく DOR を意味しています.

ところで，コホート研究では IPR（発生割合比）を求めることができました（図 11-5）．DOR との関係は式 3 に示したように稀少疾病の仮定下では DOR とほぼ等しくなります． $a+b \fallingdotseq b$ かつ $c+d \fallingdotseq d$，すなわち $a \ll b$ かつ $c \ll d$ がその仮定ですが，IPR が算出できる条件は DOR も算出できることを意味しており，$a \ll b$

13-1

EOR と DOR と IPR

表1 症例対照研究

	症例群	対照群
曝露あり	a	b
曝露なし	c	d
計	N_1	N_0

症例対照研究のオッズ比

$$= \left(\frac{\frac{a}{N_1}}{1 - \frac{a}{N_1}} \right) \Bigg/ \left(\frac{\frac{b}{N_0}}{1 - \frac{b}{N_0}} \right) \quad \cdots\cdots \text{式 1}$$

$= (a/c)/(b/d) = ad/bc$
= 曝露オッズ比（EOR）

表2 コホート研究

	発症	未発症	計
曝露群	a	b	N_1
非曝露群	c	d	N_0

コホート研究のオッズ比

$$= \left(\frac{\frac{a}{N_1}}{1 - \frac{a}{N_1}} \right) \Bigg/ \left(\frac{\frac{c}{N_0}}{1 - \frac{c}{N_0}} \right) \quad \cdots\cdots \text{式 2}$$

$= (a/b)/(c/d) = ad/bc$
= 疾病オッズ比（DOR）

$$\text{IPR} = \left(\frac{a}{N_1} \right) \Bigg/ \left(\frac{c}{N_0} \right) = \left(\frac{a}{a+b} \right) \Bigg/ \left(\frac{c}{c+d} \right)$$

$$\fallingdotseq (a/b)/(c/d) = \text{DOR} \quad \cdots\cdots\cdots\cdots \text{式 3}$$

$a \ll b$ かつ $c \ll d$（稀少疾病の仮定）

かなどを吟味する実際的な意味はありません。コホート研究ではオッズ比と発生割合比は相互に置き換え可能な場合があることを示している点に意味があります。

横断研究で用いる有病オッズ比（prevalence odds ratio：POR）と関連指標を図13-2に整理しました。横断研究のため測定したどちらが仮説因子でどちらがアウトカムか関連の時間性は不明ですが、研究者としては当然どちらかを仮説因子と想定しているはずなので表3ができあがります。注意すべきは、N_1 人と N_0 人の2群があらかじめ存在していたわけではなく、標本集団全員を想定する仮説因子とアウトカムで4つのセルに分けたあと、それらを合計すると N_1 人と N_0 人になったにすぎないことです。オッズ比の定義に従うと有病に関するオッズ比は式3で求められ、右表の例では2.63という値が得られています。POR は疾患の有病期間が曝露群と非曝露群で同じとみなせる場合（現実には難しい）には式6のように罹患率比（incidence rate ratio：IRR）に等しいことが示されています。一方、発生割合比（IPR）に相当する疫学指標（PR）は式4で求めることができ、右表の例では1.48の値が得られています。POR はそれ自体がオッズ比としての意味をもっていますが、PR の推定値とする場合には有病割合が0.1程度まで（稀少疾病の仮定）でないと過大評価となることが式5で示されています。

2 ハザード比

IPR や IRR は罹患数や死亡数を対象人数や観察人年で割って得た値の比であり、また OR は曝露の有無別人数を扱うことから、いずれもアウトカム発症の時間経過に無関係な疫学指標です。これらに対して、ある基準時刻からアウトカムが発生す

13-2

POR と PR と IRR

表3　横断研究

	疾患群	非疾患群	合計
曝露群	a	b	(N_1)
非曝露群	c	d	(N_0)

	疾患群	非疾患群	合計
曝露群	24	10	(34)
非曝露群	117	128	(245)

曝露群の $PO_1 = (a/N_1)/(b/N_1) = a/b$ ········ 式1
非曝露群の $PO_0 = (c/N_0)/(d/N_0) = c/d$ ····· 式2
$POR = PO_1/PO_0 = (a/b)/(c/d)$ ············· 式3
$PR = (a/N_1)/(c/N_0)$ ···················· 式4
$POR = (1-c/N_0)/(1-a/N_1) \times PR$ ·········· 式5

一方、図8-6 の④から、
$PO_1 = IR_1 \times L_1$, $PO_0 = IR_0 \times L_0$
ここで、$L_1 = L_0$ と仮定すると、
$POR = PO_1/PO_0 = IR_1/IR_0 = IRR$ ········· 式6

式1 = 24/10
式2 = 117/128
式3 = (24/10)/(117/128) = 2.63
式4 = (24/34)/(117/245) = 1.48
式5 = (1−117/245)/(1−24/34) × 1.48
　　= 2.63

PO：prevalence odds：有病オッズ
POR：PO ratio：有病オッズ比
PR：prevalence ratio：有病比
IRR：incident rate ratio：罹患率比

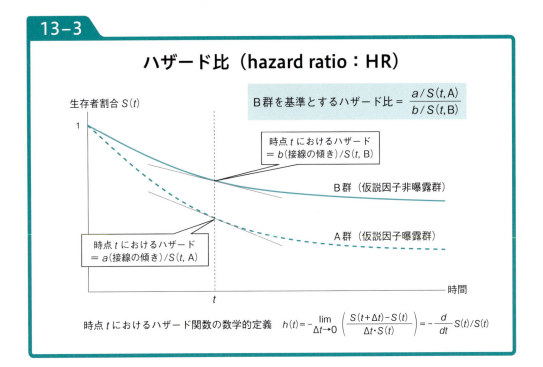

るまでの時間データを扱う生存時間分析（survival analysis）に用いる疫学指標があります．図 13-3 は，縦軸に生存者割合 $S(t)$，横軸に観察開始時点からの経過時間 t をとったものです．仮説因子がアウトカムの発生に有意に影響しているのであれば，生存率曲線に差があってよいはずです．ある時点まで生存している個体のその時点におけるアウトカムの瞬間発生率をハザード（hazard）と呼び，生存率曲線のその時点における接線の傾きを生存者割合で割って求めます．比較する群間のハザードの比がハザード比（HR）で，1 であれば仮説因子の曝露の有無でアウトカムの瞬間発生率に差がなく，1 より小さければ防御因子，逆に 1 より大きければ危険因子であることを意味し（図 11-8），それらの統計学的な評価は 95% 信頼区間（255頁）の結果に従います．理論的には 0 から無限大までの値をとります．求め方の実際は第 17 章で紹介しますが，複雑な計算過程のため信頼できる統計パッケージを使用します．

　IPR，IRR はいずれも基準群に対する注目群の結果についての相対比を示した疫学指標であり，総称的に相対危険（relative risk：RR）という呼び方が用いられることはすでに述べた通り（図 11-8）です．相対危険には，この HR さらには OR（EOR，DOR，POR）まで含める記述も多くみられます．HR などの疫学指標はあくまで集団解析の結果です．したがって，その意味で relative risk と呼ぶことは個人に生起する確率を意味する本来の意味での risk の定義（図 8-3）と矛盾しますが，個人の risk は集団解析の結果を当てはめるしかないので受け入れ可能な呼び方でしょう．同じ観点から，コホート研究のロジスティック回帰分析で得る OR は DOR

ですが，ROR（risk odds ratio）と呼んだりします．

3 寄与危険（割合）と人口寄与危険（割合）

仮説因子のアウトカムへの影響評価には，前述の相対危険のように比で表す方法に加え，リスク差（risk difference）と呼ぶ差で表す方法もあります．

いま，母集団から抽出した標本集団を対象にコホート研究が行われたとします（図13-4A）．仮説因子が危険因子であったとすれば，曝露群におけるアウトカムの発生指標（以下，死亡率で代表）の値は非曝露群より高く，非曝露群を基準にしたときとの死亡率の差を寄与危険（attributable risk：AR）と定義しています．このARの曝露群の死亡率に対する割合を寄与危険割合（attributable risk percent：AR%）と呼び，曝露群のアウトカムのうち何パーセントを仮説因子が原因と想定できるかを示しています．この意味でAR%をetiologic fraction（病因分画）ともいいます．

同様のことを母集団で考えてみます（図13-4B）．母集団と非曝露集団のアウトカムの死亡率の差を人口寄与危険（population attributable risk：PAR）といい，PARの母集団の死亡率に対する割合を人口寄与危険割合（population attributable risk percent：PAR%）と呼びます．母集団におけるアウトカムの死亡率は既存の統計資料があればそれを，非曝露集団の死亡率は標本集団が無作為抽出標本であればその非曝露群の結果を活用します．

相対危険は仮説因子とアウトカムの関連の強さを表す疫学指標であるのに対し，ARとPARは仮説因子を原因とするアウトカムの絶対的な増加（言い換えると予防

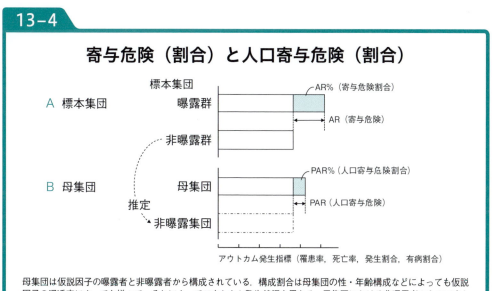

図13-4 寄与危険（割合）と人口寄与危険（割合）

母集団は仮説因子の曝露者と非曝露者から構成されている．構成割合は母集団の性・年齢構成などによっても仮説因子の浸透率によっても様々で，それによってアウトカム発生状況も異なる．母集団における非曝露者からのアウトカム発生状況は，標本集団が母集団からの無作為抽出とみなせるのであれば非曝露群で推定するのが自然である．

可能な絶対人数），AR%とPAR%は増加分がアウトカム全体に占める割合（予防可能な割合）であり，ともに公衆衛生上の量的問題を示す疫学指標と位置づけられます．

これら4つの疫学指標の実際の計算過程を以下に紹介します．コホート研究と症例対照研究では得られる情報が違うため求め方が異なります．

4 コホート研究の場合

1. ARとAR%

図13-5は，肺がん死亡率に対する喫煙の寄与を検討したコホート研究の結果で，人年を観察単位としています．ARは式1で求めますが，計算に必要なアウトカムに関する曝露群の死亡率Ieと非曝露群の死亡率Ioは，コホート研究の観察期間中のそれぞれの死亡数をそれぞれの観察人年で割って求めます．その結果，AR＝122.44×10^{-5}/年となり，年間10万人当たり122.44人の喫煙による肺がんの過剰死亡がこのコホート研究の曝露群に生じていることになります．AR%は定義通りの式2に従って数値を当てはめると74.0%の値が得られています．式2は変形すると式3となり，AR%は相対危険RR（研究デザインによってIPRであったりIRRであったりORであったりする）のみで表せます．当然ですが，式3の結果も74.0%になっています．つまり，その調査対象の喫煙群から喫煙を除去すると，肺がん死亡の74%を防げることを意味します．

このコホートは人年計算で行われているので相対危険としてIRRを用いています

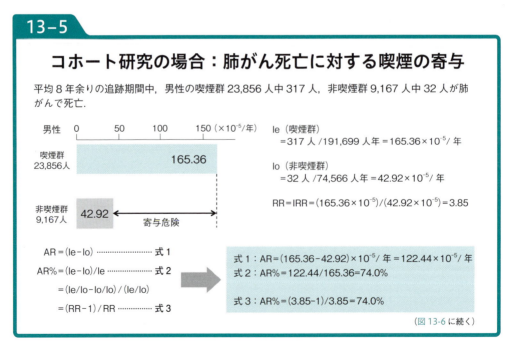

13-5 コホート研究の場合：肺がん死亡に対する喫煙の寄与

（図13-6に続く）

が，IPR であっても同様です．たとえば 2 年間のコホート研究で曝露集団は 10 万人当たり 20 人，非曝露集団は 5 人が死亡とすれば，2 年間で AR は 15×10^{-5} になります．そして AR% は $(20-5)/20 = 75\%$ と計算されます．

2. PAR と PAR%

いま，標本集団のコホート研究で得られた喫煙群と非喫煙群の死亡率 Ie と Io をもとに，母集団における喫煙の肺がんに対する PAR と PAR% を求めてみます（図 13-6）．ただし，重要な情報を 1 つ加える必要があります．母集団における仮説因子曝露割合 P（この事例では喫煙割合）で，それがわかれば式 4 を用いて母集団の死亡率を求めることができ，母集団における非曝露群の死亡率はコホート研究の対象者抽出に偏りがなければその非曝露集団の値 Io（式 5）を当てはめることができます．PAR は（式 4 － 式 5）で求まります．いま $P = 1/3$ とすれば，$40.81 \times 10^{-5}/$ 年となりました．年間 10 万人当たり 40.81 人が喫煙により過剰死亡していることを意味します．AR は $122.44 \times 10^{-5}/$ 年（図 13-5）でしたが，コホート研究の曝露群は喫煙割合 100% の集団の結果であるのに対し，PAR は喫煙割合 1/3 の集団と仮定していることの違いです．つまり，PAR＝$P \times$AR の関係にあります（式 6）．PAR を母集団の死亡率（式 4）で割った値が PAR% で，この例では 48.7% の値が得られています．喫煙割合を 1/3 と仮定した母集団における肺がんの半数近くは喫煙が原因であることを示しています．喫煙割合が違えば PAR% も変わります．仮に 1/5 であれば 36.3%，1/2 で 58.8%，4/5 で 69.5% という具合です．式 7 を変形すれば式 8 になって同じ値が得られるのは当然ですが，式 8 の利点は曝露群と非曝露群の

13-6

（図 13-5 の続き）

Ie＝$165.36 \times 10^{-5}/$ 年，Io＝$42.92 \times 10^{-5}/$ 年，AR＝$122.44 \times 10^{-5}/$ 年，RR＝3.85 は図 13-5 の通り．
PAR，PAR% の計算には母集団の仮説因子曝露割合が必要（喫煙割合 P＝1/3 と仮定）．

人口寄与危険（PAR）

母集団の死亡率＝Ie$\times P$＋Io$\times(1-P)$ 式4
母集団における非曝露群の死亡率＝Io 式5
PAR＝式4－式5＝[Ie$\times P$＋Io$\times(1-P)$]－Io
　　＝$P \times$(Ie－Io)＝$P \times$AR 式6

式4：母集団の死亡率：$165.36 \times 1/3 + 42.92 \times (1-1/3) = 83.73 \times 10^{-5}/$年
式5：母集団における非曝露群の死亡率：$42.92 \times 10^{-5}/$年
式4－式5：PAR＝83.73 42.92＝$40.81 \times 10^{-5}/$年
式6：PAR＝$1/3 \times (165.36-42.92) = 40.81 \times 10^{-5}/$年

人口寄与危険割合（PAR%）

PAR%＝式6/式4
　　＝[$P \times$(Ie－Io)]/[Ie$\times P$＋Io$\times(1-P)$] 式7
　　＝[$P \times$(Ie/Io－Io/Io)]/[Ie/Io$\times P$＋Io/Io$\times(1-P)$]
　　＝[$P \times$(RR－1)]/[RR$\times P$＋$1 \times(1-P)$]
　　＝[$P \times$(RR－1)]/[$P \times$(RR－1)＋1] 式8

式7　＝[$1/3 \times (165.36-42.92)$]/[$165.36 \times 1/3 + 42.92 \times (1-1/3)$]
　　＝$40.81 \times 10^{-5}/83.73 \times 10^{-5}/$年＝48.7%
式8　＝[$1/3 \times (3.85-1)$]/[$1/3 \times (3.85-1)+1$]＝48.7%

個々の死亡率が不明であっても，相対危険と仮説因子曝露割合 P がわかっていれば計算可能な点にあります．

5 症例対照研究の場合

症例対照研究の場合，コホート研究では得られる Ie と Io が研究デザインの制約上求められないため，AR などの算出には 2 つの仮定を必要とします．1 つは求めた OR が IRR などと同等の相対危険（RR）とみなせること，もう 1 つは母集団の発生率が既存資料などであらかじめ判明していることです．先に求め方が簡単な AR% と PAR% を計算してみます．

1. AR% と PAR%

図 13-5 の AR% を求める式 3 は相対危険 RR だけで構成された式です．仮定の 1 つが OR＝RR なので，OR の値をそのまま代入することで図 13-7 の例は AR%＝89.0% と求められます．PAR% は，RR と母集団における仮説因子曝露割合から図 13-6 の式 8 を用いて求めることができます．症例対照研究の対照集団が母集団からの無作為抽出とみなせれば，対照群における仮説因子曝露割合が母集団のよい推定値であることが期待でき，それを用いることが可能です．この事例では $P＝1,296/1,357$ となり，RR とともに式 8 に代入すると PAR%＝88.5% が得られます．

2. AR と PAR

定義から，AR は Ie と Io の差であり，PAR は母集団の死亡率 It と Io の差です

13-7

症例対照研究の場合：肺がん死亡に対する喫煙の寄与

		肺がん	
		症例	対照
喫煙	有	1,350	1,296
	無	7	61
		1,357	1,357

$$\text{OR} = (1,350/7)/(1,296/61)$$
$$= 9.08 = \text{RR}$$

$$\text{AR\%} = \frac{RR-1}{RR} = \frac{9.08-1}{9.08} = 89.0\% \quad \cdots\cdots\cdots \text{式3}$$

$$\text{PAR\%} = \frac{P \times (RR-1)}{P \times (RR-1)+1} = \frac{0.955(9.08-1)}{0.955(9.08-1)+1} = 88.5\% \quad \cdots\cdots \text{式8}$$

→ 母集団の仮説因子曝露割合
≒対照群における曝露割合＝1,296/1,357＝0.955

$$\text{It} = \text{Ie} \times P_e + \text{Io} \times P_0 \quad \cdots\cdots\cdots \text{式9}$$
$$= RR \times \text{Io} \times P_e + \text{Io} \times P_0$$
$$= \text{Io} \times (RR \times P_e + P_0)$$

$$\therefore \text{Io} = \frac{It}{RR \times P_e + P_0} \quad \cdots\cdots\cdots \text{式10}$$

$$= \frac{It(=480.0 \times 10^{-6})}{RR \times \dfrac{1,296}{1,357} + \dfrac{61}{1,357}} = \frac{480/10^6}{9.08 \times 0.955 + 0.050} = 55.0/10^6$$

$$\text{AR} = \text{Ie} - \text{Io} = \text{Io} \times (RR-1)$$
$$= 55.0/10^6 \times (9.08-1) = 444.4/10^6 \quad \cdots\cdots\cdots \text{式11}$$
$$\text{PAR} = \text{It} - \text{Io}$$
$$= 480.0/10^6 - 55.0/10^6 = 425.0/10^6 \quad \cdots\cdots\cdots\cdots \text{式12}$$

（図 13-4）．問題は，症例対照研究では Ie と Io，そして It に関する情報が得られないことです．ただ，この 3 者は式 9 の関係（P_e，P_o は母集団における仮説因子の曝露割合と非曝露割合）にあり，そこから式 10 が導出できます．対照群が母集団から偏りなく抽出されているとすれば，この式中の P_e と P_o は対照群の値で代表させることができます．そのうえで，It の値が既存資料や文献からわかれば（この例では 480.0×10^{-6}/ 年），Io を求められます．これらで求めた値を使えば AR（式 11）と PAR（式 12）を得ることができます．

---

case fatality rate
column 8

特定の疾病状態にあった者のうちの特定期間中における死亡者割合のこと．1882 年 12 月から 10 か月の海外練習航海で軍艦龍驤の乗組員 367 人中 169 人に脚気が発症し，うち 25 人が死亡した記録が残されている（*J Royal Soc Med* 2013；106：332-334）．脚気による 10 か月の case fatality rate は 25/169=0.15 となる．疾患発生の速度でなく割合を示しているので，正しくは proportion と呼ぶところが慣習的に rate となっている．日本語も致命割合が適切であるが一般に致命率と呼ばれている．

Kappa 統計量（カッパ統計量）
column 9

カテゴリカルデータで表現される測定値の独立した 2 人の測定結果の一致度（agreement）を示す統計量．提唱者の名を冠して Cohen の一致係数と呼ぶこともある．2 人の測定結果（たとえば，肺がん 100 人の病理ステージ）を $m \times n$ 分割表に整理したときの，対角線上に並ぶセルの人数（観察値）と，それらセルの確率論に基づく人数（期待値）と，対象人数とから求める統計量である．一致度が高ければ観察値と期待値の差が大きくなることを利用している．重み付け Kappa 統計量（weighted Kappa statistic）は，対角線上にないセルの観察値と期待値の差も考慮した統計量である．これらの統計量で得る k 値は−1 から 1 の値をとる．値の大きさについて一致した表現はないが，たとえば，負は一致を示さず，0〜0.20 は slight, 0.21〜0.40 は fair, 0.41〜0.60 は moderate, 0.61〜0.80 は substantial, 0.81〜1 は almost perfect agreement などと評価する．

第14章 実験的疫学研究

　実験的疫学研究は，対象者の自由意志に任せたまま仮説因子とアウトカムの関連を検証する観察的疫学研究とは異なり，両者の因果関係を証明するために，あたかも研究室で実験を行うがごとく研究者が条件を制御して実施する疫学研究です．エビデンスレベルの高い結果が得られる研究デザインですが，常に可能というわけではありませんし，一般論として結果は常に絶対的というものでもありません．

　本章では，重要な手法である無作為化比較試験を中心に実験的疫学研究について説明します．

わが国の疫学研究から ⑮

JAGES：高齢者の健康の社会的決定要因を探る

　もともとは愛知県の2つの自治体で1999年に開始された研究で，AGES（Aichi Gerontological Evaluation Study）と呼ばれていた．その後，大学や国立研究センターなど30を超える機関の研究者ネットワークが統一的プロジェクト下で，複数回にわたり異なるコホートを立ち上げることによって対象地区が全国拡大されていくなか，2010年に日本老年学的評価研究（Japan Gerontological Evaluation Study：JAGES）と呼称変更され現在に至っている（J Epidemiol 2016；26：331-336）．直近の2016年に確立されたコホートは全国41市町村，約20万人の規模である．それぞれのコホートで調査項目に違いはあるが，65歳以上の高齢者の健康に関する社会的決定要因（social determinants of health：SDH）を明らかにするための共通のアウトカムと仮説因子が設定されている．前者は高齢者の多面的な健康状態（主観的健康感，うつ状態，ADLやiADLといった生活機能，口腔機能，転倒等），後者は社会的因子（教育歴や所得などの社会経済因子，社会参加・社会的支援，ソーシャルキャピタル等）である．これらの把握は原則として妥当性が確認された質問紙法によっている．JAGESは，生活習慣など疾病の個人責任とされる因子の上流あるいは背景に個人の努力を超えた政策や地域社会，経済状態などという社会的規定因子があり，それが健康格差をもたらしていることを明らかにしようとしている．社会疫学（social epidemiology）と呼ばれる新しい領域で，プロジェクトリーダーの近藤克則らは健康格差を解消するsocial prescriptionの提案を目指している．JAGESの詳細はhttps://www.jages.net/（2019年1月31日現在）で閲覧できる．

1 研究デザイン

　実験的疫学研究は，無作為化比較試験（randomized controlled trial：RCT）の手法を用いたいくつかの研究と，非RCTである地域試験に分けられます（図7-1）．後者は本章の「8 地域試験」で説明するとして，前者の代表的なものは図14-1のように，①新薬や新しい手術手技などの治験目的にRCTを組み込んだ臨床試験，②予防接種や健康教育など一次予防の効果判定目的にRCTを組み込んだ医療機関外で実施されるフィールド試験，③RCTを個人ではなく集団を単位に行うクラスター無作為化試験に整理できます．

　いずれも比較的新しい研究手法です．現在の形の臨床試験の始まりとされているのが，1947年に英国で結核患者を対象に実施されたストレプトマイシンの治験研究です．劇的な効果があることが見事に証明されました．フィールド試験のごく初期の代表的研究としては，1954年に米国で実施されたポリオワクチンの有効性に関する大規模研究があげられます．対象者は臨床試験のように患者ではなく健康人であり，医療機関外で実施されています．そしてクラスター無作為化試験の開始はもっと新しく，複数の禁煙プログラムの有効性について喫煙者を対象に比較した1990年の報告を初期の研究例としてあげることができます．

　これらは実験的疫学研究であるゆえに，付加あるいは除去される治療的または予防的な行為（介入：interventionと呼ぶ）は高い倫理的水準を満足させるものでなければなりません．除去というのは，たとえば喫煙などのように好ましくない因子を取り除くことを意味します．ヘルシンキ宣言は "Medical research involving

14-1

実験的疫学研究の研究デザイン

名称	概要	初期の代表的研究
臨床試験 （clinical trial）	医療機関で，個人を対象に実施される治療効果の検証を目的とした実験的研究．	1947年に英国で行われたストレプトマイシンの薬効に関する研究．107人の結核患者を「ストレプトマイシン投与および安静群（I群）」と「安静群（C群）」に無作為に割り付けて経過観察．半年後のC群の死亡割合0.27，胸部X線所見の著明改善率8％に対し，I群では各々0.04と51％であった．（BMJ 1948；30：769-782）
フィールド試験 （field trial）	医療機関以外の場で，個人を対象に実施される一次予防効果の検証を目的とした実験的研究．	1954年に米国で開始されたポリオワクチンの有効性に関する研究．ワクチン接種群（I群）とプラシーボ接種群（C群）に無作為割り付けを行った学童各約20万人中，半年余りの追跡期間で，麻痺症状を伴ったポリオの発生割合はI群が16（×10⁻⁵）と，C群の57（×10⁻⁵）の約1/4であった．（JAMA 1955；158：1266-1270）
クラスター無作為化試験 （cluster randomized trial：CRT）	個人ではなくクラスター（集団）を単位として無作為割り付けを行い，介入効果等を検証する実験的研究．手法として定着し本格的に報告され始めたのは1990年前後以降．	3種類の禁煙プログラムの有効性を検証した1990年に報告された米国の研究．禁煙クリニックのマスコミを通じた呼びかけに応じた1,041人が参加した説明会単位（平均11人）で無作為に3群に割り付けられた．禁煙プログラム終了後1年目までの禁煙割合は米国がん学会のプログラムが一貫して最も低率であった．（AJPH 1990；80：554-559）

human subjects must conform to generally accepted scientific principles, be based on a thorough knowledge of the scientific literature."（Article 21）と述べています．このことを実験的疫学研究に当てはめると，蓄積された医学的知見から介入を受ける者に不利益がないことが十分推測され，かつ従来からの標準的方法を上回る効果があることも期待でき，その効果検証において実験的条件が必要というときに初めて実施されるべき研究ということになります．

2 RCT の基本構造

臨床試験とフィールド試験に用いる最も単純な RCT の基本構造を図 14-2 に示します．1 群 1 因子の 2 群間並行無作為化比較試験（two-arm parallel randomized clinical trial）の基本構造です．「最も単純」という意味は，設定する群が 3 群以上の多群（multi-arm）であったり，クロスオーバー臨床試験（104 頁）という個人単位で介入と非介入を無作為に割り付ける手法や，要因配置法（factorial design）（事例 15）を用いて 1 群に複数の仮説因子（介入因子）を割り付ける手法などもあるためです．

RCT の基本構造は，先行研究から導いた研究仮説の検証を目的として，(1) 対象者を募集し，(2) インフォームド・コンセントに基づく研究参加同意者の中から，(3) ベースライン健診などで研究目的に合致する適格症例を抽出し，(4) 無作為割り付けを行って，(5) 介入群には検証しようとする仮説因子を，対照群には標準治療または標準プログラムを付加しながら，両群を追跡します．そして両群の (6) アウ

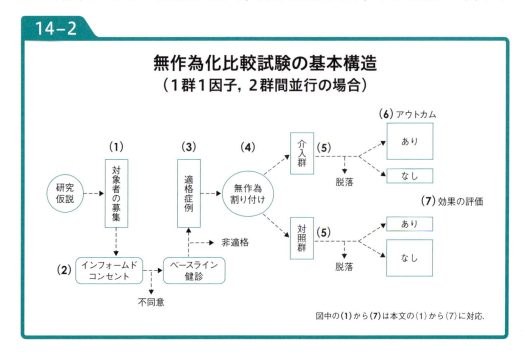

図 14-2 無作為化比較試験の基本構造（1 群 1 因子，2 群間並行の場合）

図中の(1)から(7)は本文の(1)から(7)に対応．

トカムの発生状況を，（7）数値化して効果を評価する，という流れになります．

1. 対象者の募集

　研究対象者は，臨床試験であれば研究者が治療している患者や協力医療機関の受診者の中から，フィールド試験であれば協力が得られた任意団体の構成員や地域住民などの中から募集します．募集条件を院内に掲示したり，団体の機関誌や県民だよりなどに掲載してもらって勧誘します．対象者が予定数まで一気に集まることは稀で，また研究者側の受け入れの制約もあって，日数をかけて徐々に集める努力を余儀なくされます．共同研究者がいれば複数の場所で同時に募集することもできます．応募者が医療機関受診者でない場合には診療情報は限られ，あらかじめ定めた組み入れ規準などを満足させる適格症例かどうかの判定は，その確認のために実施するベースライン健診の結果を待つことになります．マンパワーや経費的なことを考慮すると，適格症例への絞り込みが効率的にできる集団の設定や募集方法の工夫が大切です．

2. インフォームド・コンセント（IC）の取得

　研究参加者に IC（informed consent）をとるタイミングは，ベースライン健診を必要とする場合は図14-2のようにそれ以前でなければなりません．そうでなければ倫理的な問題が生じます．一方，通常の診察などで入手ずみの診療情報だけで判断できるのであれば，IC の取得は無作為割り付け前でよいでしょう．

　IC の取得にあたっては，①参加勧誘の目的は研究であることを明示すること，②研究参加を拒否しても不利益は生じないこと，③介入内容は仮説を証明するためのものであり従来法に比べて優越性は証明されていないこと，④介入群になるか対照群になるかの選択はできないこと，⑤いずれの群に割り付けられたかは原則として研究終了まで知らされないこと，⑥IC はいつでも撤回可能で研究への参加の取り止めは直ちに可能であること，⑦予想されない不利益が生じるおそれがあることなどに加えて，⑧研究機関の倫理審査委員会が求めるその他の事項を明記した書面に基づいたわかりやすい説明が必要です．加えて，本人または代諾者からの口頭ではなく書面による同意が必須です．

　IC の同意書提出者は研究への参加意志を示した人であるという意味で，研究対象者（study subjects）ではなく研究参加者（study participants）と呼んで区別します．

3. 適格症例（eligible cases）の抽出

　適格症例をあらかじめ定めた組み入れ規準（eligibility criteria）と除外規準（exclusion criteria）に従って抽出します．規準は性，年齢，人種，住所地，診断基準への適合，合併症の存在，既往症，薬剤の服用，妊娠の有無，検査所見などについて，研究目的に沿って設定します．この2つの規準は表裏の関係にあるのでいずれか一方でも問題ありませんが，わかりやすさの観点から書き分けます．

　新薬や新しい手術手技などの臨床試験では，副作用予防や予想外のリスク対策と

して規準を「厳しく」する傾向にあります．そのため高齢者や合併症を有する者などのいわゆる弱者集団（vulnerable population）を適格外とする傾向があり，現実世界への適用，すなわち結果の一般化（generalizability）の妥当性（external validity）がしばしば問題になります．

　適格症例を何人集めればよいかは，仮説検証に必要な標本数（254頁）の問題です．つまり，意味ある介入効果の差を有意水準αで，どの程度の検出力（$1-\beta$）で検出したいと考えているのかという純粋統計理論上の問題です．そのうえで，不応答者割合を見込んでおく必要があります．重要なことは，標本数は研究開始前に決定しておかねばならないことです．そのためにも，仮説因子の介入効果に関する"thorough knowledge of the scientific literature"が求められています．検出力の観点からは，標本数が小さすぎたり大きすぎたりする研究計画は結果的に不必要な人を介入リスクに曝しているという倫理的な問題を発生させます．小さくてもメタアナリシス（205頁）に活用できればよいという意見もありますが，反論もあり，見解の統一には至っていません．研究遂行の実務面からは，研究開始前に標本サイズが決定していないと準備に過不足が生じます．

4. 無作為割り付け（random allocation）

　無作為割り付けはRCTを成功させるために最も重要な過程です．無作為化は，研究者や研究参加者に起因する選択バイアスを排除できることに加え，割り付け群間で認められる様々な統計量の差を確率論で論じられるところに大きな利点があります．以下，話を簡単にするために，介入群（A群）と対照群（B群）の2群間並行のRCTについて説明します．

1 　乱数の発生

　無作為割り付けには乱数を用います．最大の目的は，適格症例（たとえば患者）がA群とB群のいずれに割り当てられるかを割り付け担当者（たとえば主治医）に予測できなくすることです．そのことで恣意の働く余地をなくし，選択バイアスを防ごうというわけです．乱数発生には乱数表またはコンピュータの乱数関数を用いますが，偶数ならA群，奇数ならB群というように決めます．その程度のことであれば受診日が偶数日か奇数日かで割り付ければよいようにも思われますが，主治医には受診日から患者がどちらに割り付けられるかが予測できてしまうため，「今日登録するとB群になるから見合わせよう」などという恣意が生じる可能性があります．また，その都度硬貨を投げて表裏で決める方法も主治医が期待する結果でなければやり直すこともあるかもしれません．これらは複雑で微妙な主治医・患者関係の反映であり，恣意が入り込む余地をなくす必要があります．そのためにも，不足が生じないよう十分な人数分の乱数発生結果の一覧表を事前に作成しておきます．

2 　無作為割り付けの手法

　いくつかの手法がありますが，基本は単純無作為割り付け法です．発生させた乱

182　第4部　疫学の研究デザイン

数に基づき，すでに述べたごとく偶数はA群，奇数はB群というようにあらかじめ決めた約束に従って参加者を割り付ける方法です．一般に千人以上の規模になれば，A群とB群に割り付けられる人数だけでなく，年齢など様々な因子の分布割合，平均値，ばらつきなどの要約統計量も揃ってきて，RCTで得られたアウトカムに関する差は仮説因子（介入因子）による結果と結論づけやすくなります．しかし，人数が少なければ，2群間の割り付け人数の差も要約統計量の差も大きくなります．現実には様々な理由により50人前後規模のRCTも少なくありません．たとえば100人を無作為に2群に分けたとき，割り付け人数に55人対45人以上の差の偏りが生じる確率は10%弱あります．統計学的検出力は同数の人数が割り付けられたときに最も高くなり，人数差が大きくなればそれだけ検出力は下がります．

　対象人数が少ないときに発生しやすい割り付け群間の人数の偏りを避けるために工夫された手法の1つが，ブロック化無作為割り付け法です．図14-3の1)のように，A群とB群に割り付ける人数が一定人数の症例数ごとに同数になるように工夫された無作為割り付け法です．図の2)は交絡因子に注目した手法で，揃えたい交絡因子の層単位で無作為割り付けを行うことによって，結果としてその交絡因子の分布が比較群間で等しくなることを期待したものです．たとえば，多施設共同研究では実施機関が重要な層化因子になります．1)のブロック化との併用が効果的とされますが，層化に用いる因子が多くなると，各層に割り付けられる人数は急速に減少します．そこで考え出されたのが図の3)の最小化法です．1例目は無作為にA群か

14-3 無作為割り付けのその他の手法

1) ブロック化無作為割り付け法（blocked randomization）

たとえば，連続する4症例を1ブロックとして，この4症例をA群かB群かの2群に割り付けるとすれば，その割り付けの組み合わせは $_4C_2$ で6通り（AABB，ABAB，ABBA，BAAB，BABA，BBAA）あるが，この6通りの順序をあらかじめ乱数で決めて，4症例（1ブロック）ごとに無作為に割り付ける方法．4症例単位で必ず2症例ずつをA群かB群かに割り付けられる．

2) 層化無作為割り付け法
（stratified randomization）

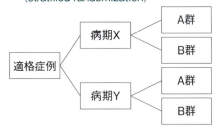

層化因子（例では病期）で層化してから，A群かB群に無作為割り付けをする（通常，少数例のためブロック化無作為割り付けを併用する）．

3) 最小化法（minimization）

因子	内訳	A群の分布	B群の分布	19例目
病期	X	3	7	
	Y	6	2	1
性	男性	4	5	1
	女性	5	4	
年齢	65歳未満	7	3	
	65歳以上	2	6	1

割り付けによる層化因子の分布の差が最小になるように，新規登録を割り付ける方法．この例では19例目はA群に割り付けることになる．B群に割り付けると網掛け部分の数値の合計のA, B群間の差が拡大する．

B群かを決定しますが，その後は新規登録症例の因子別回答を追加することによって，回答内訳（表中の網かけ部分）のA群とB群の合計人数の差がより拡大しないように，意図的にいずれかの群に新規登録症例を割り付ける方法です．無作為割り付けではありませんが，同等とみなされています．

3　隠蔽（concealment）

乱数の発生も無作為割り付けの手法も選択バイアスを防ぐことを目的としていますが，それを確実に達成できる仕組みを作っておく必要があります．乱数を発生させていても，主治医が無意識にしろ簡単にその結果を見られたなら恣意が働く余地があります．また，ブロック化無作為割り付けの場合に主治医がブロックの大きさを4人と知っていれば，ABBと続けば次はAと予測できてしまいます．こうしたことを防ぐ工夫を隠蔽と呼びます．たとえば，割り付け結果は連続番号を表面にふった封筒にそれぞれ1人分だけ密封しておく，その封筒は透けて見えない厚さにする，封筒を勝手に入れ替えられないように患者の氏名をあらかじめ表面に記入しておく，割り付けは現地ではなく中央管理で行う，などです．些細なことのように思えますが，実務上はきわめて重要な事柄です．

5. 介入と脱落

図14-4（図14-2の再掲）をみてください．無作為割り付けで介入群か対照群に決まれば，次の段階は前者には仮説因子を後者にはその対照因子をそれぞれ実験的に付加（除去）することになります．介入群に付加する因子には，新薬や従来薬の適用拡大，新しい手術や治療手技，新開発の補助具や装具，改良された行動変容プログラムや健康教育，リハビリや心理療法，補完代替医療など多種多様なものがあ

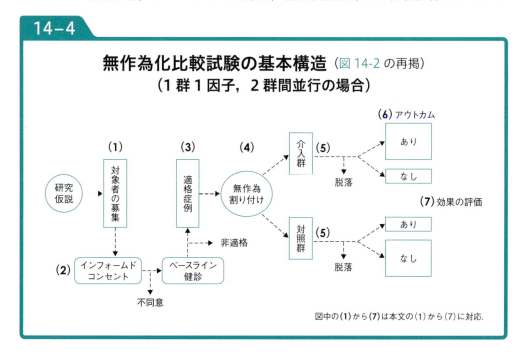

ります．介入群が新薬投与の場合，対照群には真薬と形状が全く同じで味やにおいも変わらないものの薬剤活性は全くないプラシーボ（placebo）を投与することもあります．プラシーボは患者に医療的管理を受けているという有益な心理的効果（プラシーボ効果）をもたらし，時に自覚症状の改善につながることに要注意ですが，薬効のある薬も同様なプラシーボ効果を有しています．しかし，すでに定着している標準薬があれば，倫理的な観点からプラシーボではなく標準薬を優先させます．同じ意味で，介入群に新薬以外の因子を付加する際にも対照群にはその時点での標準療法を実施すべきであり，標準療法がある場合は何もせずにただ観察だけということは許されません．何もしなければ，新しく適用しようとする療法が標準療法を上回るエビデンスを得ることもできなくなります．

参加者全員が予定通りの期間，予定通りの介入を受けることが理想ですが，現実にはありえません．転居などの消息不明者や参加を途中で取り止めた人は脱落者となり，アウトカムを含めて必要な情報が入手困難になります．脱落者は介入群にも対照群にも生じます．また，たとえば処方された薬剤の錠数・回数・期間を守っていない，自己判断で休薬している，対照群であったのに介入群と同じ薬剤の服用を開始したなど，介入内容が遵守（adherence）されていないという問題も発生します．こうしたことを防ぐために対象者との連絡を密にするなどの工夫が求められますが，脱落者が多かったり遵守率が低かったりした場合，副作用の発生頻度や，介入プログラム自体の実行可能性などに問題はないかを検討しなければなりません．

6. アウトカムの種類

同義語としてエンドポイント（endpoint）が用いられています．アウトカムは仮説因子との因果関係の検証を想定している評価項目のことで，RCTの開始前に具体的に決定しておかなくてはなりません．研究者が最も検証したい項目を主要（primary）アウトカムに，それ以外に注目する項目を副次（secondary）アウトカムに設定します．標本数は主要アウトカムに着目して計算します．関連するいくつかのアウトカムを合わせて1つにした複合（composite）アウトカムを評価項目に設定することもあります．ただし，これには問題点の指摘もあります（図14-9）．

死亡や新規罹患，再発の有無，合併症の発生など客観的把握が可能な結果をハードアウトカムまたは臨床的アウトカム，自覚症状やQOLや満足度などの主観的評価結果をソフトアウトカムまたは患者立脚型アウトカムと呼びます．一見どちらか紛らわしい場合もあります．たとえば「狭心症による入院」は「狭心症」があるのでハードアウトカムといえそうですが，「入院」は医師の配慮や患者の不安，医療保険制度によって左右される客観性の低い指標であるため，「狭心症による入院」はソフトアウトカムです．代替え（surrogate）アウトカムという項目もあります．主要アウトカムと関連があり，主要アウトカムよりは短期間で評価しやすい項目のことで，心血管系疾患の場合の血圧や肺がんの場合の禁煙などです．血糖値は糖尿病の

細小血管障害の代替えアウトカムですが，大血管障害の代替えになりうるかは議論があります．

アウトカムの測定値は生死の2値であったり，死因のような名義尺度であったり，アウトカム発生までの期間であったり，離散量であったり，連続量であったりと様々です．脱落者が発生した場合，死亡や死因，がんなどのように届出制度や登録制度のあるアウトカムはほぼ100%把握できますが，多くの項目は欠損値になることを想定しておかなくてはなりません．

7. 効果の評価

アウトカムが2値データの場合の介入経過中の効果は発生割合（図8-2）やカプラン・マイヤー法（図16-19）の手法に基づいて求めた累積罹患率の推移で比較できます．後者の方法による罹患率曲線は脱落例があっても描くことができ，視覚的にもわかりやすく，2つの曲線の同一性を検定することもできます．介入終了時の効果はその時点における罹患率などを用いた評価が可能です．

図14-5は，後述の 事例15 のうち，介入が早期終了となった低用量アスピリンによる急性心筋梗塞の新規罹患に対する一次予防効果を例にとったものです．平均60か月の観察期間で介入群（アスピリン服用）54,560人年と対照群（プラシーボ服用）54,536人年に対して139人と239人の心筋梗塞の新規罹患があり，罹患率は各々 2.55×10^{-3}/年と 4.40×10^{-3}/年，したがってこれらの比である IRR は 0.56 となり，かつ IRR の 95% 信頼区間の上限は 1 より小さかったことから，アスピリンは有意な防御因子であることが示されています．

RCT の効果指標として，IRR［発生割合比（IPR）でも同じ］をもとにした3つ

14-5

RCT の効果指標

	心筋梗塞 新規罹患数	観察人年	罹患率
介入群 （アスピリン服用）	139	54,560 人年	$P_E = 139/54,560$ $= 2.55 \times 10^{-3}$/年
対照群 （プラシーボ服用）	239	54,536 人年	$P_0 = 239/54,536$ $= 4.40 \times 10^{-3}$/年

IRR（罹患率比）$= P_E/P_0$
$= (2.55 \times 10^{-3})/(4.40 \times 10^{-3}) = 0.56$（95% 信頼区間：0.45-0.70）

式1：ARR（絶対リスク減少）$= P_0 - P_E$
$= (4.40 - 2.55) \times 10^{-3} = 1.85 \times 10^{-3}$/年

式2：RRR（相対リスク減少）$= (P_0 - P_E)/P_0 = 1 - IRR$
$= (4.40 \times 10^{-3} - 2.55 \times 10^{-3})/(4.40 \times 10^{-3}) = 1 - 0.56 = 0.42$

式3：NNT（治療作用確認に必要な患者数）$= 1/ARR$
$= 1/(1.85 \times 10^{-3}) = 540$

式4：NNT $= 1/(RRR \times P_0)$

IRR：incidence rate ratio
ARR：absolute risk reduction
RRR：relative risk reduction
NNT：number needed to treat

の指標が知られています．式1のARRは介入によって実際に減少した罹患率を，式2のRRRは減少したリスクの程度をそれぞれ示す指標であり，値が大きいほど介入効果が大きいことを意味します．アスピリンの服用によって，年間千人当たり1.85人の心筋梗塞の新規罹患が減少し，罹患リスクは0.42（42%）減少することが示されています．式3のNNTは「その予防（治療）による介入効果を1例観察するために何人の患者（健康な人）に用いなければならないか」を示す効果指標で，値が小さいほど少ない対象者への介入で1人の罹患を予防（治療）できることを意味します．図14-5ではアスピリンを541人の健康な人に服用させたときに1人の予防効果が認められることを示しています．式3を変形した式4から理解できるように，RRRが同じであっても対照群の罹患率が高いほど小さな値になります．たとえば対照群と介入群の1年当たりの罹患率がそれぞれ0.1と0.03と，0.01と0.003の場合，RRRはともに0.7になりますが，NNTは15人と143人の違いが認められます．NNTはRRRやARRに比べると直感的にわかりやすい指標です．

　一方，アウトカムが血清コレステロールなどの連続量の場合，位置とばらつきの要約統計量として平均値と標本標準偏差を用いて，RCTの効果を評価するのが一般的です．介入中に反復測定していれば，両群の平均値の推移（たとえば図14-6）を描けます．どの時点から差が拡大してくるのかも視覚的にわかりやすいでしょう．無作為割り付けを行っているので介入群と対照群のベースライン健診時の平均値は人数が多くなるほど一致する傾向にあります．一致していれば終了時点の両群の平均値の差を，不一致であればベースライン健診時と介入終了時の差の平均値の両群の差を，それぞれ検定して介入終了時の評価とします．

3 マスキング（masking）

　介入効果を正しく判定するためにはマスキング（目隠し）が求められます．ブラインディング（blinding：盲検）と呼ばれることもいまなおありますが，blindが視覚障害という本来の医学的な意味があることに加え，「盲」が視覚障碍者に対する差別的表現という指摘があることから，マスキングと表現されることが多くなってきています．「目隠し」のほうが行っていることの実態をよく表している表現でもあり，本書では引用論文の著者本人がblindingを使用している場合はそのままにしていますが，原則はマスキングと書きます．

　RCTにあたってマスキングすべき人たちは，割り付けが介入か対照かを知ることで効果判定にバイアスを与える可能性のある人たちです．それはRCTの参加者自身であり，介入を加える医師のみならず関係する全ての医療スタッフ，効果測定をする人たち，さらには効果を疫学的に評価する人たちということになります．一重(single)，二重(double)，三重(triple)マスキングといった表現もありますが，

報告者によって意味する内容が必ずしも同じではないため，誤解を与えないようにどの立場の人たちをマスキングしたのかを具体的に記述するべきです．

マスキングができない場合（オープンと呼ばれます）もしばしばあります．新しい装具を使用したり，新しい手技の検査や手術を受けたりする場合です．プラシーボ手技（placebo procedure）でマスキング（事例14）をするRCTも行われますが，技術的な事項も含めて慎重な倫理的検討が必要です．

4 ITT（治療意図）分析

介入開始後の脱落者や，アウトカム関連項目の値が何らかの理由で欠損値となってしまった人，介入プログラム（対照群も含む）を遵守しなかった人は必ず発生します．その場合に2通りの解析方法が考えられます．1つはon-treatmentまたはper-protocolと呼ばれる分析法で，介入を予定通り終了した人たちだけに絞って分析する方法です．この方法は脱落に偏りが大きい場合に介入効果を過大評価してしまう危険性があります．もう1つはITT（intention-to-treat）分析法で，選択バイアスを避けるために脱落者やプログラム遵守違反者なども含めて全員を当初の割り付け通りに分析する方法です．このときの問題は，脱落者などの測定値は欠損しているため，それをどう扱うかです．図14-6はITT分析の一例で，心筋梗塞（MI）の新規罹患や冠動脈心疾患（CHD）による死亡の発生割合などを主要アウトカムとした，英国で実施されたスタチン製剤の薬効を検討したRCTを用いた臨床試験結果

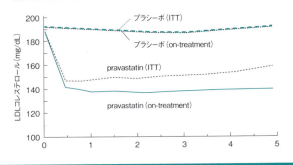

図14-6 ITT（治療意図）分析

です．介入開始後5年目で30%前後の脱落者が発生していました．死因と主要疾患の罹患は登録制になっていることを生かして脱落者に関するイベント情報も得て，当初の割り付け通りで発生割合の比較ができています（表）．一方，LDLコレステロールの値については on-treatment の経過と，欠損値は開始時の値で代用する ITT 分析の結果が示されています（図）．

　以下は，RCT を用いた臨床試験，フィールド試験，クラスター無作為化試験（CRT）の実際を事例紹介しながら順に説明します．

5 臨床試験

　まず臨床試験（clinical trial）です．　事例14　は安定狭心症200人に対するPCI（経皮的冠動脈インターベンション）の治療効果についての，プラシーボ手技を対照とした2群間並行二重盲検 RCT です．

1. 臨床試験の事前登録

　事前登録制度はもともと出版バイアスを意識して始められたものですが，不都合な臨床試験結果の隠蔽（米国のパキシル裁判例，2004年）や後付け解析（post-hoc）などを防止する目的が加わり，国際的に定着しました．米国食品医薬品局（FDA）は2007年に国立医学図書館の公式サイト（ClinicalTrials.gov）への登録，わが国は2009年に施行された臨床研究に関する倫理指針で UMIN（大学病院医療情報ネットワーク）などへの登録を義務化しています．WHO が運営する登録サイト

事例14

安定狭心症に対する経皮的冠動脈インターベンション：二重盲検無作為化比較試験

背景	欧州の学会による安定狭心症に関する治療ガイドラインは薬物療法を第一選択としているが，症状が継続する者にはPCI（経皮的冠動脈インターベンション）の適応としている．しかし，その有効性に関する RCT を用いた臨床試験はない．
目的	PCI が客観的なアウトカムを有意に改善するか否かの検討．
研究デザイン	2群間並行二重盲検無作為化比較試験（two-arm parallel, double-blind RCT）．
参加者	英国の5専門機関で2013年12月18日から2017年7月26日の間に安定狭心症と診断された368人のうち，18〜85歳で，冠動脈の1枝に少なくとも70%以上の閉塞が1か所以上証明され，かつ重篤な弁膜疾患などがなかった者230人のうち，6週間の十分な薬物療法で症状消失した者などを除いた200人に無作為割り付けを実施．
介入	冠動脈撮影で観察された有意な病変に薬剤溶出性ステントを留置．対照群はプラシーボ手技．
アウトカム	主要アウトカムは PCI 実施後6週間目のトレッドミル運動負荷耐久時間（exercise time on treadmill：ETT）．副次アウトカムは最大酸素摂取量，自己式質問紙を用いた狭心症症状や QOL などに関する主観的評価指標．
無作為化手法	コンピュータに発生させた乱数を用いて200人を2群に単純無作為割り付け．
マスキング	患者，PCI 治療センタースタッフを除く全医療スタッフ，研究チーム．
結果	ETT は PCI 群105人で平均28.4秒，プラシーボ群91人（脱落者の4人を除く）で平均11.8秒と延長が認められたが，その差16.6秒（95%信頼区間：−8.9-42.0）は有意でなかった．

(WHO-ICTRP) もあります．試験終了時までに登録内容を完成させることも義務づけられています．また，国際医学雑誌編集者会議（ICJME）が臨床試験論文投稿受付の前提として事前登録を求めています．[事例14]ではこうしたことを受けて患者登録を開始するまでに，研究目的，適格条件，介入内容，予定参加者数，研究デザイン，アウトカムなどを明記した研究計画が ClinicalTrials.gov に登録され，その認証登録番号が論文に記載されています．また，事前に決定されていた解析方法も含めた詳細な研究計画書が論文本体とは別に掲載雑誌（この場合は *Lancet*）のオンライン版で閲覧できるようにしてあります．

2. 参加者の割り付けの実際

　必要人数の適格患者を一挙に集め，介入を一斉に開始できることは現実的にはありえないといってもよいでしょう．[事例14]では医療機関5か所の多施設共同研究として，2014年1月6日から2017年8月11日にかけて適格患者200人を割り付けたとの説明が論文にあります．5か所×3年7か月＝延べ215か月で200人ですから，1か月平均1人弱の安定狭心症患者が新規登録され割り付けられたという計算です．つまり長い期間をかけて地道にデータを集めていたことがわかります．このことは複数の施設で長期間にわたり評価項目に関する精度を管理し続け，研究手順も変化させることなく，1人目と200人目で全く同様に対応することが求められていることを意味します．

3. 全ての関係者にマスキング

　原則は全ての関係者に効果的なマスキングをすることです．[事例14]ではステント留置という侵襲的行為を介入内容としていますが，その介入手技を受けたか否か自体が患者にもわからないような工夫がなされています．全員を薬物投与で鎮静させ，しかも手技中の声が聞こえないように音楽を流したヘッドホンをさせた状態で，カテーテルを用いた冠動脈圧測定などの生理的検査を行っています．その終了時点で完全鎮静化処置を薬物で行うとともに速やかにオンライン無作為化ツールを使って割り付けを行い，介入群には引き続いてPCIを，対照群にはカテーテルを入れた状態で最低15分間治療台に寝かせたままにしています．つまり生理的検査終了後からカテーテル抜去するまでの時間は，対照群にとっては治療ではなく侵襲性のあるプラシーボ手技であったということになります．[事例14]ではこのような患者へのマスキングに加え，治療室から病棟スタッフへの申し送りにも介入群か対照群かは一切知らせず，病棟では医師も含めて治療関係者全員に対象者全員をPCIを受けた患者として対応することを求め，その後の経過観察者にもアウトカム評価者にもマスキングがされています．もちろん，PCI実施者が患者に接することや経過観察に関わることも禁止しています．

4. 研究中止権限

　予想外の重大な有害事象が発生した場合，その重篤性を判断して研究を続行する

か中止するかを研究チームとは利害関係のない独立委員会が決定できる仕組みを作っておくことが求められます．事例14ではindependent data safety monitoring boardがその役割を担い，カテーテル穿刺後出血などのために輸血が必要となった4例の有害事象を検証し，中止決定を命ずることなく研究を続行させています．

5. 十分な医学的根拠の存在

RCTは実験的に仮説因子を付加するため倫理的問題が発生しやすく，実施にあたっては十分に納得できる医学的根拠が求められます．事例14では侵襲を伴うプラシーボ手技が用いられています．研究チームは，狭窄部位の拡張で自覚症状が消失するという一見わかりやすい解釈が侵襲性のあるプラシーボ手技を伴うRCTの実施を躊躇させているが，PCIが安定狭心症に効果があることを示した報告はいずれもマスキングがされていない臨床研究に基づいていること，プラシーボ効果は非侵襲性よりも侵襲性の介入のほうが一般に大きいことなどを指摘しています．そのうえで，PCIの真の効果の評価にはプラシーボ効果を差し引かねばならないこと，さらにPCIは世界中で広く用いられている治療法でもあり，プラシーボ手技を用いたRCTが必要と説明して，倫理審査委員会の承認を得ています．

6 フィールド試験

RCTを用いたフィールド試験 (field trial) は医療機関で患者を対象に実施される臨床試験と違った難しさがあります．事例15はアスピリンとβカロテンの一次予

事例15

アスピリンとβカロテンの一次予防効果

背景	アスピリンは心筋梗塞の再発予防効果が認められることから未発症者に対する一次予防効果が期待され，またビタミンAの前駆体であるβカロテンが肺がん死亡の防御因子であることを示す観察研究が複数報告されていた．
目的	①低用量（325 mg）アスピリンの内服は循環器疾患の防御因子であること，②βカロテン（50 mg）の内服は肺がんを含めたがんの防御因子であることの検証．
研究デザイン	4群間並行二重検無作為化比較試験（four-arm parallel, double-blind RCT）．当初7年計画であったが，最終1995年までの12年間追跡．
参加者	米国医師会所属の40〜84歳の米国在住男性医師約26万人のうち，研究参加に同意があり適格規準に一致し，run-in-phase（導入期間）後も継続希望の22,071人．
介入	アスピリン服薬介入（真薬とそのプラシーボの2水準）とβカロテン服薬介入（同）の2要因×2水準の要因配置法（factorial design）で，アスピリンとβカロテンがともに真薬，あるいはともにプラシーボなどの4群に参加者を無作為割り付け，1群約5,500人．奇数日にはアスピリン（真薬またはプラシーボ），偶数日にはβカロテン（同）を服薬するよう指示．
アウトカム	心筋梗塞，脳梗塞，脳出血，肺がん，悪性腫瘍の罹患および死亡と全死亡．
マスキング	参加者，アウトカム評価者．
結果	①中間解析でアスピリン服用が心筋梗塞の有意な防御因子であることが確認され，外部データ監視委員会の勧告に従って5年で早期終了（図14-5に結果要約）． ②βカロテン研究は最終的に12年継続されたが，肺がん，悪性腫瘍，循環器疾患の罹患と死亡，全死亡の罹患率比はいずれも1前後で有意な防御因子ではなかった．

防効果を確認した有名な Physicians' Health Study（PHS）です.

1. 対象者の募集

　研究チームは米国医師会所属の男性医師に研究参加を呼びかけました. RCT の意味と意義を理解している専門職の集団であり，かつ組織への帰属意識も高く協力を得やすいこと（それでも最終参加率は 1 割を下回った）に加えて，アスピリン喘息の有無などの適格規準やハードアウトカムである心筋梗塞や悪性腫瘍などに関する自己申告の信頼性はきわめて高いという利点がありました. そのため定期的な自記式郵送調査による追跡が可能で経費軽減も期待できたわけです. ただ，医師という社会経済状態が一般集団とは異なる職種に限定していることから，結果の一般化には慎重にならざるをえません. フィールド試験を成功させる大きな要素の 1 つは，利点と欠点を比較考量し，どのような人たちを対象集団に設定できるかです.

2. 介入指示遵守の確認

　フィールド試験の場合，研究参加者が患者ではなく健康な人であるため動機づけが弱く，介入指示の遵守率が低くなることが予想されます. 事例15 では遵守率を高めるために 18 週間の run-in-phase（導入期間）を設定して，終了時に同意を撤回した約 11,000 人を除いた残り約 22,000 人を無作為割り付け対象にする工夫をしています. しかし，そのことは選択バイアスをより高めていることに留意すべきでしょう. 約 22,000 人には薬剤 1 年分を一括郵送し，同封した服薬手帳に服薬記録をつけるように求めていますが，最終評価時点で参加者の約 80% が服薬を続けていて，かつその 97% はほぼ指示通りの服薬状況であったことが記録上確認されています. 問題は申告通りに本当に服薬していたか否かですが，研究チームは無作為抽出した参加者を事前連絡なく訪問したうえで同意を得て採血して血中 β カロテン濃度を測定し，服用群がプラシーボ群よりも有意に高値であったことを確認しています.

3. アウトカムの把握

　法的な届出制度が整備されている死因などであれば全数把握が可能ですが，そうでないイベントの把握には工夫が求められます. また，質問紙などに記載された疾病が正しく診断されたものか否かの検証も必要です. 事例15 では死亡者のほぼ全員（99.99%）から死亡診断書を入手しています. また，アウトカムとした疾患に罹患したことの自己申告が年一度の調査票にあれば同意を得て診療情報を入手し，介入内容をマスキングした状態で複数の専門家にあらかじめ定めた診断基準（がんの場合は病理診断）に従って独立して診断することを求めています. こうした手順で報告されたアウトカムの 95% の検証に成功していますが，新規罹患自体は自己申告に依存しているため，全数把握できる死因は別にして過少報告の可能性は残ります.

4. 実現可能性の問題

　仮に介入効果が示された場合，RCT であることからエビデンスレベルの高い（図7-2）重要な医学的知見ということになります. しかし，もう一方で重要なことは

成果を地域の一次予防に生かせるかどうかです．そのため，介入指示内容が実現可能性の高いものでなければ意味が乏しいということになります．事例15に関していえば，低用量のアスピリンの隔日服用が心筋梗塞の罹患を有意に予防したことは明らか（図 14-5）であるものの，心筋梗塞の一次予防薬として適格規準に一致する米国民全員に服用を勧められるものかどうかの，費用対効果分析を含めた保健政策上の実行可能性に関する議論が課題となります．健康な人を対象とするフィールド試験では常にこうした実行可能性を念頭に置く必要があります．

5. 要因配置法（factorial design）による 4 群設定

事例15では要因配置法による 4 群を設定しています．1 群各約 5,500 人ですが，4 群を合計するとアスピリン服用者とそのプラシーボ服用者は各 11,000 人ずつ，βカロテン服用者とそのプラシーボ服用者も各 11,000 人ずつとなり，要因配置法は標本数を倍にして比較できる利点があります．注意すべきは，ともに真薬が割り当てられる群ができるため，互いに薬理学的な干渉はないことを確認しておかねばなりません．それが確認できれば 2 要因の同時割り付けが可能な効率的手法です．

6. 中間解析と早期終了

予想を上回る明らかな介入効果や予期しなかった重大な有害事象の発生に対応するため，臨床試験の場合と同様に研究チームとは独立したデータ監視委員会の設置が必要です．事例15では中間解析でアスピリンの優越性が証明されたため（図14-5），監視委員会の勧告によりアスピリン介入は早期終了となりました．この段階で初めて，服薬していたのは真薬であったのかプラシーボであったのかが参加者に知らされました．なお，同時に開始されたβカロテンの発がん予防効果については，さらに介入を継続するという判断がなされています．

7 クラスター無作為化試験（CRT）

CRT は，GRT（group randomized trial）あるいは時に cRCT（cluster randomized controlled trial）とも呼ばれたりします．PubMed に発表された論文数の推移（図14-7A）からわかるように最近急速に普及している手法で，主に健康教育や医療政策や保健サービスなどの予防医学的効果の検証を課題としています．臨床試験やフィールド試験と違って，CRT は自然に構成された集団（cluster または group）を単位とする無作為割り付け試験です（図 14-7B）．しかし，介入群と対照群の比較は参加者一人ひとりのアウトカムに基づいています．抽出単位となるクラスターの種類は 2013 年 7 月時点での PubMed の検索結果（図 14-7C）によれば，病院やケア・ホームなどの「施設」が最も多く，次いで自治体などの「地域」，「学校」という順に並んでいます．「クラス」は同一学校内での，「病棟」は同一医療機関内でのクラスターの単位です．そのほか，例数は少ないものの，様々な種類のクラスター

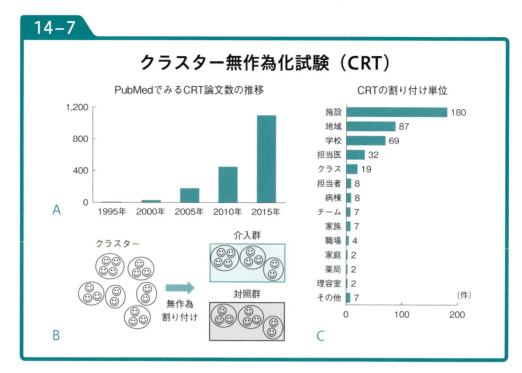

14-7 クラスター無作為化試験（CRT）

が取り上げられています．

1. 利点

　CRTの大きな利点の1つは介入のしやすさです．対象とするのは自然に構成された集団ですが，自然というからには構成員が集まってきた共通の場（病院，学校，保健センター等）があり，人が集まる要となるキーパーソン（医師，教師，保健師等）もいるはずです．そうした場とキーパーソンの協力が得られれば，対象者の募集も介入も効果測定も追跡も格段に容易です．したがって経費も安くつきます．言い換えると，そういう場がありキーパーソンがいれば効果評価にはCRTが活用できるということです．その観点から図14-7Cを再度眺めれば多彩さも納得できます．
　もう1つの大きな利点はcontamination（汚染）を回避できることです．同一集団内に，たとえば同じ病棟内に無作為に割り付けられた新薬群とプラシーボ群が混在していると，混在者同士の意識的あるいは無意識的な情報交換，すなわち介入のcontaminationが発生し，結果的に無作為割り付けでなくなってしまう懸念も生じます．CRTであればそのような心配は小さくてすみます．

2. 留意点

　まずは標本数についてです．RCTの標本数（185頁）は観察したい介入効果の大きさと，「有意差あり」と判断するための有意水準 α，そして有意差がある場合にそれを検出する検出力 $1-\beta$ から決定されます．しかし，CRTの場合，クラスター内の構成員は同じ場の同じキーパーソンのもとに集まってきている人たちであるためデータに類似性があり，そのことを考慮して標本数を決定しなければ検出力が低く

なります．類似性の指標にはアウトカムが連続変数の場合，一般にクラスター内相関係数（intracluster correlation coefficient：ICC）を用いますが，いま1クラスター当たりの平均人数をm，クラスター数をKとすれば，有効標本数＝$(m×K)/[1+ICC×(m-1)]$という関係にあり，ICCが大きいほど有効標本数が小さくなることがわかります．この有効標本数が検出力を決定します．つまりRCTと同じ検出力をもつためには，CRTの場合は標本数（$m×K$），特にKを大きくする必要があることになります．現実的な問題としては，有効標本数の計算に用いたICCとmの予測値が観察値を下回り，かつ介入に差がなかったとする結果が得られたとき，検出力が低かったことによる可能性を排除できないことです．

　留意点のもう1つはベースライン値の不均衡についてです．CRTの無作為割り付けの単位はクラスターであり，個人ではありません．したがって分析対象となる個人レベルの様々な因子の値が介入群と対照群で類似した値や分布になることは期待できません．たとえば病院をクラスターの単位とするときに，病床規模で層化して無作為割り付けをする工夫などもありますが，基本的には分析段階での調整が必要となります．

　そのほか，無作為割り付け後のクラスターの脱落，クラスター間での対象者の応募状況や同意者割合の違い，組み入れ規準や除外規準の運用の違いなどは選択バイアスをもたらす可能性があります．

3. 事例

　事例16 は，結核対策として同居家族への積極的なスクリーニング検診が有効であるか否かを検討したCRTです．ベトナム全国を南部（高流行地域）・中部・北

事例16

結核発見のための世帯内接触者検診の有効性

背景	無自覚症状者に結核検診を勧奨する（passive case detection）だけの現行の標準指導は，結核の半数が無自覚であることから対策として限界がある．
目的	新規結核患者と同一世帯内に居住する接触者で，かつ自覚症状がない者に対する積極的結核スクリーニングの有効性の検証．
研究デザイン	クラスター無作為化試験（CRT）．
対象クラスター	ベトナム64州のうちの8州112行政地域から人口比例確率で抽出した70地域（合計約1,600万人）に無作為割り付けを行った結果，対照（標準指導のみ）群34地域と介入（標準指導と積極的結核スクリーニング）群36地域となった．
参加者	70地域で2010年10月から2013年6月までの間に届けられた15歳以上の結核の発端患者（index case）10,964人と，その世帯内接触者25,707人．
介入	接触者に対して，対照群には標準指導（結核読本の提供と典型的な結核症状を自覚した時の結核クリニック受診指示）を，介入群にはさらに初回と6, 12, 24か月後の胸部X線撮影などのスクリーニング検診プログラムを実施．
アウトカム	主要アウトカムは発端患者登録後から2年間の追跡期間中に新規結核患者として登録された世帯内接触者数．氏名などをもとに全国結核登録データベースと照合させて把握．
主な結果	2年間の追跡で，対照群では0.7％（110/15,638）の新規結核登録に対して，介入群では1.8％（180/10,069）と2.5（95％信頼区間：2.0-3.2）倍高く，培養陽性割合に限定するとそれぞれ0.24％と1.58％で，介入群が6.4（同：4.5-9.0）倍高かった．

部に分割したうえで各々を社会基盤の異なる都市部と農村部に分けた結果に基づき全国 64 州から 8 州を選択し，さらにその 8 州 112 行政地域を人口比例確率抽出法で 70 地域に絞り込み，対照プログラムを行う 34 地域と介入プログラムを行う 36 地域に無作為に割り付けています．主要アウトカムは，設定した研究期間中に地域の公的結核クリニックを受診した発端患者（index case）の世帯内接触者（contacts）からの，index case 発見後 2 年間における新規結核登録者数です．対照地域の接触者 15,638 人は居住地区内の結核クリニックで全員が標準指導を受け，介入地域では接触者 10,069 人が同じく居住地域内の結核クリニックで標準指導に加え積極的なスクリーニング検診プログラムを受けました．その結果，介入群では 1.8% と対照群の 0.7% に比べて 2.5 倍高い結核登録率で，接触者に対する積極的スクリーニングプログラムの効果が示されました．

　対象となった地域内の結核クリニックでは，地域単位で無作為に割り付けられた標準指導か介入プログラムのいずれかを実施しているだけであり，CRT の利点である参加者間の介入内容に関する contamination はなかったと考えることができます．また，本事例のような既存の行政組織を活用したプログラムの効果検証はその後の実行可能性の検討にも役立ち，CRT の利点がよく生かされているといえます．一方，アウトカム評価は個人でありながら割り付けはクラスター単位であるため，RCT では一般に認められない結果，すなわち対照群と介入群の人数が不揃い（今回の場合は 1.6 万人と 1 万人）で，かつ男女比のような基本属性でも差（38：62 と 42：58）がみられたりすることから，分析にあたっては交絡因子に注意が必要です．なお，インフォームド・コンセント（IC）はクラスターレベルと個人レベルが想定され，その取り方や内容などについては研究課題ごとに関係倫理審査委員会による個別具体的な判断になります．事例16 の場合，居住地域内では参加者が標準指導か介入プログラムかを選択できる余地はないため，個人レベルでの IC は介入プログラムに対してではなく，追跡に必要な個人情報の取得などに関する事項になっています．

8 地域試験

　無作為割り付け手法を欠く実験的疫学研究を非ランダム化比較試験または準実験的疫学研究（quasi-experiment）と呼びます．代表例は地域試験（community trial）です．事例17 をみてください．疫学の教科書には必ずといってよいほど紹介されている，フッ化ナトリウムを上水道に人為的に添加し，齲蝕の予防効果を確認しようとした有名な大規模な実験的疫学研究です．この研究は市という行政区分上の集団を対象単位にして介入している点でクラスターが 2 つだけの CRT と考えることもできそうですが，地域試験と呼んで別の研究デザインと位置づけるのが適切です．もともとこの事例は CRT という新しい手法の開発以前から存在していた研究デ

事例 17

上水道への意図的フッ素添加による齲蝕予防

背景	1930 年代には斑状歯と上水道中フッ素濃度の関連が知られ，かつ斑状歯の多い地区では齲蝕が少ないことが疫学的に確認されていて，1 ppm 程度までであれば斑状歯の割合も低く，齲蝕を予防できることが科学的知見に基づき期待される状況にあった．
目的	フッ素濃度 1 ppm 程度の上水道の利用は子供の齲蝕を予防できることの証明．
研究デザイン	介入地区（N 市）と対照地区（K 市）の各 1 か所に対する地域試験．
参加者	N 市と K 市は 56 km 離れていて上水道の供給源は別々．人口はともに約 3 万人．
介入因子	N 市の上水道中のフッ素濃度が 1.2 ppm になるように意図的にフッ化ナトリウムを添加．研究期間としては 1945 年 5 月から 10 年間を予定．K 市の上水道（フッ素濃度は 0.1 ppm）には添加せず．
アウトカム	10 年目の 6〜19 歳の子供の齲蝕歯を DMF（D：未処置齲歯，M：齲蝕原因の喪失歯，F：齲蝕による充填歯）本数で評価．
割り付け	無作為化はされていない（対象地区が 2 か所であるため実質的に不可能）．
主な結果	①ベースライン健診時の年齢別 DFM 指数は両市ほぼ同じ． ②10 年目の年齢別の学童 100 人当たりの DMF 本数はいずれも N 市で少なく，K 市に比べ 40.9% から 57.9% の減少が認められた． ③上水道の添加開始以降に誕生した 9 歳以下の子供のうち，齲蝕がない学童の割合は K 市の 4.7% に対して介入のあった N 市は 25.5% であった．

ザインである地域試験の代表例として扱われてきた経過もありますが，無作為化していない点に CRT との本質的な違いがあります．対象集団が 2 つだけであれば，片方を介入群に決定すれば片方は自動的に対照群に決まってしまい，無作為割り付けのしようがありません．

無作為化できていないことは，認められたアウトカムの差が介入因子によるものであることの根拠を薄弱にします．行政が地域を対象に実施する，たとえば自殺対策や熱傷事故対策，シートベルト着用キャンペーン，あるいは耐性菌対策として小児に対する不必要な抗菌薬投与は控えようといった健康政策類の効果検証のために，無作為割り付けの実施に関する議会承認を得るなどはきわめて困難で，すでに実施している地域とそうでない地域の比較がせいぜいといったところでしょう．事例17 では，米国ニューヨーク州都歯科健康部門のトップの地位にいた Ast が各方面に働きかけ，最終的に N 市と K 市の市議会の承認で実施するに至っていますが，フッ素添加された水道水が供給されることになった住民の同意は得ていません．DMF 本数で差が認められていますが，RCT ではないためにフッ素添加以外の地域因子や住民の意識の違いなどが関与している可能性も否定できません．

9 実験的疫学研究に関する補足説明

1．倫理問題の複雑さ

フィールド試験の事例に取り上げた Physicians' Health Study（PHS）（事例15）は実験的疫学研究における倫理問題の複雑さも教えてくれます．ここで 2 点ほど指摘しておきたいと思います．

1つはアスピリン服用に関してです．この研究は当初7年計画でしたが，アスピリン介入は中間解析で予想を上回る効果（図14-5）が認められたため，研究チームとは独立したデータ監視委員会の勧告に従って早期終了とし，参加者たちに5年間隔日服用し続けていた服薬内容が明かされました．真薬であった人は結果の受け入れに抵抗はなかったと思われますが，プラシーボを割り付けられていて，なおかつ心筋梗塞に罹患した人たちは複雑な心境だったことでしょう．RCTであることは理解し同意もしていたがアスピリンを割り付けられていたら罹患を免れたのではないか，プラシーボ服用であったために不利益を被ったのではないか，という感情です．

　もう1つはβカロテン服用に関してです．その効果評価にはさらに追跡が必要とされ，中間解析で終了することなく最終的に予定を超えて計12年間にわたって隔日服用を続けることになりました．そして1996年に最終報告がされました（図14-8の棒グラフ）．βカロテンには悪性腫瘍，心血管疾患，さらには全死亡の発生に対する予防効果はいずれも認められないという結果でした．もともとの研究の発端となった肺がんについては，潜伏期間を考慮して12年間の服用期間をいくつかにも分類して検討されていますが，服用開始当初期間も服用終了間際期間も有意な結果は得られていません．要は参加者らにとっては結果的に12年間"無駄"に服用し続けていたというわけです．ところが，その3年後の1999年のNatureに驚くべき論文が掲載されます．図14-8の右側の「その後」以下がNatureに掲載された論文のタイトルとその抜き書きです．βカロテンが動物実験で発がん補助物質であることが確認されたことをもとに，サプリメントとして経口摂取することに対する注意喚起がなされたのです．さらに驚くべきことに，その後，βカロテンは喫煙者ではかえって肺がん罹患率を上昇させる危険因子であるとの疫学研究が報告されるにまで至りました．こうなると，いくら倫理審査委員会で承認され，参加者らは予期せぬ

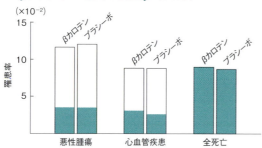

図14-8　12年継続されたβカロテン隔日服薬介入

Physicians' Health Study（PHS）

その後

"Co-carcinogenic effect of β-carotene"の論文

"We think that our findings are relevant to public health policy and that they should be considered before widespread supplementation with these micronutrients is recommended."

悪性腫瘍は非メラノーマ皮膚がんを除く全て．心血管イベントは心筋梗塞と脳卒中の罹患と死亡．網掛け部分は死亡．

重大な有害事象が起こりうることを前提に研究参加に同意していたとしても，RCT で不利益を被ったという感情がわいてきても何ら不思議ではありません．

倫理問題についてもう１つ付け加えます．$\boxed{\text{事例 17}}$ は上水道にフッ化ナトリウムを人為的に添加する公共政策として実施されたものでした．フッ素の過剰摂取は斑状歯の原因となり，また化学物質に対する感受性は個体差が大きいことを考えると，市議会の同意はあったとはいえ倫理的な問題は残ります．なぜなら，その地域の住民は供給される上水道を飲用する以外の選択肢がなかったからです．

このように実験的疫学研究は，本人の自由意志に任せたままの観察的疫学研究に比べて倫理的な問題が発生しやすく，"thorough knowledge of the scientific literature" に基づくより慎重な研究デザインの選択と立案と実行の判断が求められます．

2. efficacy（効能）と effectiveness（効果）

低用量アスピリンの服用は，男性では心筋梗塞に防御的（図 14-5）であるのに対して脳梗塞には効果のないことが Physicians' Health Study（PHS）で確認されていますが，女性では全く逆の結果であることが同じく RCT によるフィールド試験（*NEJM* 2005 ; 352 : 1293-1304）で確認されています．この例からもわかるように，適格規準に一致した人たちの結果を一般化すること，すなわち適格規準以外の人たちにも当てはまると結論づけることには慎重でなければなりません．RCT の適格規準は一般的に厳しく，したがって最も好条件下で介入因子の efficacy（効能）評価をしていると考えることができます．

しかし，一方で次のような話もあります．かつて心筋梗塞発症後のβブロッカー服用が死亡率を 26% も低下させたことが RCT による臨床試験で証明されたにも関わらず，一般臨床現場での使用が広がらなかった時期が続きました（*J Am Coll Cardial* 1995 ; 26 : 1432-1436）．RCT での適格規準が絞られていたのに対し，心筋梗塞発症者は様々な合併症を抱えているので主治医が投薬に慎重になっているためと考えられました．このような背景のもと，心筋梗塞患者約 20 万人のコホート研究（*NEJM* 1998 ; 339 : 489-497）が行われました．RCT ではありませんでしたが，80 歳以上の高齢であっても，人種が違っても，COPD などの合併症があっても，βブロッカー服用者の死亡率のほうが有意に低いという effectiveness（効果）が示されました．以降，βブロッカーの使用率が増加したことが知られています．

RCT は一般的にいえば観察的疫学研究に比べて高いエビデンスを与える研究デザインですが，RCT とコホート研究は質の異なる役割を果たしていることも理解しておく必要があります．

3. PROBE 問題と複合アウトカム問題

PROBE (Prospective Randomized Open Blinded End-point study) は 1992 年に提案された臨床試験デザインです．無作為割り付け結果は患者にも担当医にも知らせる（open）が，エンドポイント（アウトカム）の評価者には目隠しする方法で

す．オープンにすることで医師と患者の協力が得やすくなる一方で，評価者にマスキングすることで判定の公平性の担保を意図したものです．言い換えると，担当医がバイアスなくアウトカムの発生を正しく評価者に報告することを前提とするデザインといえます．循環器疾患領域では，主要アウトカムとして複合アウトカムがしばしば使用されます．心筋梗塞や脳卒中の死亡などに加えて，狭心症や心不全による入院などを発症イベントにする研究もあります．イベント数を確保し統計学的な検出力を高めるためです．しかし，「入院」はソフトアウトカムであるためPROBE法と組み合わせたとき，研究仮説を知っていると（多くは知っている）主治医段階での選択バイアスによってアウトカムが偏って報告される可能性があり，評価者に対するマスキングが意味をなさなくなります．Jikei Heart Study（高血圧治療薬ディオバンの臨床試験）は，データの不正操作が発覚した重大な犯罪事件にまで発展しましたが，その発覚以前から複合アウトカムを主要アウトカムとしたPROBE法であることに純粋学問的批判がありました．複合アウトカム評価（）では，ディオバン投与群が標準治療群に比べ 0.61 のハザード比を示し「効能あり」という判断になっていました．しかし，個別の副次アウトカムでは，ディオバン投与群と標準治療群で総死亡，心血管死，心筋梗塞などのハードアウトカムに差はなかったのに対し，狭心症による入院，心不全による入院などのソフトアウトカムに有意な差がありました．すなわち，担当医は割り付け結果と研究仮説を知っていたため，入院させるか否かについてバイアスが働き，そのことが複合アウトカムの評価に影響したのではないかというわけです．

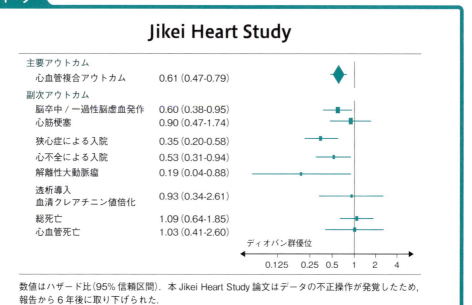

第15章 システマティックレビュー

　研究仮説が同じと思える疫学研究であっても，観察されたアウトカムと仮説因子の関係が有意であったりそうでなかったり，介入効果の大きさに明らかに差があったり，時に正反対の結論であったりします．このとき，研究仮説は真に同じか，標本数が影響しているのではないか，良質な研究かなど様々な疑問を抱くことになります．システマティックレビューは，こうした疑問をあらかじめ定めた手順と方法によって解消しながら多数の疫学研究結果を統合し，1つの結論を導くための研究手法です．診療ガイドラインの作成や証拠に基づく医療（EBM）の実践にも必要不可欠な手法です．

わが国の疫学研究から ⓰

劇症1型糖尿病の疫学像

　インスリン分泌が低下した1型糖尿病（type 1 DM）は，従来，膵島 β 細胞に対する自己免疫が関与する1A型と，それが確認できない突発性の1B型に分類されてきた．Imagawaらは，Osaka IDDM study に1998年までの4年間に登録された type 1 DM 患者56例について臨床的検討を加え，1B型の中から共通の特徴をもつ11例の新しい糖尿病型を分類した（*NEJM* 2000；342：301-307）．のちの劇症1型糖尿病（fulminant type 1 DM）である．急性発症で，自己抗体は陰性で膵島炎所見はなく，膵酵素の上昇を特徴としていた．この新しい病型の疫学像を検討するため，Imagawa らは日本糖尿病学会の後援で全国調査を行った（*Diabetes Care* 2003；26：2345-2352）．記述研究（119頁）である．分析対象とした劇症 type 1 DM 群は，調査メンバーが所属する11の医療機関で診断された43例と学会員へのダイレクトメールをもとに収集した118例の合計161例，比較群とした type 1 DM の1A型は同じく調査メンバーの医療機関から収集した137例であった．1A型と比べ劇症 type 1 DM は，その定義を反映して高血糖症状出現からインスリン治療開始までが平均4.4日と極めて短く，血糖値は平均800mg/dLと倍の値であった．一方，定義と関係しない特徴は，HbA1c は6.4%と低く，尿中Cペプチド類も明らかに低く，BMI は有意に大きく，約90%が成人で，男性が半数以上，発症時にインフルエンザ症状が70%超に観察される，妊娠中に発症した type 1 DM のほとんどは劇症型，発症経過の速さを反映して悪心・嘔吐などの腹部症状を認める，膵酵素の上昇が認められるなどであった．劇症 type 1 DM については最近，*HLA* 遺伝子に加えて，12番染色体長腕の CSAD/Lnc-ITGB7-1 領域の遺伝子の関与の可能性が報告されている．

1 定義

システマティックレビュー（systematic review：SR）については統一的な定義はありませんが，本書ではよく引用される米国科学アカデミー IOM（Institute of Medicine）の定義をあげておきます（図15-1）．2つの文章から構成されており，「研究者が設定した研究課題の解を得るために，あらかじめ計画され明示された手法を用いて関連文献を収集，選択し，それらの知見を要約する研究のことである．量的統合手段であるメタアナリシスを含む場合と含まない場合がある」と意訳できます．得られた結論はより上位のエビデンスに位置づけられます（図7-2）．

SR＝メタアナリシス（205頁）と思われがちですが，定義のように SR にはメタアナリシスを伴わない質的 SR もあります．また SR とは無関係にメタアナリシスが行われることもあり，両者は本来的に別物です．前者を系統的レビュー，後者をメタ解析（分析）と訳すこともありますが，両者ともカタカナ表記が一般的です．

2 基本的手順

SR の手順はほぼ定式化されています（図15-1）．研究者の独自性は，いかに優れた研究課題（research/clinical question）を発想し，質の高い関連論文をどう網羅的に収集し選択できるかにあります．

1．研究課題の設定

最初に行うべきは研究課題の設定です．具体的で系統的な課題設定には臨床研究や介入研究の場合，4つの頭文字 PICO が役に立ちます．P は patient, population,

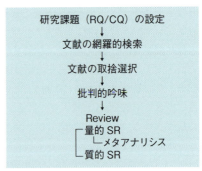

図15-1 システマティックレビュー

problem, I は intervention, C は controls, comparisons, O は outcomes です.
たとえば「急性心筋梗塞患者（P）に対するストレプトキナーゼの経静脈投与（I）が従来薬投与（C）に比べて治療開始後の死亡率（O）を改善させるか」というように設定します. 観察的疫学研究の場合は I が E（exposure）となって PECO になります.「半年間の追跡で」というように T（time：介入や追跡の期間）を加えたり,「症例対照研究で」と S（study design：研究デザイン）を追加して, 5 つあるいは 6 つ要素で研究課題を構成することもあります.

2. 文献の網羅的検索（systematic search）

次いで, その研究課題に対応する文献を検索します. 重要なことは網羅的であることです. 仮に十分に信頼に足る先行の SR 論文があれば, その後の新しい文献を追加すればよいことになりますが, その場合であっても方法は同じです.

1 出版論文の電子データベース

医学文献に関する電子データベースが最も重要な情報源です. 米国国立医学図書館が提供する MEDLINE（MEDical Literature Analysis and Retrieval System Online）が代表的なもので, 検索エンジンでもある PubMed 上でインターネットに無料公開されています. 膨大な文献（2015 年現在で 2,500 万件以上）の中から必要な文献を効率的に拾い上げるための機能もついています. タグと呼ばれる検索分類項目を利用しながらキーワードを指定して論理演算子（AND, OR, NOT）で検索式を組み立てて実行すれば, 一致する論文の書誌情報（著者, タイトル, 抄録, 掲載雑誌, 年, 頁等）を MEDLINE の中から電子的にほぼ瞬時に拾いあげてくれます. 注意すべきはどうしても漏れが発生することです. たとえば, PubMed は RCT（無作為化比較試験）を拾い上げるための検索式を複数公開していますが, それらでも感度は 99%（特異度は 70%）あるいは 93%（特異度は 97%）で 100% ではありません. EMBASE もよく知られた電子データベースですが, その約 50% は MEDLINE と重複しない固有のもので, 医薬品関係や治験, 学会発表抄録の登録が多いことを特徴としています. そのほかにも The Cochrane Library, 看護学・保健学領域を中心とした CINAHL, 社会・心理学研究を扱う PsycINFO, 日本語文献が網羅されている医中誌 Web などがあります. ただし, これらは大学などの機関単位での契約が必要な原則有料のデータベースです.

2 その他の電子データベース

商業出版ルートに乗らないために一般に入手が困難な grey literature（灰色文献と訳されている）と呼ばれる政府機関や企業, 学術団体などが発行する文書のデータベース（The Grey Literature Report, Open Grey 等）や博士・修士論文データベース（EBSCO 等）なども活用します. RCT は事前登録制が必須になっているため, その登録サイト（ClinicalTrials.gov, UMIN-CT, WHO-ICTRP 等）から情報を得ることもあります.

3 ハンドサーチ

手作業で関連文献を探すことをハンドサーチといいます．直近の関連 SR 論文や関連書籍に掲載されている文献リスト，関連専門誌に掲載された全ての研究論文などを目視で確認します．

電子データベースとハンドサーチで拾い上げた文献は網羅的なはずであり，重複を除いたうえで全ての論文のタイトルと抄録を複数の研究者で読み込んで，設定した PI（E）CO に一致する論文を SR 用候補論文として採択します．

3. 批判的吟味（critical appraisal）

それら候補論文の一つひとつを丁寧に読み，PI（E）CO への一致をみきわめるとともに論文の質を評価し，SR 用論文を絞りこむ過程を批判的吟味といいます．評価基準は研究者自身が作成します．たとえば図 15-2 はどの研究デザインにも共通する基本的評価項目で，目的は明確に述べられているか（Q1），標本数は適切か（Q2），測定結果は信頼に足るか（Q3），統計解析の方法は記述されているか（Q4），基本的データは漏れなく記述されているか（Q6），表の数値は矛盾ないか（Q7），過去の報告と結果を比較しているか（Q12），実践に役立つ内容は何か（Q13）などが並んでいます．より特化した研究デザインの評価項目として関連する「声明」（参考資料 3 参照）が活用できます．観察的疫学研究については 2004 年に開催された国際ワークショップで作成された STROBE 2007 声明に掲載されている 22 項目のチェックリスト，RCT については結果公表に際して報告すべきとされている 25 項目に関する CONSORT 2010 声明，臨床試験については標準的なプロトコール項目を定め

15-2

批判的吟味（critical appraisal）の要点

Q1：Are the aims clearly stated?

Q2：Was the sample size justified?

Q3：Are the measurements likely to be valid and reliable?

Q4：Are the statistical methods described?

Q5：Did untoward events occur during the study?

Q6：Were the basic data adequately described?

Q7：Do the numbers add up?

Q8：Was the statistical significance assessed?

Q9：What the main findings mean?

Q10：How are null findings interpreted?

Q11：Are important effects overlooked?

Q12：How do the results compare with previous reports?

Q13：What implications does the study have for your practice?

た SPIRIT 2013 声明などがあります.

4. レビュー（review）

　PI（E）CO などに沿った網羅的検索の中から批判的吟味を経て選択された文献の研究（一次研究と呼ぶ）結果を, 一定の手法に基づいて要約する過程がレビューです. レビューは, メタアナリシスが中心となる量的（quantitative）SR と, 定性的な質的（qualitative）SR に分けられます（図 15-1）. もっとも, 量的か質的かは研究開始時に決定していなければなりません.

3 メタアナリシス（meta-analysis）

　心理学者の Glass が 1976 年に名づけた量的統合手法で, 医学分野の量的 SR への導入は 1980 年代に入ってからです. Glass は Meta-analysis とは "the analysis of analyses" であって, 具体的には "the statistical analysis of a large collection of analysis results from individual studies for the purpose of integrating the findings"（*Educational Researcher* 1976 ; 5 : 3-8）と述べています. meta- は高次な, 超, 何々の間を意味する接頭語です.

1. 量的統合

　一次研究で示された効果指標の値（アウトカムに関するオッズ比, 発生割合比, 罹患率比, ハザード比, 平均値の差等）を統合して 1 つの値に要約する段階がメタアナリシスの中核部分です. 要約にあたっての留意事項が 2 つあります.

　1 つは「シンプソンの逆説」問題です. 仮想例（図 15-3 の 1）は症例対照研究結果で効果指標はオッズ比です. 2 つの別々の研究で得られた 2 つのオッズ比を 1 つ

15–3

量的統合のポイント

1 シンプソンの逆説（Simpson's paradox）

	症例	対照	オッズ比
研究 A	81/87	234/270	2.08
研究 B	192/263	55/80	1.23
合計	273/350	289/350	0.75

（曝露ありの人数 / 対象人数）

仮想例を示す. 2 つの症例対照研究を個別に評価するとオッズ比はともに 1 を超えているが, 単純に人数を合計したオッズ比は反対に 1 を下回っている. シンプソンの逆説は, 層別したときの結果が層別前の結果と異なる場合をいうが, 量的統合の観点からみると, 単純合計は要約量としては不適切であることを示している.

2 統合のための統計モデル

A 固定効果モデル（fixed-effects model：FEM）

研究間の結果の差は専ら偶然変動だけであるという均質性（homogeneity）を仮定する方法で, Mantel-Haenszel の方法, Peto の方法などが代表的な統計手法.
⇒ 各研究の効果量＝共通の効果量＋偶然変動

B 変量効果モデル（random effects model：REM）

研究間には偶然変動としての誤差以外にも無視できない異質性（heterogeneity）があると考え, これを確率変数としてモデル化した方法. DerSimonian-Laird の方法などが代表的. FEM より信頼区間の幅が若干広くなる.
⇒ 各研究の効果量＝共通の効果量＋各研究の固有の効果＋偶然誤差

に要約しようとして，それぞれの研究対象者を単純合計した人数でオッズ比を求めると，個々の研究結果とは逆の結果になる場合のあることが示されています．すなわち，単純な合計は量的統合のためには不適切であるということになります．このような場合，効果指標にしている統計量の分散の逆数を重み付け（分散逆数重み付け：inverse-variance weighting）に用います．しかもその重み付けに用いる分散の求め方は，要約にあたってのもう1つの留意事項である統合のために選択する統計モデルの種類によって異なります．図 15-3 の 2 に 2 種類の統計モデルを示します（ほかにベイズモデルと呼ばれる統計モデルもある）．数式を用いた厳密な説明は本書の扱う範囲を超えてしまうので，統合しようとする「複数の研究の結果のばらつきは偶然変動」とみなせるか否かでどちらのモデルを採用するかを決定する，という実用的な説明に留めておきます．統計モデルを決定すれば，上述の重みを求める方法が自動的に決まります．「結果のばらつきは偶然変動」の判断には，Cochran の Q 検定量（詳細省略）を一次研究の数で調整した異質性尺度 I^2 を用います．I^2 が $0 \sim 25\%$ は「異質性なし」，$25 \sim 50\%$ は異質性「中等度」，$50 \sim 75\%$ は「強い」，$75 \sim 100\%$ は「非常に強い」とするのが通常の判断基準です．

　要約のための手順をいま一度整理すると，量的 SR のために選択した一次研究で示された効果指標の「異質性」の程度を異質性尺度 I^2 で評価し，25% 以下であれば固定効果モデル，25% 超であれば変量効果モデルを採用して，そのモデル下で得られた重みをもとに，複数の一次研究の効果指標値の要約値とその 95% 信頼区間を求めるということになります．これら一連の計算過程はパッケージされた信頼できる統計ソフトで，次に述べるフォレストプロットと合わせて一括出力することが推奨されます．

2. フォレストプロット（forest plot）

　図 15-4 は，フォレストプロットと呼ばれる特有な図と関連数値から構成された，メタアナリシスの結果を示す一般的な出力例です．8 つの一次研究結果から，レボキセチンの有害事象のプラシーボ群に対する要約オッズ比を求めたものです．この場合のオッズ比は DOR（図 13-1）であることに注意してください．異質性尺度 I^2 は 44.0% と異質性は「中等度」で，研究チームは変量効果モデルを採用して DerSimonian-Laird 法で一次研究ごとの重み（%）と，それら重みをもとにした要約オッズ比 2.14 を得ています．信頼区間の下限値は 1.47 で，レボキセチン服用が有害事象のオッズ比を有意に高めていることが示されています．フォレストプロットでは最下行の菱形が要約オッズ比を示す印であり，その垂直方向の対角線の位置が要約オッズ比の値を，左右の端が 95% 信頼区間の下限値と上限値を，さらに面積が全体の人数（ここでは 3,999 人）に比例させた大きさを示しています．残りの水平線（8 本ある）は一次研究のオッズ比とその 95% 信頼区間を示し，正方形の面積は対象者数に比例しています．この例の研究チームは正方形を白抜きと塗りつぶし

15-4

フォレストプロット例

臨床試験	終了年	有害事象数 / 対象者数		オッズ比 (95% 信頼区間)	重み(%)	オッズ比 (95% 信頼区間)
		レボキセチン	プラシーボ			
014	1996 前	84/126	78/128		15.8	1.28 (0.77-2.14)
091	1992	24/28	13/28		4.5	6.92 (1.90-25.23)
015	1993	71/112	58/112		15.2	1.61 (0.95-2.75)
046	2001	239/264	208/254		15.5	2.11 (1.26-3.56)
047	1999	225/258	201/252		16.8	1.73 (1.07-2.79)
050	2000	138/150	117/150		11.1	3.24 (1.60-6.57)
045	2000	68/89	52/87		12.3	2.18 (1.14-4.18)
049	1998	98/106	77/104		8.8	4.30 (1.85-9.99)
合計	−	947/1,133	804/1,115		100	2.14 (1.47-2.52)

効果なしを示す垂線

0.33　0.50　1　2　3　10

プラシーボ劣位　レボキセチン劣位

要約オッズ比 (summary OR)

異質性尺度 I^2=44.0%

抗うつ薬として市販承認されたレボキセチン（選択的ノルアドレナリン再取り込み阻害薬）の，批判的吟味を経て選択された 8 つの臨床試験での有害事象の発生状況．要約オッズ比は変量効果モデルの DerSimonian-Laird 法に基づく．

で区別する工夫を行い，8 つのうち 6 つまでが灰色文献であったことを示しています．

　フォレストプロットは，その字義通り 1 つの研究を 1 本の木に全体を森に見立てた視覚的に優れた表現方法です．

　ところで，累積メタアナリシス（cumulative meta-analysis）という方法があります．同じようにフォレストプロットを使いますが，統合しようとする研究を発表年順に 1 つずつ累積しては要約オッズ比を求めることを繰り返し，それらを順にフォレストプロットとして示す方法です．要約オッズ比の計算方法はこれまでの説明通りですが，それがもつ意味は図 15-5 の左（通常のフォレストプロット）と右（累積フォレストプロット）を比較すれば一目瞭然です．最初の報告から数えて 11 番目以降の時点で要約オッズ比が有意に 1 を超えていることが示されています．この研究は，米国の製薬会社メルク社がロフェコキシブ（非ステロイド系抗炎症薬）を市場から自主回収すると 2004 年 9 月に発表したことが発端になっています．これを受けて，研究チームが 383 の SR 用候補論文の中から批判的吟味を経て 16 の RCTを用いた臨床研究を一次研究として抽出し，急性心筋梗塞（致死性と非致死性の合計）の罹患を効果指標（相対危険）とする累積メタアナリシスを行った結果が図15-5 であったというわけです．研究チームは，ロフェコキシブが心筋梗塞の危険因子であることは少なくとも 2000 年末には明らかであったのだから，2004 年よりも早く自主回収すべきであったと主張しています．このように，累積メタアナリシス

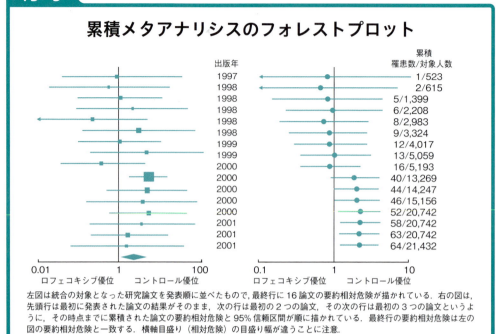

図15-5 累積メタアナリシスのフォレストプロット

左図は統合の対象となった研究論文を発表順に並べたもので，最終行に16論文の要約相対危険が描かれている．右の図は，先頭行は最初に発表された論文の結果がそのまま，次の行は最初の2つの論文，その次の行は最初の3つの論文というように，その時点までに累積された論文の要約相対危険と95%信頼区間が順に描かれている．最終行の要約相対危険は左の図の要約相対危険と一致する．横軸目盛り（相対危険）の目盛り幅が違うことに注意．

はいつの時点でエビデンスが固まったかの判断に役立ちます．

3. 出版バイアス（publication bias）とファンネルプロット（funnel plot）

メタアナリシスは，報告されるべき研究が報告され，その全ての研究を網羅していることが重要な前提になっています．しかし，ネガティブ（否定的）な結果が公表される機会はポジティブ（肯定的）な結果より少ないことが知られています．これを出版（公表）バイアスと呼びますが，その理由として，ポジティブな結果，それも効果が大きな結果は，研究者自身が報告することに積極的であり，専門誌の査読者も興味をもち採択される確率も高まりますが，ネガティブな結果はそうではありません．また，ネガティブデータは投稿するにしても母国語で投稿される傾向にあり，母国語が英語でなければMEDLINEなどの電子データにも登録されにくく（English language bias），またポジティブな結果に比べて引用されにくい（citation bias）ことなども確認されています．つまり，同じだけの時間と労力をかけた質の高い研究であっても，ポジティブな結果は文献の網羅的検索で論文として選択されやすく，ネガティブな結果はその逆という選択バイアスが働きます．ここでネガティブという意味は，単純に統計学的に有意でなかったというものに加え，研究者が期待していた結果ではなかった，一般に信じられている結果ではなかったというものも含みます．

しかし，grey literatureを含めていくら網羅的に検索しても，研究者自体が学会発表さえしていないネガティブデータは把握のしようがありません．臨床治験など

15-6

ファンネルプロット（仮想図）

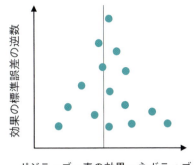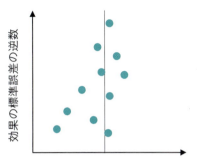

標本数が小さい臨床研究の結果は偶然変動を受けやすく，観察された値は真の値から大小いずれかの方向に大きくずれる傾向にある．一方で，標本数が大きくなるほど真の値の周辺に集まってくる．このことを，横軸に効果の推定値，縦軸に効果の推定精度をとって，1研究1点の図で描くと，その分布は左図のように底辺が広く，真の値の線対称となることが見込まれる．図の形状からファンネル（漏斗状）プロットと呼ばれる．一般に小規模臨床研究のネガティブデータが公表されない傾向にあるため，出版バイアスにより右図のように非対称性になる．

は事前登録制になってきていることを紹介しましたが（189頁），それが十分な登録実績をもつようになれば，少なくとも企画された研究は全てが拾い上げられる可能性が高まり，出版バイアスは小さくなることが期待できます．

　結局のところ，網羅的検索の努力とは別に出版バイアスの可能性は常に想定され，そのことの検討は必須というわけです．そのために汎用されているのが，図15-6のファンネル（漏斗状）プロットです．

　出版バイアスがあればファンネルプロットは非対称性になります（その逆は必ずしも真ではない）．通常，標本数が小さくネガティブな結果が得られた場合，期待が外れたのは標本数が小さいための偶然変動などと考えて公表を見送る心理が働くため，右裾に描かれるはずの論文が欠け，同じように標本数が少なくてもポジティブな結果が得られた場合，積極的に報告するため左裾は欠けることなく，結果として右の図のように非対称性になります．典型的であればわかりやすい図を得ることができます．しかし，視覚的な判断はあくまで視覚にすぎず統計学的に評価する方法も考案されています．1つは，図15-6からわかるように，非対称性であれば正（負）の相関を示す傾向にあり，対称性では相関がないことから，相関係数の検定（帰無仮説は相関係数＝0）で帰無仮説が棄却されれば非対称性と判断する方法です．具体的にはBeggの順位相関（*Biometrics* 1994；**50**：1088-1101）がよく利用されています．Galbraith radial plotを用いた回帰直線の切片（≠0）で判断するEggerの回帰検定（*BMJ* 1997；**315**：629-634）などもありますが，それぞれ長所と短所があります．

4. 結果の頑健性と感度分析

　メタアナリシスの説明の最後に，得られた結果の頑健性（robustness）について触れておきます．メタアナリシスの対象は，ある研究課題を証明するために一定の抽出条件で網羅的に収集され選択された一次研究です．しかし，研究間で対象者の全ての属性が一致しているわけではありません．むしろ属性の違いは無視して統合しているといってもよいでしょう．「頑健性がある」とは，この場合，属性が違っても同様の結果が得られることをいいます．具体的には，属性に従った層別分析を行い，全体で得た結果と基本的に変わらないことを確認します．図15-5のロフェコキシブの例では1日投与量，投与期間，割り付けの隠蔽の有無などの要因で層化しても検討されていますが，ロフェコキシブが急性心筋梗塞の危険因子であるという結論は変わらないこと，すなわち「結果の頑健性」が確認されています．

　また，統合のために用いた統計モデルが固定効果モデルであっても変量効果モデル（図15-3）であっても要約値に有意な差がないこと，あるいは全体の結果が対象とした一次研究のいずれか1つだけに左右されていないことを確認するために，一次研究を1つずつ除きながら残りの一次研究で要約値を求め，それらに大きな変化がないことを示すといったことも行います．また，ネガティブな結果を十分に収集しきれずに有意な要約値になった可能性を考慮して，それを覆すために必要なネガティブな研究の数を推定（file-drawer problem）し，その大小から「結果の頑健性」を評価する方法もあります．これらは層別分析とは異なる評価方法で，感度分析と呼ばれます．

事例18

わが国の受動喫煙と肺がんに関する量的 SR

背景	わが国の受動喫煙と肺がんに関するメタアナリシスは2000年に報告されているが，それ以降，コホート研究など新しい研究がいくつか報告されている．
研究デザイン	メタアナリシスを用いた量的SR．開始にあたってPROSPERO（international prospective register of systematic reviews）に研究計画を事前登録．
データベース	2015年7月31日時点までのMEDLINE，医中誌Web，J-STAGE，メディカルオンラインと，関連論文の引用文献のハンドサーチ．
対象論文	非喫煙の日本人を対象としたコホート研究または症例対照研究．
曝露因子	家庭での受動喫煙（自己申告または面接調査で確認）．
アウトカム	肺がん罹患または肺がん死亡（がん登録または死亡診断書で確認）．
要約効果指標	症例対照研究はオッズ比，コホートは罹患率比．これらを一括した要約値を算出．
統計モデル	固定効果モデル．
出版バイアス	ファンネルプロット，Eggerの回帰検定，trand and fill法．
主な結果	①網羅的検索で選択された426論文のうち，最終的に9論文（5つのコホート研究と7つの症例対照研究）がメタアナリシスの対象となった． ②12研究の要約値は1.28（95％信頼区間：1.1-1.48），家庭内での受動喫煙源が夫であった8研究に限定した場合は1.31（1.12-1.54）であった． ③ファンネルプロットなどを用いた検討では出版バイアスは確認できなかった．

4 量的システマティックレビューの事例

ここで 事例18 を参考にしながら，量的 SR の研究課題の設定から結論に至るまでの流れをあらためて確認しておきます．

この事例は，受動喫煙は肺がんの危険因子であることが国際的に確立されているなかで，わが国でも同様であるのかの検証，つまり日本人という人種について，しかもわが国の喫煙環境下でも受動喫煙は肺がんの危険因子であるのか否かを研究課題としています．研究課題を PECOS で表現すると，喫煙習慣もなく肺がんの既往もない日本人成人（P）が，成人期の家庭内受動喫煙（E）により，受動喫煙が全くない者（C）に比べて肺がんの罹患・死亡の確率（O）が上昇しているか，それをコホート研究または症例対照研究（S）で検証するというものです．研究チームは研究開始にあたって研究計画を国際的な SR 登録サイト PROSPERO に事前登録しています．

文献の網羅的検索には既存の SR 論文をもとに，MEDLINE に加えて，日本語論文の存在が予想されるため代表的な 3 つの国内電子データベースと，ハンドサーチを併用し，批判的吟味を経て，最終的に 9 論文［5 つのコホート研究（合計 647,827 人中 466 人が肺がん）と 7 つの症例対照研究（792 症例と 3,850 対照）］を一次研究として抽出しています．

それら個々の罹患率比とオッズ比は図 15-7A のようにいずれも有意な上昇とはいえなかったものの異質性が棄却されたことから，固定効果モデルにより要約値を

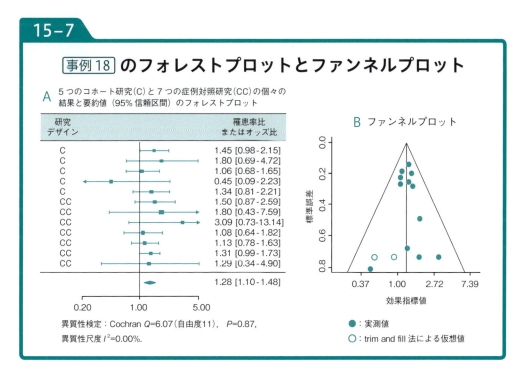

図 15-7 事例18 のフォレストプロットとファンネルプロット

求めた結果，1.28 と有意に 1 を超え，受動喫煙が肺がんの危険因子であることを示す結果が報告されています．出版バイアスの可能性はいくつかの方法で検討されています．ファンネルプロット（図 15-7B）の●印が 12 あった一次研究の個々の値ですが，それらの視覚的評価は非対称性であったものの，Egger の回帰検定では対称性であるとの帰無仮説は棄却されず，かつ仮にきれいな対称性にするために 2 つの架空の値（白丸）を図中のように設定したとしても（trim and fill 法という），要約値は 1.26（95% 信頼区間：1.09-1.46）と大きな変化はなかった，すなわち総合的に出版バイアスは考えにくいと研究チームは判断しています．

この事例では，コホート研究と症例対照研究の層別検討で，それぞれの要約値は 1.28 と 1.27 で差がなく，論文の公表時期が早いものと最近のものに層別した場合も，年齢などの交絡因子で層別した場合も要約値は基本的に同じであることを示し，全体の要約値の頑健性を確認しています．なお感度分析として，受動喫煙の低曝露群に比べ高曝露群のほうが高い要約値であったことを報告しています．

5 質的システマティックレビュー

さて，もう 1 つの SR である質的 SR についてです．人の感情や心理，意見や思想，行動など，量的研究が難しい課題に対する研究手法として開発されてきたのが質的研究（qualitative studies）です．グループ面接などで得られた具体的な語り（narrative）である口頭データや，観察や映像によって得られた視覚表現データ，文

事例 19

臓器移植についての遺族の考えに関する質的 SR

背景	死後の臓器移植が進みにくい理由の 1 つに，多くの国々で遺族の同意（同意率 50〜60%）を必要としていることがある．臓器移植を進めるためには臓器提供者（ドナー）の遺族の臓器移植に関する考えを構成する概念の全体的な理解が必要．
研究デザイン	質的研究を対象とした質的 SR．
データベース	2012 年 9 月 3 日時点の MEDLINE, Embase, CINAHL, PsycINFO の電子データベース，Google Scholar と関連論文の文献リストのハンドサーチ．
対象論文	ドナーの遺族（両親，配偶者，兄弟姉妹，近親者，友人）の臓器移植，組織移植に対する考えに関する質的研究．
研究の質評価	COREQ（Consolidated Criteria for Reporting Quantitative Health Research）声明のチェックリストを参考．
統合手法	対象とした研究論文の "results/findings" または "conclusion/discussion" の文章を分解してコード化し，それらをまとまりのあるカテゴリーに編成するソフトである HyperRESERACH に投入．
主な結果	上位カテゴリーは 7 つのテーマに意味づけできた．それらは，① comprehension of unexpected death，② Finding meaning in donation，③ fear and suspicion，④ decisional conflict，⑤ vulnerability，⑥ respecting the donor，⑦ needing closure であった．

章化された資料や質問紙の自由回答の記述データなどを対象とし，それらを心理・社会・文化的な文脈から分析して対象者の背景に潜む共通した普遍的意味（テーマや概念などと呼ばれる）をいくつか見出し，相互に論理的に関連づける研究手法です．具体的手法として，grounded theory approach（GTA），内容分析，テーマ分析，構造分析などが知られています．質的 SR はこうした質的研究を統合する研究手法ですが，統合手法は質的研究と基本的に同じです．量的 SR と違ってメタアナリシスを用いることはありません．

　事例19は，臓器提供者（ドナー）の遺族の臓器移植に対する考えについて，背景にあるテーマを明らかにすることを目的とした質的 SR です．網羅的文献検索で選んだ 2,043 論文に対して COREQ 声明（256 頁）のチェックリストに従った質的評価を加え，半構造化面接やフォーカスグループ面接あるいは自由回答で得られた遺族の考えが記述された 34 論文を一次研究として最終的に抽出しています．人数にして 1,035 人の遺族です．遺族の考えが記された論文中のデータ（文章）を分解してコード化しカテゴリー化する作業は，分析に必要なテキストデータ（論文中の結果や考察の記述そのもの）を入力すると，それらを自動的に分解してコード化しカテゴリー化する専用ソフトウェアが用いられています．研究チームはより上位にカテゴリー化された 7 つを意味のあるテーマとして位置づけ，それらの関係を考察しています．

　研究者に求められる能力は，自動的にカテゴリー化された項目を見直し評価する知識力，テーマとして意味づける洞察力，かつそれらテーマ間の関係を結びつける構築力です．量的 SR は同じデータセットであれば誰がやっても基本的には同じ結果が得られますが，質的 SR はそうではありません．質的研究は看護学や保健学領域で多く用いられてきた実績があるものの，疫学領域では乏しい現状にあります．質問紙の作成にあたって設定すべき重要な質問項目群を網羅するにはこうした質的 SR が役立ちます．

6 EBM と診療ガイドライン

　1991 年にカナダの Guyatt が提唱した EBM（evidence-based medicine：証拠に基づく医療）は，質の高い医療を求める時代背景も手伝って，様々な臨床分野で一気に普及した考え方であり手法です．しばしば「臨床家の勘や個人的経験ではなく科学的な根拠，エビデンスを重視して行う医療」と解説されますが，正確には「①臨床研究によるエビデンス，②臨床的専門性，③患者の価値観，④患者の臨床的状況と環境の 4 つの要素を統合して，よりよい医療に向けた意思決定を行うためのもの」です．本章の主題であった SR は①を支える手法です．

　一方，EBM の発展とともに登場してきたのが診療ガイドライン（clinical practice

guideline: CPG）です．SR は CPG 作成に重要な役割を果たしています．

　わが国では厚生労働省が EBM の手法を用いた CPG 作成支援事業を開始した1999 年度以降，多くの専門学会や研究会が CPG を作成しています．厚生労働省から助成を受けた日本医療機能評価機構 Minds（Medical Information Network Distribution Service）は質の高い CPG を選定したり，「Minds 診療ガイドライン作成マニュアル 2017」を発行してウェブ上で公開し，量的 SR を必須とした質の高い CPG 作成を支援しています．米国科学アカデミー IOM（現 National Academy of Medicine）は 2011 年に CPG を再定義しました．それは "Clinical practice guidelines are statements that include recommendations intended to optimize patient care that are informed by a systematic review of evidence and an assessment of the benefits and harms of alternative care options." というものです．CPG 作成にあたって systematic review of evidence の必要性を明言し，benefits（益）と harms（害）の両者を評価することとしています．

　注意すべきは，SR であれば無条件に優れた結果というわけではないことです．重要視されればされるほど SR 論文の質をみきわめることが求められます．そのためのツールとして国際チームが AMSTAR（A MeaSurement Tool to Assess Systematic Reviews）と呼ばれる 8 項目 11 点満点のチェックリストを考案し，8 点以上を high quality，3 点未満を low quality とすることを提案しました．2007 年に公表されたこのチェックリストは RCT の SR を対象としたもので，その後，R-AMSTAR と呼ばれる改訂版，最近になって AMSTAR 2 と呼ばれる RCT 以外の研究も対象とする SR を評価するチェックリストも公表されています（参考資料 3）．

Research Question の検証　　　　　　　column 10

　PICO（202 頁），PECO（203 頁）は研究課題を具体化するための語呂合わせであるが，設定した課題の良否の検証に役立つ語呂合わせもある．FINER がその 1 つで Feasible（実施可能で），Interesting（科学的に興味深く），Novel（新規性があって），Ethical（倫理上の問題もなく），Relevant（社会的な重要性がある）の頭文字である．福原（臨床研究の道標・上巻第 2 版，28-31 頁，2017 年）はこれを発展させた $FIRM^2NESS$ を提唱している．M^2 は M が 2 つあることを指しているが，Feasible, Interesting, Relevant, Measurable（科学的に測定可能で），Modifiable（修正可能な介入要因であり），Novel, Ethics, Specific（PICO は具体的であり），Structures（研究課題は構造化されている）というものである．

Statistical methods
for epidemiology

5

第5部
疫学のための統計解析

第16章　統計解析の基礎知識
第17章　疫学研究のための多変量解析

第16章 統計解析のための基礎知識

　膨大な学問体系をもつ統計学をわずかな頁で語れるものではありませんし，また本書はそれを目的としたものでもありません．ここでは，疫学のデータ解析に不可欠な統計学の基礎知識の確認に留めます．

　最初に，帰無仮説や有意水準といった基本的な統計学用語を紹介します．次いで，カイ2乗検定やt検定，マン・ホイットニーのU検定など，汎用されている検定法の実際と使用のための留意点を説明します．さらに，対応のある（paired）場合の検定法や多群比較のための一元配置分散分析（one-way ANOVA），多重比較の原理を解説します．そして，相関と回帰，最後に生存率曲線を取り上げます．

わが国の疫学研究から ⑰

HEIJO-kyo study：ユビキタスな仮説因子に注目

　正式呼称は Housing Environments and Health Investigation among Japanese Older People in Nara, Kansai Region: a prospective community-based cohort study で，自然環境因子である温度と光といった遍在する（ubiquitous な）因子を仮説因子としているところに独創性があるコホート研究である．季節変動が認められる脳血管障害死亡数に環境温が関与することは推測されているものの個人レベルの温度曝露状況を実測した研究がないことや，代謝・循環・精神機能には日内変動が認められるが概日リズムを統率する視交叉上核に入力される日常生活下の光曝露量の身体影響に関する疫学研究はほぼ皆無であることが背景になっている．仮説因子は寒冷負荷と circadian rhythm misalignment である．2010年9月から5年かけて，奈良県に在住する60歳以上（平均72歳）の1,127人から，ベースラインデータとして住環境因子（温度，光，騒音等）の24〜48時間連続測定値，Actiwatch による身体活動量と光曝露量，さらに自由行動下血圧，尿中メラトニン代謝産物，各種血液検査，PSQI，GDS-15，認知機能などの結果を得ている．長期アウトカムとした脳卒中，虚血性心疾患，がんなどの罹患把握のための体制も整えられている．これまでに，横断研究解析で自由行動下血圧は外気温よりも対象者の生活空間の平均温度とより高い負の相関を示すこと（*J Hypertens* 2014；32：1582-9）や，夜間の3〜5ルクス（豆電球程度）以上の光曝露が肥満の進行（*JCEM* 2016；101：3539-47）やうつ症状発生に有意に関連する（*AJE* 2018；187：427-34）ことを前向き研究結果で示している．詳細は http://www.naramed-u.ac.jp/~epi/papers.html で閲覧できる（2019年1月31日現在）．

1 いくつかの統計学用語

いくつかの重要な統計学用語を図16-1と図16-2に列挙しました.

2つの標本集団から推定される2つの母平均値に差があるかなどの統計学的検定は，帰無仮説を設定するところから始まります．このことは同時に対立仮説も設定していることにもなりますが，帰無仮説は，通常，比較しようとする「群間の何々には差がない(null)」と表現し，対立仮説は逆に「群間の何々には差がある」とか「群間の何々には差がないとはいえない」と表現します．2つの仮説は互いに排反関係にあるため，第三の仮説などはなく，帰無仮説でなければ対立仮説，対立仮説でなければ帰無仮説を採用することになります.

「差がある」ことの証明は対立仮説を直接証明すればよいように思います．しかし，証明に用いるカイ2乗やt，Uといった検定統計量は「差がない」ことを前提にした分布に従っています．したがって「差がない」分布をもとに帰無仮説の是非を検討して，これが否定されれば対立仮説が正しい，すなわち「差がある」と間接的に判断することにします.

具体的には，実際のデータを検定統計量に当てはめて求めたP値と，研究者があらかじめ任意に設定した有意水準を比較し，P値のほうが小さければ帰無仮説を棄却して対立仮説を採用します．有意水準は5%が一般的ですが，絶対的なものではありません．10%や1%もあります．「有意水準5%で帰無仮説を棄却する」という結論は「統計学的に有意な差があると判断する．しかし，100回に最大5回未満の割合でその判断が誤っている可能性がある」ことを意味します．この判断の誤り

16-1

いくつかの統計学用語

帰無仮説 (null hypothesis)	統計的仮説検定手法を用いて検定しようとする仮説のこと．検定仮説ともいう．一般に H_0 と表記する.
対立仮説 (alternative hypothesis)	帰無仮説を棄却したときに採用することになる仮説．H_1 あるいは H_A と表記する．帰無仮説と互いに排反の関係にある.
検定統計量 (test statistics)	統計的仮説検定に用いる統計量のこと．よく用いられるものに本章で紹介する χ^2（カイ2乗），t，U などがある.
P値 (P-value)	実際のデータから得られた検定統計量の値を超える領域の確率密度の積分値．$P=0.197$，$P=0.023$，$P<0.001$ などと表記.
有意水準 (significance level)	帰無仮説の棄却基準として研究者があらかじめ任意に設定する確率のこと．0.05（5%）とするのが一般的.
棄却 (rejection)	得られた P値があらかじめ定めた有意水準より小さいため，帰無仮説を捨てること．対立仮説を採用することを意味する.
第一種の過誤 (type I error)	帰無仮説が真に正しいにも関わらず対立仮説を採用してしまう過誤のこと．その危険率を α で表す.

(図16-2に続く)

16-2

(図 16-1 の続き)

許容 (acceptance)	得られた P 値があらかじめ定めた有意水準より大きいため，帰無仮説を受け入れること．
第二種の過誤 (type II error)	対立仮説が真に正しいにも関わらず帰無仮説を許容してしまう過誤のこと．その確率を β と表記するが，$1-\beta$ を検出力（power）という．
尺度 (scale)	測定対象に数値を割り当てる基準のこと．次の4種類がある．

	名義尺度 nominal scale	測定対象をいくつかに分類するための尺度．同じ数字なら同じ分類に属し，違えば異なる分類になる．数字は値を指しているのではなく，イロハ，ABC などと同じく記号にすぎない．
	順序尺度 ordinal scale	測定対象を「順序性のある」カテゴリーで分類するための尺度．順序に意味はあるが，間隔には意味はない．順序の差が等間隔であることが保証できないため，加減も乗除も意味をなさない．
	間隔尺度 interval scale	測定対象の量の差の大きさを測定値間の数値の差で表す尺度．「単位の一定性」が保証されていることになる．順序尺度と異なり差の違いに意味があるが，比尺度とは違い比には意味がない．
	比尺度 ratio scale	測定対象の量の差の大きさを測定値の数値の差で表す尺度であるが，「原点が一義的に決まっている」点で間隔尺度と異なる．したがって，差のみならず比にも意味がある．

を第一種の過誤と呼び，その危険率を α で表します．

　得られた P 値が逆にあらかじめ設定した有意水準よりも大きければ帰無仮説を許容することになりますが，このとき，第二種の過誤が問題になります．その過誤確率 β が大きいほど，真に「差がある」ときにそれを検出できる確率（$1-\beta$），すなわち検出力が弱いことを意味します．検出力は 0.8 程度が望ましいとされていますが，期待する検出力を保障するためには，β は α と標本数の関数関係にあることから α と β をもとに算出した標本数（参考資料 **1** 参照）を得る必要があります．

　さて，いかなる検定手法を使うかが問題となりますが，結果測定に用いた尺度によって使い分けがあります．尺度は名義尺度，順序尺度，間隔尺度，比尺度の4種類に分類され，この順に含まれる情報量は多くなります．

　名義尺度は疫学研究で多く使われています．生死やアウトカムの発症，因子の曝露の有無，ICD 分類（図 3-7）などです．順序尺度とは，悪化，不変，著効などのように順序性のある尺度のことです．ステージ0からステージIVといった病期の進行度分類や，10点満点で出生直後の新生児の健康状態を表すアプガー指数（Apgar Score）などが具体例です．注意すべきは，アプガーの7点と10点，0点と3点では見かけ上は同じ3点差でも臨床的な意味は同じとはいえないように，順序尺度には数値の等間隔性が保障されていない点です．名義尺度と順序尺度で測定されるデータを質的データ（qualitative data）とも呼びます．

　間隔尺度と比尺度は違いを明確に意識せずに用いられていることが多いようです．困ることがほとんどないからですが，絶対基準の0があるかないかに決定的な

違いがあります．血圧は絶対基準としての0があるので比尺度です．したがって1.3倍高いという表現も可能です．一方，聴力検査は間隔尺度です．0の定義は「若年健者の平均値」と操作的です．10 dBと20 dBの差と，25 dBと35 dBの差は等しく10 dBですが，0の定義を変化させれば10 dBと20 dBが17 dBと27 dBというように変化してしまうため，比に意味はありません．間隔尺度と比尺度で得られるデータは量的データ（quantitative data）と呼び，連続量（continuous measures）と離散量（discrete measures）に分けられます．前者は身長や血圧などです．飛び飛びの値で不連続量のようにみえますが，機器の分解能によるものであって，本質は連続量です．後者は出産回数や通院日数，喘息発作の年間回数などで，小数点以下の値は論理的にありえません．

2 カテゴリカルデータの検定

名義尺度で測定したデータは，図16-3の左の表のような分割表（contingency table）にカテゴリカルデータとしてまとめることができます．この分割表の関心は別々に集めた3群の男女分布に差があるかどうかです．そのため3群の母集団の「男女の分布には差はない」ことを帰無仮説として，つまり同じ母集団から抽出された標本集団であるか否かを検定することになります．分布の一様性の検定と呼ばれるもので，観察値の期待値からの「外れ」具合を検定統計量に用います．

分布に差がなければ，A群の男性の観察値250人に対応するセルの人数として，899×(333/1,322) = 224.8人が期待されます（右表）．333×(899/1,332)で求めることもできます．同様にして求めた全てのセルの期待値（E_{ij}）と観察値（O_{ij}）の

16–3 カテゴリカルデータの検定（名義尺度の場合）

観察値（O_{ij}）

	男性	女性	合計
A群	250	649	899
B群	52	206	258
C群	31	144	175
	333	999	1,332

期待値（E_{ij}）

	男性	女性	合計
A群	224.8	674.3	899
B群	64.5	193.5	258
C群	43.8	131.3	175
	333	999	1,332

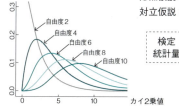

帰無仮説：3群間の男女の分布には差はない．
対立仮説：3群間の男女の分布には差がある．

検定統計量 $\chi^2 = \sum \dfrac{(O_{ij} - E_{ij})^2}{E_{ij}}$

帰無仮説下で，検定統計量は期待値が十分に大きければ，自由度=（行項目数-1）×（列項目数-1）のカイ2乗分布に従う．

$\chi^2 = 12.0$　［自由度=(3-1)×(2-1)では$P = 0.0025$］

差を 2 乗して期待値で割った値を合計したものが，ピアソンのカイ 2 乗検定量と呼ばれる統計量です．その統計量は，帰無仮説下，すなわち観察値と期待値が一致するような状況下では，各セルの期待値が十分に大きければ（行項目数－1）×（列項目数－1）の自由度のカイ 2 乗分布に従うことがわかっています．

図 16-3 の左の観察値の表から右の期待値の表を求め，カイ 2 乗検定量の値を求めると 12.0 となりました．分布に「差はない」とすれば，カイ 2 乗値は 0 に近くなるはずで，逆に 0 から離れるほど「差がない」ことを疑わせるものです．自由度 2 のカイ 2 乗分布表をみれば，12.0 以上のカイ 2 乗値を示す確率は 0.25% であることがわかります．有意水準として一般に設定する 5% よりも十分に小さな値で，「差がない」にも関わらず 25/10,000 の稀な確率の現象が偶然起こったと考えるよりも，帰無仮説を棄却して対立仮説を採用しようと判断することになります．

話を変えて，いま調査対象者が 1,332 人いて，その 1,332 人をたとえば飲酒習慣（3 群）と喫煙習慣（2 群）の有無で分類すると，見かけ上，図 16-3 と同様な分割表になります．ただし，このときの帰無仮説は「飲酒習慣と喫煙習慣の両者は関連がない（独立している）」，対立仮説は「関連がある」です．同じカイ 2 乗検定を用いますが，分布の一様性の検定ではなく関連の「独立性の検定」と呼びます．

カイ 2 乗検定の前提条件（図 16-4）は，すでに述べたように各セルの期待値が十分に大きいことです．小さければ検定統計量のカイ 2 乗分布への近似が悪くなるからです．期待値はいずれも 1 を上回り，かつ期待値のセル数の 80% 以上が 5 より大きい値を示すことが「十分に大きい」の実際的な意味です．近似の良不良は期待値の大きさに依存します．観察値に仮に 0 が含まれていても前提条件には無関係です．

前提条件が整わないとき，3 つほどの対策が提唱されています．しかし，階級を

16-4

カイ 2 乗検定の前提条件

期待値が「十分に大きい」とは，

1）期待値はいずれも 1 を上回っていて，かつ

2）期待値のセル数の 80% 以上が 5 を超えていること．

3）観察値に 0 が含まれていても問題ない．

そうでない場合，次の対策をとる．

1）階級を合理的に併合し期待値を大きくする．

2）Yates's correction を用いる．

3）Fisher's exact test を用いる．

イェーツの補正

$$\sum \frac{(|O_{ij} - E_{ij}| - 0.5)^2}{E_{ij}}$$

併合しても前提条件をなお満たさない場合もありますし，併合することの妥当性に疑問が残るときもあるので要注意です．Yates's correction（イェーツの補正）は，期待値が小さいセルだけではなく全てのセルに対して行います．Fisher's exact test（フィッシャーの直接確率法）は 2×2 表の形式がよく知られていますが，$m \times n$ 表にも拡張できます．手計算ではきわめて煩雑ですが，最近では統計ソフトで簡単に P 値を求めることができます．それならば，カイ 2 乗検定ではなく，始めからフィッシャーの直接確率法を使えば期待値の大きさ問題を確認する手間が省けるように思いますが，統計学上の複雑な議論があって，前提条件を満足するかぎりカイ 2 乗検定を用いるのが一般的です．

なお，名義尺度の測定結果をカテゴリカル表に整理したときの行要素と列要素の関連の程度を表す係数（連関係数）として，ファイ（ϕ）係数やクラメール（Cramér）の V，ユール（Yule）の Q などがあります．

名義尺度と同じく，順序尺度で測定したデータもカテゴリカルデータとして同様な分割表に整理することができ，カイ 2 乗検定を用いることができます．しかし，カイ 2 乗値は，分割表の行同士あるいは列同士を入れ替えても値は変わらず（図 16-3 の式から自明），順序尺度の「順序性」情報を生かすことができません．

重要なことは，カテゴリカルデータには順序性のある場合（図 16-5）とそうでない場合（図 16-3）があって，「順序性」の情報を生かしたい場合はカイ 2 乗検定ではなく，順序性に適した検定法を用いることです．

いくつかの種類の順序カテゴリカルデータとその場合の検定法を示します（図 16-5）．いずれの検定法も発想自体はきわめてわかりやすいものです．群間の反応

16-5

カテゴリカルデータの検定（順序尺度の場合）

A　順序尺度が 1 変数だけの場合

（1）2 群間の比較

薬剤	無効	やや有効	有効	著効	計
A	3	8	30	22	63
B	8	9	29	11	57

条件付き Wilcoxon 検定

（2）3 群間以上の比較

薬剤	無効	やや有効	有効	著効	計
A	23	24	14	7	68
B	9	28	21	10	68
C	11	22	24	12	69

条件付き Kruskal-Wallis rank 検定

B　順序ある群間の出現率の比較

	高変化	低変化	高変化（%）
悪化	1	11	8.3
変化なし	13	53	19.7
軽度改善	16	42	27.6
中等度改善	15	27	35.7
高度改善	7	11	38.9

スコア検定

C　2 変数とも順序尺度の場合

群（mg/kg）	1+	2+	3+	4+	5+	6+
第1群（0）	3	3	4	0	0	0
第2群（15）	0	4	5	1	0	0
第3群（35）	0	5	4	0	1	0
第4群（85）	0	5	2	2	1	0
第5群（200）	0	1	2	2	4	1

Cochran-Armitage 検定

に違いがあれば，図16-5Aの表の（1）の例では，かたや左寄りの列にかたや右寄りの列により多くの人数が集まり，反応に違いがなければ類似した分布を示すことが期待されます．ただ，このことを統計学的に裏打ちされた式で表現しようとなると，かなりの統計理論が必要とされます．理論の詳細と算出式は専門書に譲ることにして，ここではいくつかの検定法の名前の紹介に留めます．図16-5Aの種類の代表的な検定法は条件つき（同順位が多いという意味）のWilcoxon検定やKruskal-Wallis rank検定であり，図16-5Bはスコア検定，図16-5CはCochran-Armitage検定です．いずれも帰無仮説は「一定の傾向はない」です．

3 t 検定

　間隔尺度と比尺度で得られる連続量の2群間の平均値の差（正確には母集団の平均値の差）の検定に汎用されているのがStudent t test（スチューデントの t 検定）です（図16-6）．アイルランドにあるギネス社のビール醸造責任者をしていたゴセット（Gosset）が，その酵母管理の必要性から研究を重ねStudentなるペンネームで発表した検定法です．小標本の平均値から母平均値を推定したいと考えたゴセットは，正規分布していることが確認できた大標本から無作為抽出したわずか4人とか10人といった小標本の身長の平均値を求めることを繰り返し，それら平均値の分布である t 分布の理論式を導きました．左右対称性の分布で，裾の広がりは（標本数−1）の自由度に依存することも明らかにしました．この t 分布は小標本数の2群間の平均値の差の検定にも用いられます．

16-6

t 検定：平均値の差の検定

正規分布することが確認されている血中に存在するある生体物質を測定したところ，下記のような結果が得られた（仮想例）．男女差があると判断してよいか．

群	人数	平均	標本標準偏差	t 検定値	P 値
男性	$n_1=16$	$\bar{x}_1=15.0$	$s_1=3.1$	2.82	0.012
女性	$n_2=15$	$\bar{x}_2=18.1$	$s_2=3.4$		

帰無仮説：男女の平均値に差はない（$\mu_1=\mu_2$）
対立仮説：男女の平均値に差がある（$\mu_1\neq\mu_2$）

2群間の平均値の差の検定には，次式で示される検定統計量 t が自由度（n_1+n_2-2）の t 分布に従うことを利用

$$t=\frac{\bar{x}_1-\bar{x}_2}{\sqrt{s^2\left(\frac{1}{n_1}+\frac{1}{n_2}\right)}} \quad ただし，s^2=\frac{SS_1+SS_2}{n_1+n_2-2}$$

SS_i は偏差平方和．偏差（$x_i-\bar{x}$）は標本平均値からのばらつきを意味する．単純和は0になるため，その平方和 $SS_i=\Sigma(x_i-\bar{x})^2$ を用いる．

いま，図 16-6 の表のような結果が得られたとします．事前情報として，この生体物質の値は正規分布することが確認されているとします．帰無仮説は両群の（母集団の）平均値に「差はない」，対立仮説は「差がある（母集団が異なる）」になります．正規分布から抽出した 16 人や 15 人といった小標本の平均値は t 分布に従うのは上述の通りですが，それら平均値の差を分子にした検定統計量 t も自由度 $[(n_1-1)+(n_2-1)]$ の t 分布に従います．差がなければ分子は 0 となり，したがって t 値は 0 となります．つまり，t 値の絶対値が大きいほど帰無仮説下でそのような値が観察される確率は小さく，その確率 P 値があらかじめ定めた有意水準を下回るようであれば，帰無仮説を棄却して対立仮説を受け入れることになります．

この例では t 値が 2.82，自由度が 29，P 値が 0.012 となったことから，両群の平均値に「有意な差がある」と判断することになります．

t 検定を行ううえでの重要な前提条件（図 16-7）の 1 つに，すでに指摘したように，想定している母集団の値が正規分布を示すことがあります．先行研究などで正規分布することがわかっていれば，数例程度の標本数であっても t 検定が適用できます．t 分布はもともと小標本を対象としているからです．一方で，非正規分布であったり正規分布が確認できない場合もたくさんあります．しかし幸いなことに，中心極限定理によれば，標本数が十分に大きい（各群およそ 30 例以上が目安）場合には平均値の差の検定に t 検定を用いても問題は少なさそうです．結局のところ，t 検定は母集団が非正規分布でかつ標本数 30 人未満の場合に不適切で，次項に述べるノンパラメトリック検定を用いることになります．

もう 1 つの重要な前提条件は，比較しようとする母集団の分散は等分散であるべ

16-7

t 検定の前提条件

1　母集団が正規分布を示すこと．ただし，以下の場合は t 検定を用いてもよい．

　1）正規分布から多少外れても標本数が等しい場合は頑健性がある．

　2）非正規分布母集団であっても各群およそ 30 例以上の標本数の場合．

　　　中心極限定理（central limit theorem）
　　　　母集団分布が非正規分布であっても，標本数が十分に大きい標本平均値の分布は正規分布に近似する．

2　母集団が等分散であること．等分散の検定には F 検定を用いる．
　　等分散でなければ t 検定ではなく Welch（ウェルチ）の検定を用いるのが通常．Mann-Whitney U 検定（図 16-10）を用いる方法もある．

3　標本は互いに独立していること．

きというものです．帰無仮説下では当然の論理的帰結ともいえます．つまり，「差はない」の帰無仮説は，2つの標本の母集団は同じであることを意味していて，それゆえ分散が異なるなどはありえないことになります．とはいえ，実際に得られた標本の標本分散を使って等分散を確認するための F 検定を行うと，同一母集団から抽出した標本であっても標本分散は異なるという判断は確率論的にありえます．そこで現実的には等分散でなければウェルチの検定などを用いることになります．そのほか，標本は互いに独立していることなども前提条件になります．たとえば，時間おきの繰り返し測定で得られる心拍数などは互いに独立ではありません．

4 ノンパラメトリック検定

t 検定の前提条件となる正規分布が仮定できない場合や，何らかの特定の分布が仮定できない場合には，総称的にノンパラメトリック検定と呼ばれる検定法を活用します（図 16-8）．多くの種類が知られていますが，そのうちの 1 つに順位情報を検定統計量とする方法があります．標本個々の数値データが不明であっても，順位がわかっている場合の 2 群間比較に用いることができます．また，たとえば結果の一部が検出限界以下の場合では正確な値は不明ですが，他の値との大小関係がわかれば順位づけができるので利用可能です．検出限界以下の結果が複数ある場合は平均順位をつけます．外れ値があった場合も同じです．たった 1 つの外れ値で平均値は大きく変化しますが，順位は影響されません．離散量の場合も順位を用いる検定法が適しています．平均 2.3 回の出産数などという表現は不自然であり，中央値ある

16-8

ノンパラメトリック検定

non-parametric test と綴る．カタカナ表記されていて日本語訳はない．母集団の分布を決定する母数（parameter）についての仮定を一切設けない検定法の総称．分布によらない検定法（distribution-free test）と呼ばれることもある．

ノンパラメトリック検定を使う場合

間隔尺度または比尺度の場合で，
母集団に特定の分布が仮定できない場合（特に標本数が 30 例程度を下回る場合）
検出限界以下（以上）の測定値がある場合
外れ値がある場合
離散量の場合
名義尺度または順序尺度の
カイ 2 乗検定，条件付き Wilcoxon（図 16-5）などもノンパラメトリック検定の一種

パラメトリック検定

正規分布などの分布が仮定でき，連続量の数値データを用いる検定法の総称．

いは最頻値で示すのが適切だからです．ただ，値のとる範囲が広く，標本数も多くて連続量のように扱え，なおかつ正規分布様であれば，t検定に代表されるパラメトリック検定を使っても事実上問題はありません．

5 Mann-Whitney の U 検定

順位情報を用いる検定として最もよく知られているものの1つがMann-WhitneyのU検定（U検定と略す）です．パラメトリック検定であるt検定が正規分布を前提に2群の母平均の差を検定するのに対し，U検定は順位情報に基づき2群の母集団の中央値の差を検定します．先行開発されていたWilcoxonの順位和検定（W検定と略す）に拡張性をもたせたもので，Mann-Whitney-Wilcoxon検定とも呼ばれます．帰無仮説は2群の母集団の中央値に差はない，対立仮説は差がある，です．

直観的でわかりやすいW検定の原理をまず紹介します．図16-9は，A群とB群の2群の身長の差を比較しようとしています．身長の計測値がなくてt検定が使えなくても，背比べをして順位をつけることができればW検定が使えます．W検定の発想は，比較する2群をひとまとめにして通し順位をつけ，2群の順位和の大小に注目したところにあります．仮に2群間の身長に差がなければ通し順位は群間に偏りなくばらつき，差があればイラストのように順位が大小側に分かれ，両群の順位和の差は大きくなるはずです．Wilcoxonは，2群の順位和のうちの小さい値を検定統計量Tとして，その順位和より小さい順位和が起こる確率を求め，有意水準を下回るような稀な確率かどうかで有意差を判断することを提唱したのです．

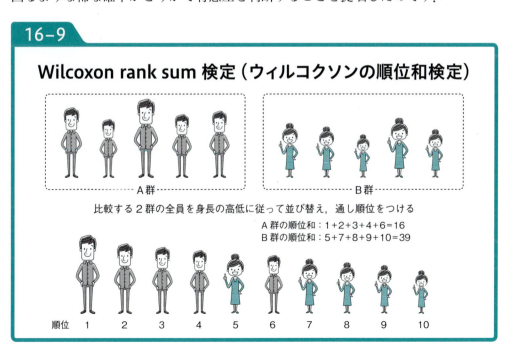

16-9

Wilcoxon rank sum 検定（ウィルコクソンの順位和検定）

比較する2群の全員を身長の高低に従って並び替え，通し順位をつける

A群の順位和：1+2+3+4+6=16
B群の順位和：5+7+8+9+10=39

16-10

Mann-Whitney U 検定（マン・ホイットニーの U 検定）

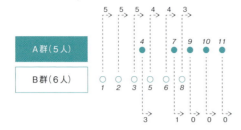

$U_A = 3+1+0+0+0 = 4$
$R_A = 4+7+9+10+11 = 41$
　　　　　　　　U は検定統計量，R は通し順位
$R_B = 1+2+3+5+6+8 = 25$
$U_B = 5+5+5+4+4+3 = 26$

$U_A = n_A \cdot n_B + n_A \cdot (n_A+1)/2 - R_A$
　　$= 5×6 + 5×(5+1)/2 - 41 = 4$
$U_B = n_A \cdot n_B + n_B \cdot (n_B+1)/2 - R_B$
　　$= 5×6 + 6×(6+1)/2 - 25 = 26$

小さいほうの U 値を U 検定の検定統計量として，U 統計表から P 値を求める．小さいほうの R 値が W 検定の検定統計量 T となる．

統計量 U は，どちらかの標本数が 20 以上になると，近似的に正規分布に従う．

$Z = (U-\mu)/\sigma$
ただし，$\mu = n_A \times n_B / 2$
　　　　$\sigma = \sqrt{n_A \times n_B \times (n_A+n_B+1)/12}$

　W 検定の有用性に着目した Mann と Whitney は，2 群の標本数が違う場合や，標本数が大きい場合などに拡張性のある検定統計量 U を考え出します．W 検定と同値であることは数学的に証明されています．ただ方法論的には，W 検定のような順位和ではなく，片方の群の標本ともう片方の群の標本それぞれについて自分の順位よりも上位にある他方の群のデータの個数を数え，それらの合計に注目しています．図 16-10 の例では，A 群からみたときは $U_A = 4$，B 群からみたときは $U_B = 26$ ですが，小さい値のほうの $U_A = 4$ を検定統計量として用います．2 つの群の順位が入り交じっていないほど，U の値は小さく（もう一方の群からみれば大きく）なることが直観的にわかります．標本数が大きくなるに従って手計算は著しく煩雑になるため，20 例程度までは作成されている U 統計表が，それ以上の場合は標本数のみで決定される平均値と標準偏差である正規分布に U 統計量が近似的に従うことを利用します．

　W 検定と U 検定は検定統計量として順位情報を用いることで，パラメトリック検定では困難であった検定を可能としました．順位を用いるノンパラメトリック検定は，対応のある検定や複数群間の比較，多重比較，相関でも利用されているきわめて重要な統計学的手法です．t 検定が可能なデータは U 検定も可能ですが，t 検定を用いるべきです．一般にパラメトリック検定のほうが検出力が高いからです．

6 対応のある検定

　同じ 2 群の検定であっても，「対応のある」データの場合は対応のある検定（paired test）を用います．「対応のある」とは，同一対象者から得られる同一項目の対にな

16-11

paired t 検定（対応のある t 検定）

ID	前	後	$d_i=$（後－前）
1	390	420	30
2	297	315	18
3	331	340	9
4	320	310	-10
5	412	408	-4
6	301	320	19
7	370	400	30
8	321	310	-11
9	315	330	15
10	265	278	13
人数	10	10	10
平均	332.2	343.1	10.9
標準偏差	45.3	48.6	14.9

$$検定統計量\ t=\frac{d_i の平均値}{d_i の標準偏差 /\sqrt{標本数}}$$
$$=10.9/(14.9/\sqrt{10})=2.31$$

自由度 9（= 標本数－1）の両側検定で $P=0.046$，
前後 2 群の通常の t 検定（図 16-6）では $P=0.61$.

Wilcoxon signed-rank 検定（ウィルコクソンの符号付き順位和検定）

前値	後値	差	符号	順位	＋順位	－順位
16	5	-11	－	9		9
15	6	-9	－	7		7
20	30	10	＋	8	8	
15	8	-7	－	3.5		3.5
16	9	-7	－	3.5		3.5
13	7	-6	－	2		2
14	6	-8	－	5.5		5.5
19	17	-2	－	1		1
18	3	-15	－	10		10
18	10	-8	－	5.5		5.5
				合計	8	47

T 統計検定量

$$Z=(T-\overline{T})/SE=(8-27.50)/9.81=-1.99$$
$$\overline{T}=n(n-1)/4=10\times(10+1)/4=27.50$$
$$SE=\sqrt{n(n-1)(2n+1)/24}$$
$$=\sqrt{10\times(10+1)\times(20+1)/24}=9.81$$

正規分布から P 値を読むと，$P=0.047$.

ったデータがあることを指します（図 16-11）.

　パラメトリック検定の代表例は対応のある t 検定（paired t test）です．運動介入前後の体重変化がよい例です．介入効果がなければ「後」の値の増減は「前」の誤差変動内におさまり，前後の差の平均値は 0 付近になることが期待されます．つまり，帰無仮説は「前後の差の平均値は 0」であって，差の平均値と標準偏差と標本数から構成される t 値を検定統計量（自由度は標本数－1）として判断に用います．対応のある場合の前後の差の分布は，t 検定の前提条件（図 16-7）が多少崩れても 0 を平均値とした t 分布によく近似する頑健性（robustness）が知られています．

　一方，ノンパラメトリック検定としては Wilcoxon singed-rank 検定（ウィルコクソンの符号付き順位和検定）があります．前後の差の絶対値の大小順でまず順位をつけ，差の正負符号別に順位和をとって，小さいほうの値を検定統計量 T とする方法です．介入効果がなければ，「後」の値の増減は誤差変動の範囲内のため「前」より大きくなったり小さくなったりが等確率で起こるはずで，正負別の順位和はほぼ等しくなることが期待されます．T 値の全体の平均順位からの偏りを正規分布をもとに判断します．

　「対応のある」場合であっても「前」と「後」を独立した 2 群として扱い，通常の t 検定または U 検定で評価することも可能です．しかし，検出力は対応のある検定のほうが大きく，「後」の欠損値のため「対応のある」ことが確保できないなどの理由を除き，対応のある検定の使用が望ましいといえます．

6　対応のある検定　227

16–12

一元配置分散分析
(one-way ANOVA：Analysis of variance)

群	人数	データ				計 T_i	平均 $\bar{x}_i$
第1群	n_1	x_{11}	x_{12}	$\cdots$	x_{1n_1}	T_1	$\bar{x}_1$
第2群	n_2	x_{21}	x_{22}	$\cdots$	x_{2n_2}	T_2	$\bar{x}_2$
$\vdots$	$\vdots$	$\vdots$	$\vdots$	$\vdots$	$\vdots$	$\vdots$	$\vdots$
第 i 群	n_i	x_{i1}	x_{i2}	$\cdots$	x_{in_i}	T_i	$\bar{x}_i$
$\vdots$	$\vdots$	$\vdots$	$\vdots$	$\vdots$	$\vdots$	$\vdots$	$\vdots$
第 a 群	n_a	x_{a1}	x_{a2}	$\cdots$	x_{an_a}	T_a	$\bar{x}_a$

帰無仮説

$$\bar{x}_1 = \bar{x}_2 = \cdots\cdots = \bar{x}_a$$

$$F\text{検定} = \frac{\text{群間変動} / \text{自由度}1}{\text{誤差変動} / \text{自由度}2}$$

自由度1＝群数−1，自由度2＝（全データ数−1）−自由度1

7 一元配置分散分析

　3群以上の多群の平均値を比較する場合は一元配置分散分析（one-way ANOVA）を使います（図16-12）．帰無仮説は「全ての群の（母集団の）平均値は等しい」で，対立仮説は「そうでない」です．したがって，帰無仮説が棄却されたとき，群間の平均値は一様でないといえても，どの群とどの群の間に差があるかは具体的に示されていないことに注意すべきです．

　分散分析（ANOVA）の発想は，一元配置（群別要因が1つ）なら個々のデータ x_{ij} は（全体の平均値）＋（群固有の効果）＋（誤差）から構成されているとした点にあります．この式を数学的に変形すれば全変動＝群間変動＋誤差変動となります．ここでの変動は分散（variance）のことですが，群間変動が誤差変動を有意に上回る場合に群固有の効果があると判断します．分散の比は F 分布に従うことから，群間変動の誤差変動に対する比を検定統計量として F 値を求め，それが有意水準に対応する値を超えれば帰無仮説を棄却し，群間の平均値に有意差があると判断します．

　分散分析はパラメトリック検定のため，分布の正規性が保証されないときや群間の等分散が保証されないときには，通し順位をつけたうえで群ごとに合計する順位和検定である Kruskal-Wallis 検定を用います．具体的な手順は専門書に譲りますが，Mann-Whitney U 検定を多群に拡張した方法と思えばよいでしょう．なお，対応のある多群の比較も当然ありますが，パラメトリックデータの場合は反復測定のある分散分析（repeated measures ANOVA），ノンパラメトリックデータの場合は Friedman 検定を用います．

16-13

多重比較 (multiple comparison)

同一母集団から復元無作為抽出した n 個の標本群があれば，2群の組み合わせは最大 ${}_nC_2$ 個できる．このとき，${}_nC_2$ 個の「平均値に差はない」とする帰無仮説を1つでも棄却する確率の計算結果（ただし，棄却の有意水準は5%とする）を表に示す．

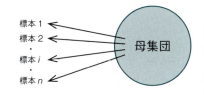

標本群	組み合わせ数	検定対象の全組み合わせ	いずれかの帰無仮説を棄却する確率
2	${}_2C_2 = 1$	1 vs. 2	$1-(1-0.05)^1 = 0.05$
3	${}_3C_2 = 3$	1 vs. 2, 1 vs. 3, 2 vs. 3	$1-(1-0.05)^3 = 0.143$
4	${}_4C_2 = 6$	1 vs. 2, 1 vs. 3, 1 vs. 4 2 vs. 3, 2 vs. 4, 3 vs. 4	$1-(1-0.05)^6 = 0.265$
n	${}_nC_2 =$ $n\cdot(n-1)/2$	1 vs. 2, 1 vs. 3, , , , , , , , , , $(n-1)$ vs. n	$1-(1-0.05)^n ≒ 0.05n$

8 多重比較

3群以上の多群（たとえば図16-12）の中から選んだ任意の2群間の平均値や中央値の差を検定する場合，多重比較問題について注意が必要です（図16-13）．

標本群が2群だけであれば検定対象は1組のみであり，すでに説明してきたように有意水準を5%と設定したなら，帰無仮説「2群（の母集団）の平均値に差はない」を誤って棄却する第一種の過誤確率 α はたかだか5%におさまります．しかし，標本群が3群になると検定対象は最大3組になり帰無仮説は3つ設定できますが，そのうちのいずれか1つの帰無仮説が棄却される確率は0.143，すなわち14.3%となります．一つひとつの帰無仮説の棄却確率は5%に設定しているにも関わらずです．標本群が4群になると検定対象は最大6組となり，いずれか1つの棄却確率は26.5%と一層高くなります．

つまり，多群の中の検定の組み合わせ数が多くなれば，多くなったという理由だけで，確率論上，いずれか1つの帰無仮説を棄却する確率が，設定した名目上の有意水準5%を大きく上回ってしまうことになります．数多くの検定をすれば1つや2つ有意な結果が出ても何ら不思議ではないというわけです．このような多重比較問題を避けるために，「全体としての有意水準」を名目上の有意水準内に制御する方法が提唱されています．

最も単純な方法はBonferroniの方法で，名目上の有意水準を検定しようとする組み合わせ数で割った値を実際の有意水準とするものです．検定対象が6組の場合，名目上の有意水準5%に対応する実際の有意水準は5%/6＝0.83%，1%に対しては

16–14

多重比較手法の使い分け
（組み合わせ例は 4 群を想定）

基準群と 2 つ以上の処理群との比較：1 vs. 2，1 vs. 3，1 vs. 4 の 3 通りの組み合わせがある．

    Dunnett：一般的な手法．ただし，正規分布で等分散を仮定
    Williams：1>2 ≧ 3 ≧ 4 あるいは 1<2 ≦ 3 ≦ 4 の順序性を想定する場合
    Steel：Dunnett のノンパラメトリック検定版
    Shirley-Williams：Williams の方法のノンパラメトリック検定版

全ての群間の比較：1 vs. 2, 1 vs. 3, 1 vs. 4, 2 vs. 3, 2 vs. 4, 3 vs. 4 の 6 通りの組み合せがある．

    Tukey-Kramer：一般的な手法．正規分布で等分散を仮定．REGWQ（Ryan, Einot, Gabriel and Welsch Q）も
        ある．等標本数の場合は Tukey の原法もある．Fisher の LSD は 4 群以上の多重比較は不可
        に注意．
    Games-Howell：等分散に疑いがある場合．
    Steel-Dwass：Tukey のノンパラメトリック検定版．

任意の群を併合した群を含めた全ての群間の比較：上記の組み合せに加えて，（1 & 2）vs.（3 & 4），
    （1 & 2 & 3）vs. 4，（2 & 3）vs. 4 など 25 通りの組み合わせがある．

    Scheffé：一般的な方法．一元配置分散分析が有意なことが前提．

1%/6＝0.17% になります．これらを調整 P 値と表現しますが，比較した 2 群の t 値以上の確率が調整 P 値 0.83% を下回ったときに初めて「5% で有意差あり」と判断するのです．

そのほかにも多くの手法（図 16-14）が開発されています．それぞれ前提条件などがあって使い分ける必要があります．簡単に説明します．基準群があって処理群は必ず基準群と比較する，すなわち処理群同士では比較しない場合の多重比較には Dunnett が一般的です．処理群間で順序性が明らかな場合は Williams が，また分布の正規性などが保証されない場合はノンパラメトリック検定である Steel の手法などがあります．一方，全ての群間比較については Tukey-Kramer が一般的です．Tukey の原法は等標本数の制限があり，汎用性にやや難があります．ノンパラメトリック検定としては Steel-Dwass があります．Scheffé は併合した群を 1 つの群として他の群と比較できる手法です．1 群と 2 群と 3 群を併合した群と 4 群の 2 群比較といったような例で，4 群だと 25 通りの組み合わせを考えることができます．組み合わせが多くなるため，実際には注目した組み合わせに対して Scheffé の手法で検定します．

ところで，一元配置分散分析（図 16-12）で群間の一様性が棄却された場合に初めて多重比較を行う手順が広く浸透しています．一様性が棄却された場合に，どの群とどの群の間に差があるのかの興味から，事後検定（post-hoc test）として多重比較の手法が一連の流れに組み込まれたものと思われます．しかし，分散分析の手法と多重比較の手法は原理的に異なっているため，帰無仮説「平均値は一様」の棄却の有無に関わらずいきなり多重比較をしても何ら問題ありません．ただ，Fisher

の LSD（least-significant difference）と Scheffé は分散分析の P 値を使用するので分散分析が前提になります．

　Bonferroni も含め，いずれの多重比較の手法も「全体としての有意水準」を名目上の有意水準内に制御するため，個々の組み合わせの実質的な有意水準はかなり低くなります．つまり，第一種の過誤確率 α が小さくなる代わりに，第二種の過誤「差がある」にも関わらず帰無仮説を受容する確率 β が大きくなっている点に注意すべきです．

9 相関と回帰

　2 つの変数の関係を示す統計学的手法として相関と回帰があります．かたや相関係数でかたや回帰式で表現します．

　相関係数は -1 以上 $+1$ 以下の範囲にあります．正あるいは負の相関があるといい，係数の絶対値が 0.7 以上の場合は「強い相関」（0.9 以上で「きわめて強い相関」），0.4 未満の場合は「弱い相関」，さらに 0.2 未満の場合は「ほとんど相関がない」と表現するのが一般的です（図 16-15）．

　2 つの変数の値がともに間隔尺度あるいは比尺度で測定された結果であって，かつ両者が直線的な関係にあることが想定できる場合にはピアソンの積率相関係数を用います．図 16-15A の $r=0.71$ は「強い正の相関」といえますが，両変数の正規性が仮定できれば，検定統計量 t で帰無仮説「母相関は 0」を検定し，これが棄却された場合に有意な相関があると判断します．結果は $t=6.98$ でしたが，自由度 48

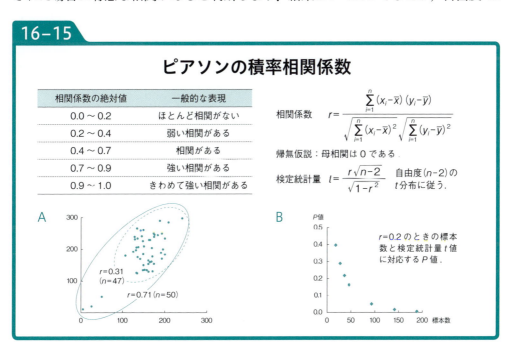

図 16-15

の t 分布下で $P<0.01$ となり，「強い正の有意な相関がある」と表現できます．ピアソンの積率相関係数についての注意点の1つは，検定統計量 t の算出式の分子に標本数が組み込まれていることです．$r=0.2$ のように「ほとんど相関がない」と表現してもよい場合でも，図16-15Bのように標本数が多くなれば100弱で P 値は0.05を下回り，200超で0.01をも十分下回るようになります．つまり，相関係数の検定量が示す P 値は標本数依存性（sample size dependent P value）であるため，相関の有無は P 値よりも基本的には係数の絶対値の大きさ自体で評価すべきでしょう．もう1つの注意点は，相関係数は平均値から大きく離れた標本の値に影響を受けやすい点です．このことは計算式の分子から理解できます．たとえば図16-15Aのデータでいえば，原点側に外れている3点を除くとピアソンの積率相関係数は0.71から0.31に大きく低下します．逆にいえば，外れ値（outlier）があればピアソンの積率相関係数の絶対値は大きくなります．

外れ値がある場合には，値そのものではなく順位を用いるスピアマンの順位相関係数（図16-16）のほうが2つの変数の関係を控えめに示します．図16-15Aを例に計算すると0.34と，外れ値を除いた0.31に近い相関係数が得られます．そのほか，順序尺度のデータであるときや直線的な相関が想定できないときにもスピアマンの順位相関係数が適しています．直線的か否かは散布図から視覚的に判断するのが一般的ですが，ピアソンとスピアマンの相関係数に乖離があれば，直線的な関係ではないと判断するほうが無難です．「母相関は0」の検定統計量が標本数依存性である点はピアソンと同様です．ケンドールの順位相関係数もあります．

これら相関に対して，2つの変数の関係を数式で表現する手法が回帰分析です．

16-16

スピアマンの順位相関係数

$$\rho = 1 - \frac{6\Sigma D^2}{N^3 - N}$$

D：対応する X と Y の値の順位の差．
N：値のペアの数．

検定統計量 $t = \dfrac{\rho}{\sqrt{(1-\rho^2)/(n-2)}}$

外れ値がある場合や順序尺度の場合は，積率相関よりも順位相関係数が適している．

ケンドールの順位相関係数

$$\tau = \frac{P-Q}{\frac{1}{2}n(n-1)} - 1$$

n は項目の個数．P は観測順位が一致した組み合わせ数，Q は一致しない組み合わせ数．

スピアマンの順位相関係数のほうが情報量が多く，鋭敏な指標とされている．

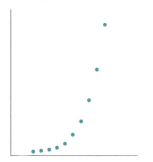

下図のような直線的な相関が想定できない場合も順位相関係数が適している．

ピアソンの積率相関係数 =0.82
スピアマンの順位相関係数 =1.00
ケンドールの順位相関係数 =1.00

直線回帰か曲線回帰か，yのxへの回帰かxのyへの回帰かで，式の構造は異なります．次章で紹介する多変量解析の考え方の基礎ともなる回帰式として，ここではyのxへの直線回帰式（linear regression line）に説明を絞ります．xが説明変数（独立変数），yが目的変数（従属変数）の関係です．

まずは散布図を描いて視覚的にxとyが直線関係とみなせるか，あるいは先行研究から生物学的に両者は直線関係にあるかを確認します．確認できれば観察データに$y=a+bx$の直線を当てはめ，最小2乗法で切片aと回帰係数（regression coefficient）bを得ます．図16-17は，一定規模以上の集団を観察単位とし，それぞれの集団の高血圧有病割合のBMIの平均値への回帰を検討したものです．回帰式から，BMIが1大きくなれば高血圧有病割合が2.56%増加することがわかります．一方，相関係数からは，説明変数が目的変数のばらつき（全変動）のうち，どの程度の割合を説明しているかを得ることができます．数学的には相関係数の2乗で示され，その値を決定係数（coefficient of determination），または寄与率と呼んでいます．図16-17では，相関係数は0.67なので決定係数は0.45となります．つまり，このデータでは，高血圧割合の45%はBMIの変動で説明できることを意味しています．逆にいえば，残りの55%は別の因子によるものということになります．

なお，直線回帰の適用にはいくつかの留意事項があります．①直線回帰式への当てはめは，目的変数は間隔尺度または比尺度で測定されたデータ，説明変数はそれらに加えて2水準以上のカテゴリカルデータであることを前提条件としています．②当てはめのよさはF検定で，傾きbの有意性（帰無仮説「傾きは0」）はt分布を用いた検定統計量でそれぞれ評価します．③図ではBMIが18を下回れば高血圧割

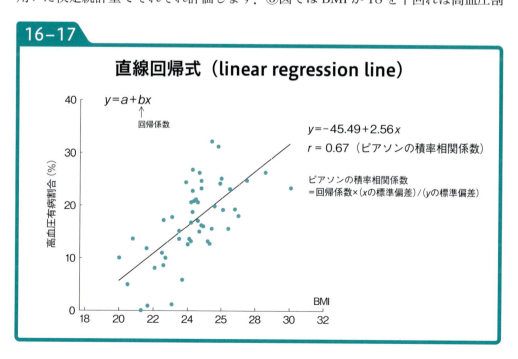

16-17 直線回帰式（linear regression line）

合が負の集団となる結果になっていますが，生物学的にはありえないことです．回帰直線は観察データが得られた範囲に限って適応されるべきものです．④同一データセットで得られるピアソンの積率相関係数と傾き b には数学的な関係が存在します（図16-17）．⑤回帰式で説明変数の値から目的変数の値を推定できますが，相関係数からは推定できません．

10 生存率曲線

毎年 d_i 人ずつ死亡する N 人の集団があって脱落者がいないと仮定すれば，毎年末の生存率は $1-\Sigma d_i/N$ で求めることができます．しかし実際の疫学研究では脱落者は必ず発生するため，そのことを考慮に入れて生存率を求める必要があります．代表的な方法を2つ紹介します．

1．Cutler-Ederer（カトラー・エデラー）法

actuarial method（生命保険数理法）あるいは life-table method（生命表法）とも呼ばれます．図16-18は，観察対象者126人の5年間における年間の死亡数と脱落者をもとに，生存率の推移とその95%信頼区間を求めたものです．この方法の特徴は，期間死亡率を期間中の死亡数 d_i を期間中央人数で割った値と定義しているところです．表中の有効生存数（effective number）x_i がその期間中央人数で，脱落者 $w_i \times 1/2$ を当初観察数 l_i から引いた人数（$l_i-w_i/2$）で求めます．脱落者の発生が観察期間中に偏りがなければ，観察期間中の中央人数 x_i は確率論的に当初人数から $w_i/2$ を引いた人数とみなせるからです．x_i と d_i と l_i で期間死亡率，期間生存率，

16–18

Cutler-Ederer（カトラー・エデラー）法による累積生存率
（生命保険数理法または actuarial method）

観察年	当初観察数 l_i	年間死亡数 d_i	脱落数 w_i	有効生存数 x_i	期間死亡率 q_i	期間生存率 p_i	累積生存率 y_i	信頼区間 95%LL	95%UL
0→1	126	47	19	116.5	0.40	0.60	0.60	0.51	0.69
1→2	60	5	17	51.5	0.10	0.90	0.54	0.44	0.63
2→3	38	2	15	30.5	0.07	0.93	0.50	0.40	0.60
3→4	21	2	9	16.5	0.12	0.88	0.44	0.32	0.56
4→5	10	0	6	7.0	0.00	1.00	0.44	0.32	0.56

$x_i = l_i - w_i/2$　　$q_i = d_i/x_i$
$p_i = 1 - q_i$　　$y_i = \Pi(p_i) = p_1 \times p_2 \times \cdots\cdots \times p_i$

Greenwood 法による信頼区間
　上限値 $= y_i + 1.96 \times y_i \times \sqrt{\Sigma(q_i/(x_i-d_i))}$
　下限値 $= y_i - 1.96 \times y_i \times \sqrt{\Sigma(q_i/(x_i-d_i))}$

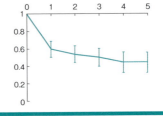

そしてその累積生存率を計算します．なお，この方法は人年法（図 8-4）ではありません．人年法であれば，観察期間中の死亡数 d_i も偏りなく発生していると考え，分母を $(l_i - w_i/2 - d_i/2)$ とする必要があり，単位も人年になります．

2. Kaplan-Meier（カプラン・マイヤー）法

対象者一人ひとりについて観察対象とするイベントの正確な観察開始時点と観察終了時点が判明していれば，Kaplan-Meier（KM）法で生存率を求めることができます．「正確な」という意味は，観察が年（月）単位であれば少なくとも月（日）単位でそれらの時点が判明していることを指します．また観察終了時点とは，イベントを死亡とすれば，死亡者は死亡時点を，転居や追跡不明などの脱落者にあってはその時点，さらに脱落も死亡もなく研究終了を迎えた者は終了時点をそれぞれ指します．死亡者以外の全ての人を，死亡までの観察に至らなかったという意味で打ち切り例（censored case）と呼びます．

KM 法は図 16-19 のように，死亡者が発生するたびにハザード（瞬間死亡率）（図 13-3）と生存率，累積生存率を計算します．その一般式を KM の生存関数と呼びます．図としては，その死亡時点までの生存期間の長さに対応した水平線を引き，階段状の累積生存率を描くことになります．また，打ち切り例はその時点の位置に短い縦棒（tick mark）を描いて示すのが一般的です．

こうして得られた生存率曲線間の違いを検定できます．log rank 検定がよく知られた検定法ですが，図 16-20A のように生存率（平滑化してある）が徐々に拡大していく場合の比較に適した方法であることに留意します．これに対して，図 16-20B のように途中で差が大きくなるような生存率曲線には一般化 Wilcoxon 検定の

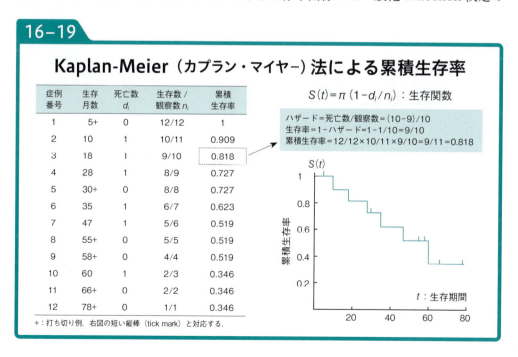

図 16-19 Kaplan-Meier（カプラン・マイヤー）法による累積生存率

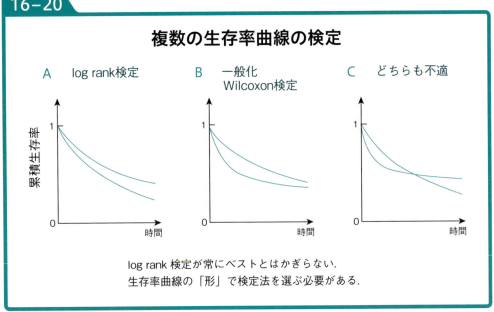

複数の生存率曲線の検定

A　log rank 検定　　B　一般化 Wilcoxon 検定　　C　どちらも不適

log rank 検定が常にベストとはかぎらない．
生存率曲線の「形」で検定法を選ぶ必要がある．

ほうが検出力が高く適切です．

3. 2つの方法の使い分け

　KM 法はごく少数例にも適用でき，生存率の解としては確率論的に厳密で，疫学研究では好んで用いられます．ただし，すでに指摘したように対象者一人ひとりの正確な観察開始時点とイベント発生時点や打ち切り時点を知る必要があります．それらが正確でない場合は Cutler-Ederer 法を利用することになりますが，良好な推定値を得るためには対象者が 50 人程度は必要とされています．事実，その程度の人数を上回ると KM 法による生存率曲線との差が小さくなることが経験的に知られています．

　なお，脱落例もなく，途中参入もなく，打ち切り例もなく，仮にあっても無視できるほどの相対人数であれば，発生割合（図 8-2）を用いて，累積生存率＝（1－発生割合）として描くことができます．

第16章 統計解析のための基礎知識

プロペンシティスコア

column 11

　propensity score（PS）のカタカナ表記で，傾向スコアと呼ぶこともある．コホート研究をRCT様に分析するために，注目する仮説因子以外の交絡因子などの背景因子を比較群間で「揃えるために」用いられ始めたスコアである．具体的には，コホート研究の参加者を対象に，仮説因子の有無を従属変数，その他の背景因子を独立変数として多変量統計モデル（たとえば多重ロジスティック回帰式）で得られた，一人ひとりについての「仮説因子あり」の確率をその者のPSとする．そのうえで「仮説因子あり」の者と「なし」の者の間でPSに基づく個別マッチングをして群を形成すれば，擬似RCTの実験群と対照群ができたことになり，したがってアウトカムと仮説因子の関連性の評価が明解になるという考え方である．PSで層化する方法やPSを調整変数として用いる方法もある．こうしたPSを用いた手法は，たとえばすでに定着している治療法であるため疑問をもったとしてもいまさらRCTは受容されないなどの場合に，観察的疫学研究であるコホート研究をRCT様研究として扱い分析することが期待できる（*JAMA* 1996；276：889-897）．最近，PSのマッチング法に比べ容易で背景因子の調整もより良好とされるPSの逆数で重み付けをするIPTW（inverse probability of treatment weighting）法が注目されている．しかしいずれにしても，PSを得るための精度のよい統計モデル式の構築には，十分な対象者数の確保と背景因子を漏れなく測定することが求められる．仮にそれらができたとしても，より本質的な問題は，RCTのように未知の背景因子も実験群と対照群で揃っていることが期待できない点にある．また，コホート研究で行う多変量解析結果とほとんど差がないとする指摘や過大評価になるという報告もある．

第17章 疫学研究のための多変量解析

　SPSS や SAS，JMP などに代表される操作しやすい統計パッケージソフトが広く流通し，データ解析に多変量解析がごく一般的に利用されるようになりました．計算自体はコンピュータがやってくれるので，計算式を完璧に理解していなくても解を得ることができます．したがって重要なことは，多変量解析の考え方を理解して，どのような場合にどの手法を使うべきかを熟知していることであり，かつその結果を正しく評価できることです．

　本章では，多変量解析のなかでも疫学研究のデータ分析で汎用されている重回帰分析とロジスティック回帰分析と Cox の比例ハザード回帰分析を紹介します．

わが国の疫学研究から ⑱

JECS：子どもの健康に与える環境因子の解明を目指す

　JECS は Japan Environment and Children's Study の略称で，参加者やマスコミの間ではエコチル調査の愛称で呼ばれている．北欧や米国などに続いて，1977 年の G8 参加国環境大臣によるマイアミ宣言や 2006 年の WHO 報告を受け，わが国でも環境省の主導で，国立環境研究所をコアセンター，全国 15 の大学などをユニットセンターとして，妊婦 10 万人の応募者を目指し，2011 年 1 月に立ち上げられた出生コホート研究である．設定されているアウトカムは，出産異常（異常妊娠・出生児性比等），先天異常，精神神経障害（自閉症スペクトラム障害・ADHD 等），アレルギー・免疫異常（喘息・アトピー性皮膚炎等），代謝・内分泌障害（耐糖能異常・肥満等）である．一方仮説因子は，環境中の金属（鉛・水銀・砒素等），PCB などの残留性有機汚染物質（POPs），農薬，VOCs などの室内汚染物質，$PM_{2.5}$，騒音，温湿度などと多岐にわたっている．妊婦である母親の応募時点から胎児が 13 歳に到達するまで，母体血・母乳・臍帯血や児の血液・尿・毛髪などの生体試料と健診や面接調査で，仮説因子とアウトカムを把握することが計画された（*BMC Public Health* 2014；14：25）．2014 年 3 月時点で約 10 万人の妊婦とその半数の夫，101,779 人の胎児と，100,144 人の出生児のベースライン調査に成功し，母親の年齢，出産時妊娠週数，出生児の性比，出生時体重などは全国平均と差がない集団であることが確認されている（*J Epidemiol* 2018；28：99-104）．成果は徐々に公表されつつある．JECS の詳細は http://www.env.go.jp/chemi/ceh/index.html で閲覧できる（2019 年 1 月 31 日現在）．

1 単変量解析と多変量解析

ヒトの集団を対象として仮説因子とアウトカムの関連を明らかにするためには，あらためていうまでもなく多人数から様々な情報を集めることになります．疾病発生は多要因であるため（図1-3），検証したいのは注目している仮説因子であっても既知の因子も含んだ検討でなければ，アウトカムと仮説因子の関連は真なのか，交絡因子によるものなのか，真に強い関連なのかそうではないのかを明らかにすることは困難です．

それら多人数から様々な情報を精度よく系統的に収集する役割がベースライン健診ですが，得られた多変量データは図17-1のように整理することができます．説明変数（独立変数）は目的変数（従属変数）の変動を説明しうるはずの因子で，離散量であったり連続量であったりカテゴリカルデータであったりデータの型は一定ではありませんが，ベースライン健診時に収集されるものです．注目している仮説因子は説明変数に含まれます．目的変数はアウトカムを意味しますが，生死や罹患の有無，血圧値やLDLコレステロール値など多様です．それらの結果はコホート研究では追跡によって初めて得ることができ，症例対照研究では研究開始時に既知でなければならず，生態学的研究や横断研究では調査時に説明変数とともに収集することになります．

いま，目的変数の変動が説明変数の変動によって説明されるとすれば，両者の関係を何らかの統計モデルに基づく関数式で表現できるはずです．それを $y=f(x)$ と表現したとき，右辺には説明変数を並べることになりますが，説明変数間の関係を

17–1

多変量データの構造

参加者 m 人についての $(1+n)$ 個の測定値

目的変数	説明変数			
y	x_1	x_2	・・・・・・・・・・・・・・・・・・・	x_n
y_1	x_{11}	x_{21}	・・・・・・・・・・・・・・・・・・	x_{n1}
y_2	x_{21}	x_{22}	・・・・・・・・・・・・・・・・・・	x_{n2}
⋮	⋮	⋮	・・・・・・・x_{ij}・・・・・・・	⋮
y_i	x_{1i}	x_{2i}	・・・・・・・・・・・・・・・・・・	x_{ni}
⋮	⋮	⋮		⋮
y_m	x_{1m}	x_{2m}	・・・・・・・・・・・・・・・・・・	x_{nm}

$$y=f(x_1, x_2, \cdots, x_i, \cdots, x_n)$$

目的変数　→　（従属変数）

説明変数　（独立変数）

仮説因子（1つとは限らない），交絡因子，潜在的交絡因子などを含む.

$\Sigma(\beta_i \times x_i)$の線形結合とするのが一般的であり解釈も容易とされています．説明変数が1つだけの場合の解析が単変量解析（univariate analysis），2つ以上の場合が多変量解析（multivariate analysis）です．

2　3つの多変量統計モデル

多変量解析の統計モデルとして疫学研究では3種類のモデル（図17-2）が汎用されています．それぞれの詳細は後述するとして，まずは違いを概観しておきます．

重回帰モデルは目的変数が連続量の場合の統計モデルです．$y=f(x)$の右辺になる説明変数の線形結合式は左辺の目的変数の予測式であり，その精度は観察値と予測値の相関関係で表します．多重ロジスティック回帰モデルは目的変数が生死などのようなカテゴリカルデータの場合に用います．y軸の0（イベントなし）か1（同あり）を示すm人のx軸上の分布を，説明変数の線形結合で構成されるロジスティック方程式が描くS字状曲線に適合させるモデルです．その結果，y軸はn個の説明変数x_iの観察値から予測するアウトカムの発症確率を表すことになります．Coxの比例ハザード回帰モデルはアウトカムの発生状況を時間軸で観察したもので，その時点における瞬間死亡率を示す式に線形結合の説明変数を組み込んだモデルです．

いずれの統計モデルも線形結合に組み込んだ仮説因子が，他の説明変数とは独立してアウトカムの変動や発生を説明できるか，そしてそれはどの程度かを評価する統計学的手法です．手法の順番としては，生物学的に最も適切なモデル選択に関する研究者の判断が最初にあり，次いで観察値のそのモデルへの適合性を吟味し，こ

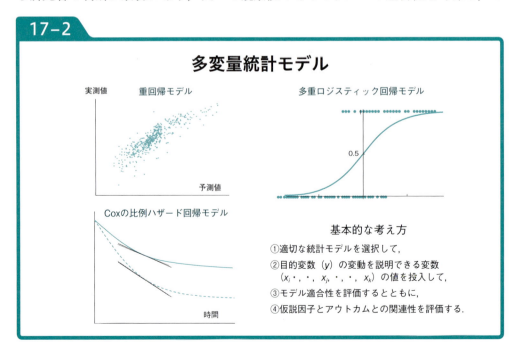

図17-2　多変量統計モデル

17-3

重回帰分析（multiple linear regression analysis）

$$\hat{y} = b_0 + b_1 x_i + b_2 x_j + \cdots + b_i x_k + \cdots + b_p x_p \quad \cdots\cdots 式1$$

予測値 ← 　　b_i：偏回帰係数（partial correlation coefficient）

目的変数：y
　理想的には正規分布を示す連続変数（比尺度・間隔尺度）．
　理論上の問題はあるが順序尺度も可．名義尺度は不可．

説明変数：x_i
　理想的には正規分布を示す連続変数．順序尺度も可．
　名義尺度はカテゴリー化して使用することもある．

重相関係数（multiple correlation coefficient）：R
　目的変数の観察値と予測値のピアソンの積率相関係数．

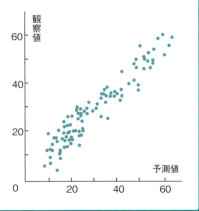

れらが受容できたときに初めてアウトカムと他の説明変数から独立した仮説因子の関係を評価することになります．

3 重回帰分析

1．重回帰式

　多変量データ（図17-1）から得られる重回帰式は，図17-3の式1のように表現されます．具体的にはm人分の目的変数yと1人につきn個の説明変数x_iのデータセットから求められた，より少ない有意な説明変数p（$\leq n$）個で精度よく目的変数yの予測値$\hat{y}$を得るための式です．b_0はy切片，b_iはp個の説明変数x_iに対応した偏回帰係数を示しています．これらの値はm人についての目的変数のΣ（観察値－予測値）^{2}が最小値になるよう（最小2乗法），偏微分方程式で数学的に求めることができます．偏回帰係数は式中の他の説明変数の値が変わらないとした場合に，当該説明変数が1増加したときの目的変数の変化量を意味し，$b_i=0$を帰無仮説とする検定が可能です．予測値と観察値の相関係数を重相関係数Rと呼んで（単）相関係数r（図16-15）と区別し，2乗値であるR^2は重寄与率（決定係数とも呼ぶ）と言い目的変数のばらつきの何割を重回帰式で説明できているかを示します．

2．変数選択

　重回帰式をコンピュータに求めさせるには，式に投入すべき説明変数を指定する必要があります．式側からみると変数選択の手順の指定ということになりますが，いくつかの方法があります．探索的手法として図17-4のような4種類があります．

17-4

変数選択の探索的手法

①変数増加法
最初に全説明変数の中から目的変数に対する（単）相関が最も高い変数を取り込む．その後は，変数を1つずつ加えてはその重寄与率を計算し，それらの中で重寄与率が最も高くなる変数を1つ加えた重回帰式を組み立てることを繰り返す方法．ただし，あらかじめ定めた重寄与率の増加幅（取り込み基準）を下回ったときに変数の取り込みが終了．

②変数減少法
最初に全ての変数を取り込んで重回帰式とその重寄与率を求める．その後は重寄与率の減少が最も小さい変数を重回帰式から1つずつ追い出し，あらかじめ定めた重寄与率の減少幅（追い出し基準）を上回ったときに，変数の追い出しを終了させる方法．

③変数増減法
上記①と②を組み合わせた手法．最初の変数を取り込んだあとは，変数増加法によって変数を1つ取り込むたびに，すでに取り込んだ変数の中から変数減少法で追い出すべき変数がみつかれば追い出しては新しい変数を取り込むということを繰り返し，取り込むべき変数も追い出すべき変数もなくなったときに変数選択を終了させる方法．

④変数減増法
上記③の変数増減法とは逆に，全ての変数をまず取り込み，変数減少法によって追い出すべき変数を1つ追い出しては，すでに追い出された変数の中で取り込み基準に合致する変数があればそれを取り込むことを繰り返し，追い出す変数も取り込むべき変数もなくなったときに変数選択を終了させる方法．

注目する仮説因子も含めて全ての説明変数を同等に扱うことによって，有意な説明因子を探索的に拾い上げる変数選択法です．変数選択の基準はいずれも重寄与率で，投入または除去した変数があらかじめ定めた基準よりも重寄与率を大きく変動させれば，その説明変数は目的変数にとって意味のある変数と考えようというわけです．変数の取り込み基準値と追い出し基準値は Fin と Fout と表現され，2.0 に設定するのが一般的です．4種類の中では3番目の変数増減法（stepwise forward selection method）が，目的変数に対する影響の強い説明変数を効率的に選択できるためよく利用されます．変数の出入りがあるたびに，取り込まれた変数間の関係が変化するため連動して偏回帰係数も変化します．

こうした探索的手法に対して，研究者が考えている仮説を検証するために，仮説因子や交絡因子などをあらかじめ絞ったうえで，重回帰式に同時に強制的に投入する強制投入法，重要性の順序を考えて順に投入する逐次投入法といった仮説検証的手法もよく用いられています．

後述のロジスティック回帰分析の場合でも Cox の比例ハザード回帰分析の場合でも変数選択法が重要な問題になりますが，考え方は基本的に同じです．

3. モデルの妥当性

得られる重回帰式は数学的な解であり，それが医学的に意味があるかは全く別次元の判断になります．そのためには，回帰式に取り込まれた説明変数が医学的に了解可能かを吟味するとともに，目的変数との関連で偏回帰係数の正負の符号や影響の大きさの妥当性を考察する必要があります．また，得られた重回帰式が目的変数

の変動をどの程度説明しうるのかを重寄与率（決定係数）で確認したりもします．ただし，説明変数の数が標本数に比較して多くなれば（1/10 を超えないほうがよい）重寄与率は取り込まれた説明変数の数に依存して大きくなるため，自由度調整ずみ重寄与率で評価します．

　線形結合モデルに従った重回帰式は，各説明変数と目的変数が直線関係にあることを前提にしていることに注意しなければなりません．したがって，死亡率とたとえば J 字カーブなどの関係にある因子を説明変数としてそのまま投入するのは避けるべきです．また，単回帰係数と重回帰式に取り込んだときの偏回帰係数の符号が逆転している場合は多重共線性（図 17-7）の存在が疑われ，その変数は説明変数として不適切と判断します．

4. 事例紹介

　事例20 は，対象者 192 人から目的変数となる尿中メラトニンと説明変数候補と考えた 21 項目の値を測定した横断研究結果です．研究チームの仮説因子は日中の光曝露量です．まず単回帰分析で 21 項目中 6 項目が有意な説明変数であることを確認したうえで，それら 6 項目を強制投入した重回帰分析を行っています．仮説検証的手法です．その結果，光曝露量が他の因子とは独立してメラトニン分泌量と有意な関連のあることが示されています．偏回帰係数は測定項目の単位を反映した値であるため，目的変数と説明変数をそれぞれ平均 0，標準偏差 1 に標準化して計算し直した標準偏回帰係数の絶対値が目的変数に対する影響の大きさの指標になります．それによると，日中の光曝露量が喫煙習慣に次いで大きいことが示されてい

事例20

メラトニン分泌量と日中の光曝露量との関連

日常生活中における日中の光曝露量と尿中メラトニン代謝物との
関連を重回帰分析で検討した横断研究結果

説明変数	偏回帰係数	95% 信頼区間		標準偏回帰係数
		下限値	上限値	
モデル 1　（R^2 = 0.085）				
日中光曝露量（1 ルクス単位）	0.101	0.001	0.202	0.142
年齢（1 歳単位）	−0.012	−0.026	0.002	−0.126
現在喫煙（はい／いいえ）	−0.379	−0.743	−0.015	−0.149
睡眠剤服用（はい／いいえ）	−0.147	−0.407	0.114	−0.080
1 日の日照時間	0.047	−0.056	0.151	0.065
1 日の身体活動量	0.0002	−0.0001	0.0001	0.029

21 の測定項目のうち，尿中メラトニン代謝物との単回帰で有意（$P<0.2$）であった 6 項目を重回帰式に強制投入した結果．95% 信頼区間から光曝露量と現在喫煙のみが有意な因子であることがわかる．なお，光曝露量は 1 分刻みで測定されるメモリ式腕時計型照度計による日中の平均値を対数変換した値．

ます．ただ，得られた重回帰式の重寄与率は 8.5% と低く（重相関係数として 0.29），モデルとしての適合度は低いといえます．

4 多重ロジスティック回帰分析

1. 多重ロジスティック回帰式

　「人口論」で有名な Malthus が人口は指数関数的に増加すると主張したのは 18 世紀末でしたが，少し遅れて登場したオランダの数学者 Verhulst は人口増加は様々な理由で抑制され一定数で安定するとし，1838 年にロジスティック方程式（logistic equation）と名づけた指数関数的増加に代わる人口増減予測式を発表しました．その式が描く S 字状曲線がロジスティック曲線（図 17-2）で，生物の成長曲線や薬物の対数用量と薬理反応の関係を示す曲線として医学分野でもなじみがある曲線です．

　目的変数がカテゴリカルデータであるため重回帰分析が適用できない多変量の疫学データ解析に，ロジスティック方程式を初めて応用したのはフラミンガム研究（事例7）でした（*J Chron Dis* 1967；20：511-524）．図 17-5 の式 2 のように，左辺は目的変数 y に対応するイベントの発生確率 P，右辺はべき乗項が説明変数の線形結合である自然指数関数を含む式です．疫学研究では目的変数に生死や罹患の有無など 2 値データ型が多いこと，測定した説明変数からイベントの発生確率が予測できること，オッズ比で仮説因子と目的変数の関係を表現できることなどの理由から，疫学研究で汎用される多変量解析の 1 つとなっています．

17−5

多重ロジスティック回帰分析
(multiple logistic regression analysis)

$$P = \frac{1}{1 + \exp\left[-(\beta_0 + \beta_1 x_1 + \cdots\cdots + \beta_n x_n)\right]} \quad \cdots\cdots\cdots 式 2$$

目的変数：$y = P$

値は名義尺度のカテゴリカルデータ．イベントの発生の有無を示す．0（生）か 1（死）の 2 値が多いが，3 値以上や順序尺度もありうる．

説明変数：x_i

値は名義尺度，順序尺度，連続量のいずれであってもよい．

説明変数の投入数：

投入しようとする説明変数の数に対して，目的変数のイベント数（対象者数でないことに注意）が過少であると，結果に安定性がなく信頼性が低下する．イベント数の 1/10 未満が望ましいとされている．

（注）$\exp(a) = e^a$

17-6

リスクオッズ比（ROR）を求める

$$\ln\left[P/(1-P)\right]=\beta_0+\beta_1 x_1+\cdots\cdots+\beta_n x_n \quad\text{————————— 式3}$$

オッズ ← ──────── 偏回帰係数

> 偏回帰係数 β_i の推定値 b_i は，実際に測定された多変量データから最尤法を利用した繰り返し近似計算で求めることができる．

脈拍数 x_1 のときの発症確率 p に対する，脈拍数 (x_1+10) のときの発症確率 p_{+10} のリスクオッズ比は，他の変数が全てが同じ値であれば以下のように求められる．

$$\ln\left[p_{+10}/(1-p_{+10})\right]=b_0+b_1(x_1+10)+\cdots\cdots+b_r x_r \quad\text{……… 式①}$$
$$-)\quad \ln\left[p/(1-p)\right]=b_0+b_1(x_1)\qquad\quad +\cdots\cdots+b_r x_r \quad\text{……… 式②}$$
$$\overline{\ln\left[(p_{+10}/(1-p_{+10})\right]-\ln\left[p/(1-p)\right]=b_1\times(10)}$$

左辺 $=\ln$[脈拍(x_1+10)の発症確率オッズ]$-\ln$[脈拍(x_1)の発症確率オッズ]

　　　$=\ln$[脈拍(x_1+10)のオッズ/脈拍(x_1)のオッズ]$=\ln(\text{ROR})=b_1\times(10)$

したがって，脈拍数が 10/分大きいと ROR $=\exp(b_1\times10)$ となる．

2. オッズ比

　そこでオッズ比を求めてみます．「脈拍数が 1 分当たり 10 拍早くなると，死亡確率はどの程度高まるか」を知りたいと考え，m 人を対象に脈拍数を含めて死亡に関連する既知の説明変数 n 個について測定し，コホート研究で死亡イベントの有無も確認できたとします．オッズ比を求めるために，図 17-5 の式 2 から図 17-6 の式 3 を得ます．右辺は式 2 のべき乗項である説明変数の線形結合，左辺はその条件下におけるイベント発症確率 P のオッズ（リスクオッズ比）（173 頁）の自然対数（Logit と呼ぶ）です．これに実測した多変量データを当てはめて変数選択をさせながら最尤法で解くと，定数項（b_0）と取り込まれた有意な説明変数 r（$\leqq n$）個の偏回帰係数 b_i が求まります．注目していた脈拍数も説明変数として残れば図 17-6 の下段のように，脈拍が相対的に 10 高い者の死亡イベントの発症確率のオッズ比を $\exp$[脈拍の回帰係数×(脈拍差の 10)] で求めることができます．あくまで相対的な差であることに注目してください．60 と 70 の差も 100 と 110 の差も同じ 10 拍差とみなしていますが，徐脈のときと頻脈のときの 10 拍差では同等とみなせないと考えるのであれば，たとえば 10 拍刻みでカテゴリカル化してダミー変数化するのが適切です．同様な方法で，他の説明変数についてもイベント発生確率についてのオッズ比を求めることができます．式①と式②を見比べればわかるように，注目する変数以外は全て等しいという仮定は，それらの変数から注目する変数の独立したオッズ比を求めていることを意味します．

　式 3 の左辺はイベントの発生確率であるため，症例対照研究にはなじみません．しかし，症例も対照も母集団からの無作為抽出標本（図 12-2）と想定できるのであ

4 多重ロジスティック回帰分析　245

れば，詳細な説明は省きますが，定数項 b_0 の値は違うものの最終的に説明変数の回帰係数の値はコホート研究の場合と全く同じになります．すなわち，症例対照研究においては，症例をコホート研究における発症例，対照を非発症例と見立ててロジスティック回帰分析ができるということになります．横断研究の場合も同様です．得られるオッズ比はいずれもリスクオッズ比です．

コホート研究は脱落者が発生することから，その解析には実はロジスティック回帰分析よりも Cox の比例ハザード回帰分析（図 17-8）がより適しています．

3. 変数選択と回帰モデルの適合性

変数選択の考え方は重回帰分析の場合と基本的には同じで，探索的に行うか仮説検証的に行うか，前者であれば変数増減法（図 17-4）がよく使用されています．ただ変数選択に関連して多重共線性（図 17-7）に留意する必要があります．重回帰分析にも Cox の比例ハザード回帰分析にも当てはまる話ですが，不自然な解析結果が示されます．偏回帰係数の正負の符号が単変量解析と多変量解析で逆転していたり，説明変数が少し入れ替わるだけで係数の値が大きく変化するような場合に疑います．VIF（分散拡大係数）の逆数を多重共線性の有無の指標にします．対策としては，2 変量の場合の VIF の計算式からも理解できるように，相関の高い（$r=0.9$ 前後以上）変数の同時投入をやめることなどです．

偏回帰係数の検定には Wald 検定（帰無仮説は $b_i=0$），回帰式の実際のデータ適合度検定には Hosmer-Lemeshow 検定，回帰式の寄与率の計算には Cox と Snell の寄与率あるいは Nagelkerke の寄与率があります．

17–7

多重共線性（multi-collinearity）

定義
数学的には「変数間に完全または近似的な線形関係が複数成立しているとき，多重共線性がある」という．具体的には，説明変数間に非常に高い相関があって，
①（偏）回帰係数の信頼区間の幅が大きくなる，
②（偏）回帰係数の符号が単変量解析の結果と方向が逆になる，
③説明変数の値のわずかな変化に対して不安定になる，
などの場合に「多重共線性問題がある」という．

指標
VIF（variance inflation factor：分散拡大係数）の逆数を用いる．0.2 以下で懸念あり，0.1 以下では重大と判定する．たとえば 2 変量の場合，それらの相関係数を r とすると $VIF=1/(1-r^2)$ となる．

対策
相関の高い変数のどちらかをモデルから取り除く，相関の高い変数を 1 つの因子としてみなせるのならまとめる．どうしても組み込みたいときにはステップワイズ法で確率論的に選択させる（ただし推奨しない）．

4. 他のロジスティック回帰モデル

　個人レベルのマッチングに基づいて行われた症例対照研究の場合，通常のロジスティック回帰分析を用いるとオッズ比が1に近づく控えめな推定値になるため，条件付きロジスティック回帰分析（conditional logistic regression analysis）を用いるのが一般的です．

　また，通常のロジスティック回帰分析の場合，目的変数は生死などのような2値データであることを前提としていますが，悪化，不変，軽快などの3項以上の場合には多項ロジスティック回帰分析を，さらにそれに順序性があれば順序ロジスティック回帰分析を用います．統計パッケージソフトで容易に計算できますが，得られた結果の解釈が難しいこともしばしばあり，用いることのモデル上の妥当性をあらかじめよく吟味することが大切です．

5. 事例紹介

　 事例 21 は，通常の多重ロジスティック回帰分析を用いた横断研究の事例です．エタノール摂取は骨粗鬆症の防御因子であるが検証仮説です．ベースライン健診時の調査項目の中から単変量ロジスティック回帰分析で有意であった説明変数を多重ロジスティック回帰分析に強制投入して，1,417人中208人というイベント発生数を対象に，エタノール摂取量の低骨密度保有に関する調整ずみオッズ比を得ています．0g摂取に比べてエタノール摂取が低骨密度の発生に対して有意に，しかも量反応的に防御的に作用していることが示されています．

事例 21

エタノール摂取量別の低骨密度保有オッズ比

エタノール摂取量と男性大腿骨近位部の骨密度の関連を検討した横断研究．

エタノール 摂取量	低骨密度		単変量オッズ比 （95% 信頼区間）	調整ずみオッズ比 （95% 信頼区間）
	なし	あり		
0 g/日	305	94	1	1
0<	276	35	0.41 (0.27-0.63)	0.42 (0.26-0.68)
15.4<	313	48	0.50 (0.34-0.73)	0.55 (0.36-0.85)
39.0<	315	31	0.32 (0.21-0.49)	0.30 (0.19-0.51)

有効分析対象者は65歳以上の男性1,417人．目的変数はDXAで測定した骨密度で，イベントはWHO基準で「低骨密度」の者と定義．仮説因子はエタノールの1日摂取量で摂取量によって4群に分類し，0g群を基準に設定．多重ロジスティック回帰分析時の調整変数は，単変量解析で回帰係数が$P<0.2$で有意であった年齢，BMI，納豆摂取量（パック/週），牛乳摂取量（杯/週），喫煙習慣，身体活動量（METs×分/日），教育歴（高卒以上/以下），婚姻状態（既婚/以外），高血圧の有無である．

5 Cox の比例ハザード回帰分析

1. Cox の比例ハザード回帰式

　ある基準時刻からイベント（死亡，罹患等）発生までの時間データを解析対象とする統計学的手法を生存時間分析（survival analysis）と呼ぶことはすでに紹介しました（172 頁）．Kaplan-Meier 法（図 16-19）がいわばその単変量解析であるのに対し，1972 年に Cox が発表した比例ハザード回帰分析は多変量解析で，コホート研究や臨床試験などには必須の手法として現在広く使われています．

　Cox が提唱した回帰式の右辺は図 17-8 の式 4 のように，説明変数 x_i を線形結合した指数関数部分（①）と基準ハザード関数（②）から構成されています．②は説明変数 x_i の影響を全く受けていない人の，すなわち時点 t の基準となるハザード（イベントの瞬間発生率）を決定する関数であり，そのハザードに対する時点 t に依存しない比例定数部分が①です．つまり時点 t の基準ハザードに説明変数の効果が積算されたハザードが，その時点における対象者のハザード（③）というわけです．

　そのハザード（③）を目的変数に設定しますが，重回帰分析やロジスティック回帰分析の場合と異なり測定可能な観察値ではありません．また，②の基準ハザード関数の形状もあらかじめ具体的に決まったものでもなく，式を解いているうちに自然に決まる性質のものでもありません．このままでは回帰式は解けないことになりますが，説明変数の影響の大きさはハザード同士の比（hazard ratio：HR）で表現するため（ここが実にうまく考えられて巧妙なところですが），①と③の具体的解は不要なのです．

17-8

Cox の比例ハザード回帰分析
(Cox's proportional hazard regression analysis)

$$h(t,x) = \exp(\beta_1 x_1 + \cdots + \beta_n x_n) \times h_0(t) \quad \cdots\cdots\cdots 式4$$

　　　③　　　　　　　　　　①　　　　　　　②

①：x_i は説明変数．線形結合にして指数関数のべき乗項を構成．

②：基準ハザード関数（baseline hazard function）．ハザード比の算出にはその関数を具体的に特定する必要はない．

③：ある一組の測定値（①の x_i）を有する人の時点 t におけるハザード（瞬間発生率）．

目的変数：$h(t, x)$	ハザード．測定可能な観察値ではない．ハザード比を求めるには不要．
説明変数：x_i	名義尺度，順序尺度，連続量のいずれでも可．投入変数の説明変数（カテゴリーは 1 階級 1 変数に数える）の数はイベント数の 1/5 程度まで．
その他の変数：	イベント，生存時間，打ち切りを示す変数は必須．

248　第 5 部　疫学のための統計解析

17-9

ハザード比（HR）を求める

$$h(t,x)=\exp(\beta_1 x_1 + \cdots + \beta_n x_n) \times h_0(t) \quad \text{式4（再掲）}$$

いま，説明変数 x_1 の偏回帰係数 b_1 が 0.67，$x_1=1$ が男性，$x_1=0$ が女性と仮定した場合，女性に対する男性のハザード比は以下のようにして求めることができる．

$$h(t,x_1=1)=\exp(0.67 \times 1 + \cdots + b_i x_i + \cdots + b_p x_p) \times h_0(t) \quad ①$$

$$h(t,x_1=0)=\exp(0.67 \times 0 + \cdots + b_i x_i + \cdots + b_p x_p) \times h_0(t) \quad ②$$

→ Y_1 と置く　→ Y_0 と置く

$$\begin{aligned}
HR &= h(t,x_1=1)/h(t,x_1=0) \\
&= [\exp(0.67 \times 1 + Y_1) \times h_0(t)] / [\exp(0.67 \times 0 + Y_0) \times h_0(t)] \\
&= \exp(0.67 \times 1 + Y_1) / \exp(0.67 \times 0 + Y_0) \\
&= \exp[(0.67 \times 1 + Y_1) - (0.67 \times 0 + Y_0)] = \exp[0.67 \times (1-0) + (Y_1 - Y_0)] \quad ③
\end{aligned}$$

偏回帰係数　説明変数の値

$Y_1=Y_0$ と仮定すれば

$$= \exp[0.67 \times (1-0)] = \exp(0.67) = 1.95$$

2. ハザード比（HR）の計算

いま，あるイベントの発生に及ぼす性差に関心があって，m 人を対象としたコホート研究を行い，生存時間分析のための多変量データを得たとします．

女性に対する男性の HR を得るためには図 17-9 の式 4（再掲）の右辺にある各説明変数の偏回帰係数 β_i の最尤推定値 b_i を先に求める必要があります．両辺を $h_0(t)$ で割って自然対数をとれば $\ln[h(t,x)/h_0(t)] = \Sigma(\beta_i \times x_i)$ と右辺は説明変数の線形結合となり，部分尤度比と呼ばれる手法（説明は省略）を使えば m 人の観察値から最尤推定値 b_i を求めることができます．

図中の①が男性の，②が女性の選択された p 個（$\leqq n$）の説明変数からなる時点 t におけるハザードの計算式です．したがって，HR は①／②で求められますが，その際いずれの時点 t であっても HR は一定であるとする比例ハザード性（proportionality）を仮定に置きます．そうでなければ時点 t の数だけいわば無数に HR が存在することになります．①／②であることから基本ハザード関数の $h_0(t)$ は分母分子で約分され，展開を続けると③が得られます．ここで $Y_1=Y_0$ ともう 1 つの仮定を置きます．これは注目する変数の HR は，他の説明変数に影響されない独立したものであることを数学的に意味する重要な仮定になります．これら 2 つの仮定下で HR が求まり，かつそれは他の説明変数が調整ずみ HR ということになります．この例では男性の女性に対する調整ずみ HR は 1.95 で，比例ハザード性の仮定によりいつの時点 t でも 1.95 が成立しています．ところで，女性の男性に対する HR は②／①で求めることができるので 1.95 の逆数になります．また，カテゴリカルデータのような離散量になっていれば③の（1−0）に相当する部分に比較したい群の離散量の数値を，

連続量の場合は同じくたとえば（40−30）とすれば30歳に対する40歳のHRを求めることができます．なお，比例ハザード性は二重対数プロットと呼ばれるグラフで視覚的に確認することができ，モデルの適合度は適合度検定で統計学的に判定することもできます．

3. Cox回帰かロジスティック回帰か

疫学研究で得られた多変量データを分析するとき，特にイベントが生死などの2値データの場合，Cox回帰かロジスティック回帰かを迷うことがあります．図17-10は両者を比較したものです．コホート研究が脱落者なく終了したとすればロジスティック回帰も可能ですが，現実的には脱落がないということはありえずCox回帰を用いることになります．ただし，その場合，観察開始時点に加えて，イベントの発生時点や打ち切り例の打ち切り時点が特定できていなければ，Cox回帰も適用できなくなります．比例ハザード性が保証できない場合も適用を原則あきらめなくてはなりません．研究デザイン側からみれば，コホート研究や臨床試験やフィールド試験はCox回帰を用いてHRで，横断研究や症例対照研究はロジスティック回帰を用いてリスクオッズ比（ROR）で，それぞれ仮説因子の有意性を評価することをすすめます．

4. 変数選択とモデル適合性

変数選択の方法は重回帰分析やロジスティック回帰分析と基本的に同じで，探索的か仮説検証的かを決め，探索的であれば通常は変数増減法（図17-4）を用います．回帰モデルに投入できる説明変数の数は標本数ではなく発生したイベント数に

17−10

Cox回帰か	ロジスティック回帰か
1　死亡などの対象イベントの発生時点や消息不明となった正確な時点が判明していなければならない．	1　観察終了時点より前にイベントが起きていることさえ判明すれば，正確な時点は不要である．
2　脱落などの打ち切り例を扱うことができる．	2　設定した観察終了前の打ち切り例は扱えない．
3　観察期間全体を比較検討．	3　観察開始後一定期間経過した時点でのイベント発生状況に注目するので，一定期間がどれだけかを明示しなければならない．
4　HRは観察開始後経過時間と関係なく一定でなければならない（比例ハザード性）．	4　比例ハザードのような制約は受けない．
5　HRの大きさで予後因子を評価．	5　イベントの累積確率の大きさをRORで表して，予後因子を評価する．

依存していることに要注意です（図17-8）．偏回帰係数の検定（帰無仮説は $b_i=0$）には Wald 検定を用います．

5. Cox 回帰分析の限界

ここでは2つあげておきます．1つは比例ハザード性の仮定が破綻している場合です．破綻の理由に応じて，層別 Cox 比例ハザードモデル，時間依存型説明変数の導入，非線形変換である加法型モデルの導入などを試みます．もう1つは競合リスク（competing risk）の発生の扱いです．評価対象とするイベント以外の疾患による罹患や死亡は打ち切り例とせざるをえませんが，HR を過大評価する可能性があります．標準的な Cox 回帰分析に代わる方法として要因特異的比例ハザード分析，累積発生競合リスク法，Fine and Gray 法などが提唱されています．

6. 事例紹介

事例22 は，日本人の2型糖尿病患者を対象に検討された心血管疾患イベントに対するアスピリン投与の一次予防効果に関するコホート研究（もともとはRCT）です．生存時間分析が行われていますが，イベントは死亡ではなく新規罹患であるため，Kaplan-Meier 法で得られる曲線は生存率曲線と違って0を起点とする単調増加（厳密には単調非減少）を描いています．log rank 検定（図16-20）では非投与群との発症率曲線には差はありません．アスピリンの非投与群に対する投与群の，7つの説明因子を同時強制投入した調整ずみ HR はイベント別に分類した検討でも95%信頼区間の上限値が1を下回るものはなく，2型糖尿病患者に対するアスピリン投与の心血管疾患イベントの一次予防効果は認められません．突然死の HR の信

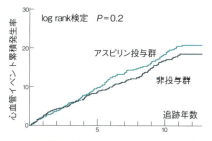

事例22

2型糖尿病患者の心血管疾患イベントに対する低用量アスピリンの一次予防効果

2型糖尿病でかつ心血管疾患イベントの既往のない者を対象に，低用量アスピリンの一次予防効果を検証したコホート研究．

10.3年（中央値）の追跡でアスピリン投与群 992人中 151人，非投与群 1,168人中 166人が心血管疾患イベントを発症．両群のKaplan-Meier 法による新規累積発生率曲線に差は認められなかった．

年齢・性・高血圧の有無・脂質異常の有無・喫煙状態・HbA1c，eGFR で調整した非投与群を基準としたときのアスピリン投与群のHR（ハザード比）は下表に示したごとく，いずれのイベントについても有意ではなかった．

イベント	アスピリン投与群（992人）		非投与群（1,168人）		HR（95%信頼区間）
	n（%）	$\times 10^{-4}$/年	n（%）	$\times 10^{-4}$/年	
主要アウトカム	151（15.2%）	20.3	166（14.2%）	17.8	1.14（0.91-1.42）
冠動脈イベント	57（5.7%）	7.7	68（5.8%）	7.3	1.06（0.74-1.49）
脳血管イベント	61（6.1%）	8.2	72（6.2%）	7.7	1.06（0.75-1.49）
血管イベント	26（2.6%）	3.5	19（1.6%）	2.0	1.71（0.95-3.14）
突然死	7（0.7%）	0.9	7（0.6%）	0.8	1.30（0.45-3.80）

頼区間の幅がやや広い理由は，イベント数が 14 人に対し，投入変数が多くなっているためと思われます．

6 その他の多変量解析

最後に，疫学研究で比較的よく使用されているその他の多変量解析をごく簡単に紹介しておきます．詳細は専門書を参照してください．

1. ポアソン回帰分析（Poisson regression analysis）

稀な事象の一定期間における発生回数をアウトカムにした解析によく用いられます．たとえば，1 年間に報告された死亡に至った医療事故件数などがその例です．m か所の医療機関を対象に，1 年間に発生した事故件数，そして研究者が想定する仮説因子を含んだ説明変数から構成された多変量データです．稀な事象の発生回数は $\lambda = n$（患者数）$\times p$（発生割合）を母数とするポアソン分布に従うことから，λ の自然対数を左辺，説明変数の線形結合を右辺とした回帰分析で説明変数を統計学的に評価します．

2. 共分散分析（analysis of covariance : ANCOVA）

分散分析と回帰分析を組み合わせた解析手法です．注目している仮説因子（カテゴリカルデータ）で層化して，層ごとに連続変数のアウトカムと他の説明変数との重回帰分析を行います．それらの回帰直線の傾きに差がないことを許容できた場合に，仮説因子の層化間の平均値の差を検定する方法です．

3. 因子分析

数多くの質問に対する多人数の応答結果から，その背景にある共通因子を抽出するための多変量解析手法です．たとえば，英語と国語の点数の相関が高い理由として言語能力という背景因子を想定するといったようなことです．疫学研究にも用いられる様々な心理測定のための尺度開発に利用されています．

4. クラスター分析

異なる性質の者が混じり合っている集団の中から，測定した多変量データをもとに類似性の高い者を集めて小集団（クラスター）を作り，その小集団同士の類似性からより大きな集団を形成することを繰り返すことによって全体を群別する手法です．デンドログラム（樹状図）として視覚化できます．

5. その他

地域レベルの要因と個人レベルの要因の効果を分けることが可能な統計的手法として最近注目を集めているマルチレベル分析，二次関数などを用いた曲線回帰分析，林の数量化など，多種多様の多変量解析手法があります．目的に合った適切な手法を用いることが肝要です．

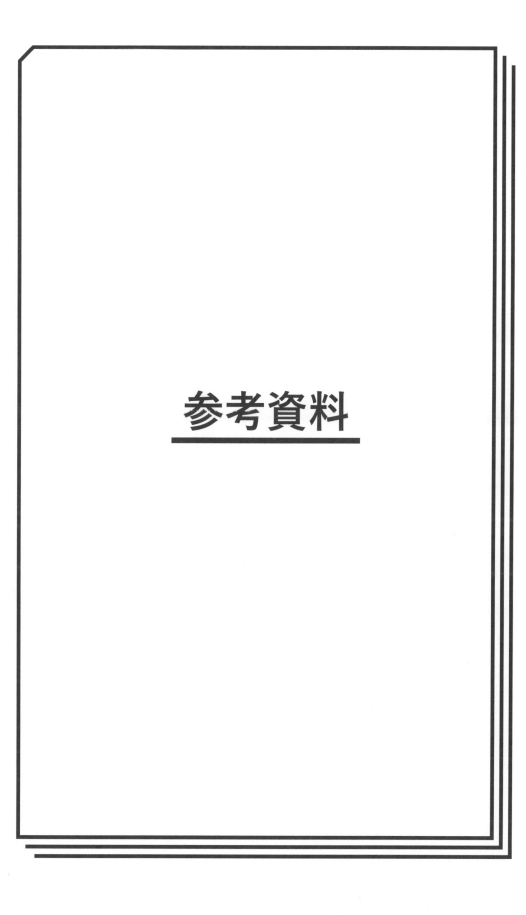

1 いくつかの標本数の求め方

A）2群間の平均値の差（$\mu_1 - \mu_0$）

$$N > \frac{(U+V)^2(\sigma_1^2 + \sigma_0^2)}{(\mu_1 - \mu_0)^2}$$ ただし，σ は標準偏差.

B）2群間の罹患率の差（$\mu_1 - \mu_0$）

$$N > \frac{(U+V)^2(\mu_1 + \mu_0)}{(\mu_1 - \mu_0)}$$ N はperson-yearsを与える.

N：それぞれの群に必要な最低標本数

U：検出力を$1-\beta$としたときの，危険率βに対応する標準正規分布のz値（片側）．$\beta = 10\%$の場合，$U = 1.28$.

V：有意水準に対応する標準正規分布のz値（両側）．$\alpha = 5\%$の場合，$V = 1.96$.

C）2群間の割合の差（$\pi_1 - \pi_0$）

$$N > \frac{\left\{U\sqrt{\pi_1(1-\pi_1) + \pi_0(1-\pi_0)} + V\sqrt{2\bar{\pi}(1-\bar{\pi})}\right\}^2}{(\pi_0 - \pi_1)^2}$$ ただし，$\bar{\pi} = \dfrac{\pi_1 + \pi_0}{2}$

D）症例対照研究（π_0：対照群における仮説因子の曝露割合）

$$N > \frac{\left\{U\sqrt{\pi_0(1-\pi_0) + \pi_1(1-\pi_1)} + V\sqrt{2\bar{\pi}(1-\bar{\pi})}\right\}^2}{(\pi_1 - \pi_0)^2}$$ ただし，$\pi_1 = \dfrac{\pi_0 \mathrm{OR}}{1 + \pi_0(\mathrm{OR}-1)}$

$\bar{\pi} = \dfrac{\pi_0 + \pi_1}{2}$

(Kirkwood BR and Sterne JAC：*Medical Statistics.* 2nd ed. Blackwell, 2003)

2 疫学指標の 95% 信頼区間（CI：confidence interval）の求め方

　95% 信頼区間は，点推定値±1.96×標準誤差（SE：standard error）で求められるが，SE の推定に複数の方法がある．正規近似法が一般的であるが（対数変換は正規近似させる目的），30 人程度未満の少数例では近似が悪くなる．そのため 2 項分布やポアソン分布に基づく方法を用いる．以下，SQRT：平方根，$\exp(\alpha) = e^\alpha$，1.96：95% 信頼区間に対する係数を意味する．

1. 発生割合（IP）

	D	$\bar{\mathrm{D}}$	合計
E	a	b	N_1
$\bar{\mathrm{E}}$	c	d	N_0

発生割合：$\mathrm{IP}_1 = a/N_1$，　$\mathrm{IP}_0 = c/N_0$，
発生割合比：$\mathrm{IPR} = P_1/P_0$
発生割合の95%信頼区間（近似法）：
　　　$P_1 \pm 1.96 \times \mathrm{SQRT}[\mathrm{IP}_1^2 \times (1-\mathrm{IP}_1)/a]$
　　　$P_0 \pm 1.96 \times \mathrm{SQRT}[\mathrm{IP}_0^2 \times (1-\mathrm{IP}_0)/c]$

発生割合の差の95%信頼区間（近似法）：
　　　$(\mathrm{IP}_1 - \mathrm{IP}_0) \pm 1.96 \times \mathrm{SQRT}[\mathrm{IP}_1^2 \times (1-\mathrm{IP}_1)/a + \mathrm{IP}_0^2 \times (1-\mathrm{IP}_0)/c]$

発生割合比（IPR）の95%信頼区間（近似法）：
　　　$95\%\mathrm{CI}(\ln \mathrm{IPR}) = \ln \mathrm{IPR} \pm 1.96 \times \mathrm{SQRT}(1/a + 1/c - 1/N_1 - 1/N_0) = [\alpha,\ \beta]$
　　　$95\%\mathrm{CI}(\mathrm{IPR}) = [\exp(\alpha),\ \exp(\beta)]$

(参考文献 9 の 203 頁)

2. 罹患率（IR）

	D	$\overline{\mathrm{D}}$	合計
E	a	b	PY_1
$\overline{\mathrm{E}}$	c	d	PY_0

罹患率：$IR_1 = a/PY_1$, $IR_0 = c/PY_0$

罹患率比：$IRR = IR_1/IR_0$

罹患率の95%信頼区間（近似法）:

$$IR_1 \pm 1.96 \times \mathrm{SQRT}[IR_1/\mathrm{SQRT}(a)]$$
$$IR_0 \pm 1.96 \times \mathrm{SQRT}[IR_0/\mathrm{SQRT}(c)]$$

罹患率の差の95%信頼区間（近似法）:

$$(IR_1 - IR_0) \pm 1.96 \times \mathrm{SQRT}(IR_1^2/a + IR_0^2/c)$$

罹患率の比の95%信頼区間（近似法）:

$$95\%CI(\ln IRR) = \ln IRR \pm 1.96 \times \mathrm{SQRT}(1/a + 1/c) = [\alpha,\ \beta]$$
$$95\%CI(IRR) = [\exp(\alpha),\ \exp(\beta)]$$

（参考文献 14 の 124-125 頁）

3. オッズ比（OR）

	D	$\overline{\mathrm{D}}$
E	a	b
$\overline{\mathrm{E}}$	c	d
合計	N_1	N_0

オッズ比：$EOR = (a/c)/(b/d)$

オッズ比の95%信頼区間（近似法）:

$$95\%CI(\ln EOR) = \ln EOR \pm$$
$$1.96 \times \mathrm{SQRT}(1/a + 1/c + 1/b + 1/d) = [\alpha,\ \beta]$$
$$95\%CI(EOR) = [\exp(\alpha),\ \exp(\beta)]$$

（参考文献 4 の 206 頁）

4. ハザード比（HR）の 95%CI

1）第1群と第2群の死亡人数（d_1とd_2），生存期間の中央値（m_1とm_2）が
判明している場合（近似式）:

$$95\%CI(\ln HR) = \ln (m_2/m_1) \pm 1.96 \times \mathrm{SQRT}(1/d_2 + 1/d_1) = [\alpha,\ \beta]$$
$$95\%CI(HR) = [\exp(\alpha),\ \exp(\beta)]$$

2）Mantel-Haenszel検定を用いた方法

$$95\%CI(\ln HR) = \ln ((O-E)/V \pm 1.96 \times \mathrm{SQRT}(V)) = [\alpha,\ \beta]$$
$$95\%CI(HR) = [\exp(\alpha),\ \exp(\beta)]$$

ここでOは仮説因子曝露群の観察死亡数，Eは期待死亡数，Vは帰無仮説下での分散

（詳細は *Ann Internal Med* 1986；105：429-435）

その他にも推定法がある

5. 標準化死亡比（SMR） D：観察死亡数，E：期待死亡数

95%信頼区間下限値係数:

$$K_L = D \times [1 - 1/(9 \times D) - 1.96/(3 \times \mathrm{SQRT}(D))]^3$$

95%信頼区間上限値係数:

$$K_U = (D+1) \times [1 - 1/(9 \times (D+1)) + 1.96/(3 \times \mathrm{SQRT}(D+1))]^3$$

SMRの95%信頼区間:

$$SMR_L = K_L/E, \quad SMR（点推定値）= D/E, \quad SMR_U = K_U/E$$

観察数が少数例でも適用
できる精度が高い近似法.

（参考文献 3 の 69-72 頁）

3 疫学研究等の報告に関する推奨項目と質評価のための主な声明 （ABC順）

　いずれも略語をキーワードとして検索エンジンに投入すると容易にヒットし，声明の原文（邦訳もある）の全文，チェックリスト，改訂版などが入手できる．

AGREE II
2013
Appraisal of Guidelines for REsearch and Evaluation．診療ガイドラインの作成方法と作成過程に関する評価項目文書．AGREE の改訂版．

AMSTAR2
2017
A critical appraisal tool for systematic reviews that include randomized or non-randomized studies of healthcare interventions, or both．無作為化または非ランダム化あるいは両者含んだ介入研究に関するシステマティックレビューの方法論上の質を評価するための測定ツール文書．AMSTAR（A MeaSurement Tool to Assess systematic Reviews）の改訂版．

CONSORT
2010
CONSORT 2010 Statement：updated guidelines for reporting parallel group randomized trials：臨床試験報告に関する統合基準に関する声明：ランダム化並行群間比較試験報告のための最新版ガイドライン．CONSORT：CONsolidated Standards Of Reporting Trials

COREQ
2007
COnsolidated criteria for REporting Qualitative research：a 32-item checklist for interviews and focus groups：質的研究報告のための統合基準：インタビューとフォーカスグループのための32項目のチェックリスト．

GRADE
2008
Grading of Recommendations Assessment, Development and Evaluation．システマティックレビューや診療ガイドライン作成時に論文のエビデンスの質と推奨の強さを系統的に評価するための基準．

MOOSE
2000
Meta-analysis of Observational Studies in Epidemiology：観察的疫学研究に関するメタアナリシス報告のために推奨される項目についての声明．

PRISMA
2009
Preferred Reporting Items for Systematic Reviews and Meta-Analysis：the PRISMA statements．システマティックレビューとメタアナリシスの報告のために推奨される項目に関する声明．QUOROM の改訂版．

SPIRIT
2013
Standard Protocol Items：Recommendations for Interventional Trials．介入研究のために推奨される標準的なプロトコール項目の規定．

STROBE
2007
STrengthening the Reporting of OBservational studies in Epidemiology（STROBE）：Explanation and Elaboration：観察的疫学研究報告の質改善のための評価項目に関する声明．

文　　献

参考文献

1 ）　Bhopal RS: Concepts of Epidemiology: Integrating the Ideas, *Theories, Principles and Methods of Epidemiology*. 2nd ed. Oxford University Press, 2008.

2 ）　Breslow NE and Day NE: *Statistical Methods in Cancer Research*: Volume I. The Analysis of Case-control Studies (International Agency for Research on Cancer Scientific Publications No.32), 1980.

3 ）　Breslow NE and Day NE: *Statistical Methods in Cancer Research*: Volume II. The Design and Analysis of Cohort Studies (IARC Scientific Publications No.82), 1987.

4 ）　Buck A, *et al*, ed: Challenge of epidemiology: Issues and selected readings. *Pan American Health Organization*. Scientific Publication No. 505, 1988.

5 ）　Checkoway H, *et al*: *Research methods in occupational epidemiology*. Oxford University Press, 1989.

6 ）　Field A: *Discovering Statistics Using SPSS*. 3rd ed. SAGE Publications, 2009.

7 ）　Fletcher RH and Fletcher SW: *Clinical Epidemiology*. 4th ed. LWW, 2005.

8 ）　Gordis L: *Epidemiology*. 3rd ed. Elsevier Saunders, 2004.

9 ）　Greenberg R, *et al*: *Medical epidemiology*. 3rd ed. LANGE, 2001.

10)　Hennekens C and Buring J: *Epidemiology in Medicine*. Little, Brown and Company, 1987.

11)　Kleinbaum DG, *et al*: *Epidemiologic research: principles and quantitative methods*. Wiley Reinhold, 1982.

12)　MacMahon B and Trichopoulos D: *Epidemiology: principles and methods*. 2nd ed. LWW,1996.

13)　Morabia A(ed): *History of epidemiologic methods and concepts*. Birkhäuser, 2004.

14)　Porta M(ed): *A Dictionary of Epidemiology*. 6th ed. A handbook sponsored by the IEA, Oxford University Press, 2014.

15)　Rothman K: *Epidemiology: An Introduction*. 2nd ed. Oxford University Press, 2012

16)　Rothman K, *et al*: *Modern Epidemiology*. 3rd ed. LWW, 2008.

17)　dos Santos Silva I: *Cancer epidemiology: principles and methods*. IARC on Cancer, 1999.

18)　重松逸造：疫学とはなにか―原因を追究する科学―. 講談社ブルーバックス，1977.

19)　日本疫学会（訳）：疫学辞典. 第 5 版. 日本公衆衛生協会，2010.

事例引用文献 （AJE: *Am J Epidemiol*, AJPH: *Am J Pub Health*, BMJ: *Br Med J*, NEJM: *N Engl J Med*）

事例　1　Surén P, *et al*: Association between maternal use of folic acid supplements and risk of autism spectrum disorders in children. *JAMA* 2013; **309**: 570-577.

事例　2　Jordan WM: Pulmonary embolism. *Lancet* 1961; **ii**: 1146-1147.

事例　3　Rhodes KM, *et al*: Guillain-Barré syndrome associated with Campylobacter infection. *BMJ* 1982; **285**: 173-174.

事例　4　川崎富作：指趾の特異的落屑を伴う小児の急性熱性皮膚粘膜淋巴腺症候群. アレルギー 1967; **16**: 178-222.

事例　5　Lenz W: Thalidomide and congenital abnormalities. *Lancet* 1962; **i**: 45.

事例　6　Kumagai S, *et al*: Cholangiocarcinoma among offset colour proof-printing workers exposed to 1,2-dichloropropane and/or dichloromethane. *OEM* 2013; **70**: 508-510.

事例　7　Dawber TR, *et al*: An approach to longitudinal studies in a community: The Framingham study. *Ann*

NY Acad Sci 1963; **107**: 539-556 ／ Kannel WB: Risk factors in hypertension. *J Cardiovasc Pharmacol* 1989; **13**(suppl 1): S4-S10.

事例 8　Tsuda T, *et al*: Ingested arsenic and internal cancer: A historical cohort study followed for 33 years. *AJE* 1995; **141**: 198-209.

事例 9　Siscovick DS, *et al*: Physical activity and primary cardiac arrest. *JAMA* 1982; **248**: 3113-3117.

事例 10　Reeves WC, *et al*: Human papillomavirus infection and cervical cancer in Latin America. *NEJM* 1989: **320**; 1437-1441.

事例 11　MacMahon B, *et al*: Coffee and cancer of the pancreas. *NEJM* 1981:**304**；630-633 ／ Gordis L: *Epidemiology*. 3rd ed. Elsevier Saunders, 2004: 165-168.

事例 12　Rollison DE, *et al*: Population-based case-control study of diabetes and breast cancer risk in Hispanic and non-Hispanic white women living in US southwestern states. *AJE* 2008; **167**: 447-456.

事例 13　Nomura A, *et al*: Helicobacter Pylori infection and gastric carcinoma among Japanese Americans in Hawaii. *NEJM* 1991: **325**; 1132-1136.

事例 14　Al-Lamee R, *et al*: Percutaneous coronary intervention in stable angina (ORBITA): a double-blind, randomised controlled trial. *Lancet* 2018; **391**: 31-40.

事例 15　Steering Committee of the Physicians' Health Study Research Group: Preliminary report: findings from the aspirin component of the ongoing physicians' health study. *NEJM* 1988; **318**: 262-264 ／ Hennekens CH, *et al*: Lack of effect of long-term supplementation with beta carotene on the incidence of malignant neoplasms and cardiovascular disease. *NEJM* 1996; **334**: 1145-1149.

事例 16　Fox GJ, *et al*: Household-contact investigation for detection of tuberculosis in Vietnam. *NEJM* 2018; **378**: 221-229.

事例 17　Ast DB, *et al*: The conclusion of a ten-year study of water fluoridation. *AJPH* 1956; **46**: 265-271.

事例 18　Hori M, *et al*: Secondhand smoke exposure and risk of lung cancer in Japan: a systematic review and meta-analysis of epidemiologic studies. *Jpn J Clin Oncol* 2016; **46**: 942-951.

事例 19　Ralph A, *et al*: Family perspectives on deceased organ donation: Thematic synthesis of qualitative studies. *Am J Transplant* 2014; **14**: 923-935.

事例 20　Obayashi K, *et al*: Positive Effect of Daylight Exposure on Nocturnal Urinary Melatonin Excretion in the Elderly: A Cross-Sectional Analysis of the HEIJO-KYO Study. *J Clin Endocrinol Metab* 2012: **97**; 4166-4173.

事例 21　Kouda K, *et al*: Alcohol intake and bone status in elderly Japanese men: Baseline data from the Fujiwara-kyo Osteoporosis Risk in Men (FORMEN) Study. *Bone* 2011; **49**: 275-280.

事例 22　Saito Y, *et al*: Low-dose aspirin for primary prevention of cardiovascular events in patients with type 2 Diabetes Mellitus. *Circulation* 2017; **135**: 659-670.

図引用文献 （引用のない図は筆者が作成）————

図序-1　Babington BJ: Epidemiological Society. *Lancet* 1850; **2**: 639-642 ／重松逸造：日本の疫学―放射線の健康影響研究の歴史と教訓―．医療科学社，2006 ／野辺地慶三：第 1 編疫学総論．古屋芳雄（監）：公衆衛生学第 4 輯．日本臨床社，1951: 3-30.

図序-2　http://www2.ttcn.ne.jp/honkawa/images/2080.gif（2018 年 11 月 15 日閲覧）

図序-3　Hirayama T: *Life-Style and Mortality: A Large-Scale Census-Based Cohort Study in Japan*. Karger Publishers, 1990.

図 1-1　McKeown T and Lowe CR: *An Introduction to Social Medicine*. 2nd ed. Blackwell Scientific Publications, 1974: 8.

図 1-4　Rothman K: *Epidemiology―An introduction―*. 2nd ed. Oxford University Press, 2012: 24-29.

図 1-5   津金昌一郎：大規模コホート研究の推進と日本人のエビデンスに基づいたがん予防法の提言. 日医雑誌 2018; **147**: 1848-1852.

図 1-6   Porta M(ed): *A Dictionary of Epidemiology*. 6th ed. A handbook sponsored by the IEA, Oxford University Press, 2014: 95.

図 1-7   Porta M(ed): *A Dictionary of Epidemiology*. 6th ed. A handbook sponsored by the IEA, Oxford University Press, 2014: 95.

図 2-3   竹森幸一, 他：国民栄養調査における血圧測定値の末尾の数字の読みについて. 日公衛誌 1989; **36**: 435-443.

図 2-11   The Framingham study. An epidemiological investigation of cardiovascular disease, section 1 and 2, 1968.https://biolincc.nhlbi.nih.gov/media/studies/framcohort/An_Epidemiological_Investigation_of_Cardiovascular_Disease_(Sections_1-2).pdf（2018 年 11 月 15 日閲覧）

図 3-2   一般財団法人厚生労働統計協会編：国民衛生の動向 2017/2018. 厚生の指標 2017 増刊；**64**(9)：75.

図 3-8   一般財団法人厚生労働統計協会編：国民衛生の動向 2017/2018. 厚生の指標 2017 増刊；**64**(9)：65.

図 3-9   国立がん研究センターがん対策情報センター：がんの統計 '17. 2017: 33.

図 3-10   厚生労働省 HP（http://www.mhlw.go.jp/stf/seisakunitsuite/bunya/kenkou_iryou/kenkou/gan/gan_toroku.html）（2018 年 11 月 15 日閲覧）

図 3-12   糖尿病診断基準に関する調査検討委員会：糖尿病の分類と診断基準に関する委員会報告（国際標準化対応版）. 糖尿病 2012; **55**: 485-504.

図 4-1   Lee IM, *et al*: Time trends in physical activity among college alumni, 1962-1988. *AJE* 1992; **135**: 915-925.

図 4-6   Edwards P, *et al*: Increasing response rates to postal questionnaires: systematic review. *BMJ* 2002: **324**: 1183.

図 4-8   康永秀生, 他：インターネット・アンケートを利用した医学研究―本邦における現状. 日公衛誌 2006; 53: 40-50.

図 4-9   The KIDSCREEN questionnaires. Quality of life questionnaires for children and adolescents―Handbook―, 2006.

図 4-10   Study protocol for the World Health Organization project to develop a quality of life assessment instrument (WHOQOL). Quality of Life Research 1993; **2**: 153-159／Nezu S, *et al*: Reliability and validity of Japanese versions of KIDSCREEN-27 and KIDSCREEN-10 questionnaires. *Environ Health Prev Med* 2016; 21:154-163.

図 5-1   Commission on Chronic Illness. Chronic illness in the United States: Volume I. Prevention of chronic illness, Cambridge, Mass., Harvard University Press, 1957: 45.

図 5-4   Holmström B, *et al*: Prostate specific antigen for early detection of prostate cancer: longitudinal study. *BMJ* 2009; **339**: b3537／Youden J: Index for rating diagnostic tests. *Cancer* 1950; **3**: 32-35.

図 5-5   Jones TV, *et al*: Alcoholism screening questionnaires: are they valid in elderly medical outpatients? *J Gen Intern Med* 1993; **8**: 674-678／Fletcher RH: Carcinoembryonic Antigen. *Ann Intern Med* 1986; **104**: 66-73.

図 5-8   Holmström B, *et al*: Prostate specific antigen for early detection of prostate cancer: longitudinal study. *BMJ* 2009; **339**: b3537.

図 5-10   Wegwarth O, *et al*: Do physicians understand cancer screening statistics? A national survey of primary care physicians in the United States. *Ann Intern Med* 2012; **156**: 340-349 より改変

図 5-12   国立がん研究センターがん予防・検診研究センター HP（http://canscreen.ncc.go.jp/guideline/

matome.html）より改変（2018 年 9 月 24 日閲覧）

図 6-4　一般財団法人厚生労働統計協会編：国民衛生の動向 2017/2018．厚生の指標 2017 増刊；**64**(9)：64.

図 6-8　一般財団法人厚生労働統計協会編：国民衛生の動向 2017/2018．厚生の指標 2017 増刊；**64**(9)：70.

図 7-3　Rothman K, *et al*: *Modern Epidemiology*. 3rd ed. LWW, 2008: 36-39.

図 7-5　大林賢史，他：疫学・保健統計．建帛社，2018: 83.

図 7-6　Dahl LK: Possible role of salt intake in the development of essential hypertension. in Essential Hypertension-an international Symposium, Berlin: Springer, 1960: 53-65.（左図は Dahl の原図，右図は筆者が作成）

図 7-7　Smoking and Health: Report of the Advisory Committee to the Surgeon General of the Public Health Service. 1964 より改変（筆者が整理）

図 8-7　Rothman K, *et al*: *Modern Epidemiology*. 3rd ed. LWW, 2008: 43-44 ／津金昌一郎：罹患率と累積罹患率．日循協誌 1995; **30**: 57-59.

図 9-2　(B) Snow J: The cholera near Golden Square. The challenge of epidemiology issues and selected readings. 415-418, PAHO Scientific Publication No.505, 1989 ／ (C) 松嶋紀子，他：全数標本を用いたわが国の出生数の時刻別分布に関する記述疫学．日衛誌 2003; **57**; 674-681.（D）Cardis E, *et al*: Cancer consequences of the Chernobyl accident: 20 years on. *J Radiol Prot* 2006; **26**: 127-140.

図 9-3　国立がん研究センター HP（https://www.ncc.go.jp/jp/information/pr_release/2015/0326/index.html）（2018 年 9 月 28 日閲覧）

図 9-4　(A) https://johnsnow.matrix.msu.edu/book_images12.php（2018 年 11 月 15 日閲覧）／ (B) Kurumatani N, *et al*: Mapping the risk of mesothelioma due to neighborhood asbestos exposure. *Am J Respir Crit Care Med* 2008; **178**: 624-629.

図 9-5　(A) 国立がん対策情報センターグラフデーターベースより改変／ (B) 平成 25 年国民健康・栄養調査報告より／ (C) Dorn HF, *et al*: Morbidity from Cancer in the United States. Part1. Variations in Incidence by Age, Sex, Race, Martial Status, and Geographic Region. Washington DC: US Government Printing Office, 1955. Public Health Monogr 1955; 29: 1-121 ／ (D) Neuhäuser M, *et al*: Adaptive-filtering of trisomy 21: risk of Down syndrome depends on family size and age of previous child. Naturwissenschaften 2006; doi 10.1007/s00114-006-0165-3 ／ (E) 総務省：就業構造基本調査，2012.

図 10-1　Joossens JV, *et al*: Dietary salt, nitrate and stomach cancer mortality in 24 countries. *Int J Epidemiol* 1996; **25**: 494-504.

図 10-3　Obayashi K, *et al*: Exposure to light at night, nocturnal urinary melatonin excretion, and obesity/dyslipidemia in the elderly: A cross-sectional analysis of the HEIJO-KYO study. *J Clin Endocrinol Metab* 2013; **98**: 337-344.

図 11-4　後藤　朗，他：地域健診における血清総コレステロール値の経年的変化とその精度管理について．厚生の指標 1993; **40**: 3-8.

図 11-5　Kannel WB: Factors of risk in the development of coronary heart disease-six-year follow-up experience. *Ann Int Med* 1961; **55**: 33-50.（発生割合比については筆者が計算）

図 11-6　Doll R, *et al*: Cigarette smoking and bronchial carcinoma: dose and time relationships among regular smokers and lifelong non-smokers. *J Epidemiol Community Health* 1978; **32**: 303-313.

図 11-7　Checkoway H, *et al*: Radiation, work experience, and cause specific mortality among workers at an energy research laboratory. *Br J Ind Med* 1985; **42**: 525-533.

図 11-8　Monson R: *Occupational Epidemiology*. Chapter 5. The interpretation of epidemiological data. 2nd ed. CRC press, 1990: 87-101.

図 11-9 (A,B) Breslow NE, *et al*: Modelling the relationship between risk, dose and time in Statistical Methods in Cancer Research: Volume II. The Design and Analysis of Cohort Studies. IARC Scientific Publications No.82, 1987: 232-270 ／ (C) Okayama A, *et al*: Age-specific effects of systolic and diastolic blood pressures on mortality due to cardiovascular diseases among Japanese men (NIPPON DATA80). *J Hypertens* 2006; **24**: 459-462 ／ (D) Tsuda T, *et al*: Ingested arsenic and internal cancer: A historical cohort study followed for 33 years. *AJE* 1995; **141**: 198-209.

図 12-2 Cornfield J, *et al*: A method of estimating comparative rates from clinical data. Applications to cancer of the lung, breast, and cervix. *JNCI* 1951; **11**: 1269-1275.

図 12-5 Knol MJ, *et al*: What do case-control studies estimate? survey of methods and assumptions in published case-control research. *AJE* 2008; **168**: 1073-1081.

図 13-5 と 6 Ando M, *et al*: Attributable and absolute risk of lung cancer death by smoking status: findings from the Japan collaborative cohort study. *Int J Cancer* 2003; **105**: 249-254.

図 13-7 参考文献 10) の 87-96 頁.

図 14-5 Breen M, *et al*: Final report on the aspirin component of the ongoing physicians' health study. *NEJM* 1989; **321**: 129-135.

図 14-6 Shepherd J, *et al*: Prevention of coronary heart disease with pravastatin in men with hypercholesterolemia. *NEJM* 1995; **333**: 1301-1307.

図 14-7 (A) https://researchmethodsresources.nih.gov/Glossary.aspx_2018/6/5（2018 年 11 月 15 日閲覧） ／ (C) 増島祥，他：第 34 回日本臨床薬理学会学術総会，2014.

図 14-8 Hennekens CH, *et al*: Lack of effect of long-term supplementation with beta carotene on the incidence of malignant neoplasms and cardiovascular disease. *NEJM* 1996; **334**: 1145-1149 ／ Paolini M, *et al*: Co-carciogenic effect of beta-carotene. *Nature* 1999; **398**: 760-761.

図 14-9 Mochizuki S, *et al*: Valsartan in a Japanese population with hypertension and other cardiovascular disease (Jikei Heart Study): a randomised, open-label, blinded endpoint morbidity-mortality study. *Lancet* 2007; **369**: 1431-1439[retracted article] ／ Lancet Editors: Retraction--Valsartan in a Japanese population with hypertension and other cardiovascular disease (Jikei Heart Study): a randomised, open-label, blinded endpoint morbidity-mortality study. *Lancet* 2013; **382**: 843.

図 15-1 Institute of Medicine: *Finding What Works in Health Care: Standards for Systematic Reviews.* The National Academies Press, 21, 2011.

図 15-2 Crombie I: *The Pocket Guide to Critical Appraisal.* BMJ Books, 1996: 23-29.

図 15-4 Eyding D, *et al*: Reboxetine for acute treatment of major depression: systematic review and meta-analysis of published and unpublished placebo and selective serotonin reuptake inhibitor controlled trials. *BMJ* 2010; **341**: bmj.c4737.

図 15-5 Juni P, *et al*: Risk of cardiovascular events and rofecoxib: cumulative meta-analysis. *Lancet* 2004; **364**: 2021-2029.

図 15-7 Hori M, *et al*: Secondhand smoke exposure and risk of lung cancer in Japan: a systematic review and meta-analysis of epidemiologic studies. *Jpn J Clin Oncol* 2016; **46**: 942-951.

図 16-17 Elliott P, *et al*: Intersalt: an international study of electrolyte excretion and blood pressure. Results for 24 hour urinary sodium and potassium excretion. *BMJ* 1988; **297**; 319-328.

図 16-18 Cutler SJ, *et al*: Maximum utilization of the life table method in analyzing survival. *J Chron Dis* 1958; **8**: 699-712.

図 16-20 大橋靖雄，他：生存時間解析—SAS による生物統計. 東京大学出版会，1995.

あとがき

　私が疫学に興味をもったのは，いまも書斎の本棚に大切に並べてあるが，出版（1977年6月）されたばかりの重松逸造著『疫学とはなにか―原因究明の科学』（講談社ブルーバックス）をたまたま書店で見つけ手に取ってからである．大学を卒業して1年経った頃で，公衆衛生学を大学院の主科目として選んだものの，「さてどうしようか」と考え始めていた時期であった．その翌年，もう一冊の本と出会う．専門書である．重松逸造編著『疫学―臨床家のための方法論』（講談社サイエンティフィク）で，これが私にとっては決定打となった．その本も本棚の中央に座っている．

　その後，疫学を冠したタイトルの本が出版されるたびに買い求めては読んでいたが，何といっても留学中のUTSPH（略歴参照）のfaculty memberに紹介してもらったEpidemiologyのtextbookはどれも大変刺激的であった．「そんなスタンダードテキストブックも知らなかったのか」というほどの無学さを曝した結果で恥じ入るばかりであったが，日本語の教科書と違って事例に基づいた解説で，結局のところ疫学の初学者であったことを自覚させられた私にとっては驚きのわかりやすさであった．わが国の「皆で分担」とは異なり，単著あるいは少人数の執筆で統一と整合がとれていることも寄与していたのであろう．

　医学生を相手に他の医学領域にない衛生学・公衆衛生学の独自性は疫学にあると講義で熱心に教えようとし，産業疫学と地域保健を専門分野と自らを励ますようにあちこちに書くようになり始めてからは，いずれ疫学の教科書をという気持ちが強くなっていった．とはいえ，留学中に出会った畏友である中村好一先生が著した『基礎から学ぶ楽しい疫学』（医学書院）の存在は手ごわく，何度も書き始めては中途半端に推敲を繰り返しているうちにずるずると日ばかりがたち定年近くなって諦めかけたときに，冒頭の書の著者紹介を確認して決意を新たにすることになった．その『疫学とはなにか』は重松先生が66歳のときの発刊であった．そして運の良いことに，この頃，日本医師会生涯教育シリーズ93『環境による健康リスク』の監修で診断と治療社の相浦健一氏を知るところとなった．それからでも2年余り，構想の具体化から数えると優に数年は経過して，そして本日ようやく脱稿に至った．ただ，ゲラ刷り，著者校正とまだそこそこの工程はいまからである．執筆にあたって最も苦労したのは実は序章であった．なかなか書き始められなかった．どのように開始すれば読者に親和性が良いかが思い浮かばなかったことによる．それを乗り越えると，章立て項目立てはそれほど苦しまなかった．曲がりなりにも蓄積があったおかげと思っているが，本書の執筆のためにあらためて読み直したり新たに収集

した文献では再発見と新発見が数多くあった.

　図のほとんどは私のオリジナルである.「図を眺めながら本文を読み，理解を進める」というコンセプトに基づいて何度も作成し直した.今後機会があれば「研究不正」と「研究倫理」の章を足してみたいと思う.研究者レベルでは遵守事項となっているが，ごく近未来には大学の講義レベルでも重要項目となっていよう.

　疫学の面白さに魅せられ，それを教育と研究に生かし，さらには教科書にしてみたいと思うまでに至ったのは，良き指導者と共同研究者，そして同僚，後継者に恵まれた幸運の成せる業というほかはない.森山忠重先生，小川定男先生，山添史郎先生，伊木雅之先生，久繁哲徳先生，甲田茂樹先生，天明佳臣先生，津田敏秀先生，酒井一博先生，田中平三先生，熊谷信二先生，中村好一先生，佐伯圭吾先生，大林賢史先生，木田勝康先生，冨岡公子先生，岡本 希先生，藤原京スタディグループ，國分清和先生，片岡明彦氏，飯田 浩氏のお名前を順不同に列挙させていただくことで，心からの感謝を表したい.また手書きの推敲原稿と図を何度も繰り返し入力してくださった吉崎和美さんと森下道子さん，そして出版の機会を与えていただいた診断と治療社の方々にも厚く御礼を申し上げたい.相浦さんは校正原稿に読者の立場から貴重なコメントもくださった.

　誤りなきよう慎重に書き進めたつもりではあるが，自らの浅学ぶりを懸念している.ご指摘ご叱責いただければと思う.

2018 年 10 月 12 日

車谷典男
奈良県立医科大学

著者紹介

なぜ疫学を

医科大学6年生の秋の大学祭での，後に岡山大学医学部衛生学講座の教授になられた青山英康先生による学生相手の講演に圧倒されて，公衆衛生学に進むことを決心しました．講演内容は忘れてしまいましたが，主題は「疾病は社会構造に規定される」だったと記憶しています．そして大学院に入学して，重松逸造著の『疫学とはなにか―原因究明の科学』の新書に出会ったのがいまに続く疫学への道です．集団を評価するという他の医学領域にはない考え方，原因が不明であっても予防は可能（例のJohn Snowのエピソード）というロジック，直接法やオッズ比，コホート研究といった何ともいえない不思議な疫学的手法に魅せられてしまいました．本文中でも紹介したRothmanが"Modern Epidemiology"を出版して関係者を驚嘆させたのが1986年のことです．それから33年．わが国も漸くにして本格的な疫学の時代を迎えた頃に，疫学のスタンダードと銘打つ教科書を出版できる機会に恵まれた幸運に感謝しています．

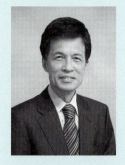

（くるまたにのりお）
車谷典男
奈良県立医科大学

■ 略　歴

1951年　大阪府大阪市生まれ
1976年　奈良県立医科大学卒業
1976年　奈良県立医科大学大学院（社会医学系公衆衛生学専攻）入学，1977年12月中途退学
1978年　奈良県立医科大学公衆衛生学講座 助手
1989年　奈良県立医科大学 講師（公衆衛生学講座）
1992年　Visiting Professor at The University of Texas School of Public Health, Nutrition and Epidemiology（1年）
1999年　奈良県立医科大学 教授（衛生学講座）
2006年　同 教授（地域健康医学講座に名称変更）
2011年　日本衛生学会学会賞受賞（アスベストなどの有害要因による健康被害に関する疫学研究）
2014年　奈良県立医科大学 副学長（医学部長）兼任
2016年　教授退任し，副学長専任（医学部長）
現在に至る

■ 専門分野

産業疫学，地域保健．

■ 歴任した学会役職

日本公衆衛生学会理事，日本産業衛生学会理事，日本衛生学会理事，日本疫学学会代議員，近畿産業衛生学会会長など．

■ 主催学会など

第44回近畿産業衛生学会（2005年），全国衛生学公衆衛生学教育協議会第13回社会医学セミナー（2007年），第68回日本公衆衛生学会（2009年），第88回日本産業衛生学会（2015年）．

索 引

和文索引

あ

アウトカム　93, 142, 185, 192
青木國雄　129
亜急性脊髄視神経症(SMON)　78
アスピリン　186, 191, 198, 199, 251
アスベスト　149
後付け解析　189
洗い出し期間　104
アルコール摂取歴　51
アンケート　49

い

イェーツの補正　221
硫黄酸化物　49
胃がん　130
異質性尺度 I^2　206
一元配置分散分析　228
一次研究　205
医中誌 Web　203
一致法　134
一般化 Wilcoxon 検定　235
一般統計調査　20
一峰性流行曲線　120
遺伝子−環境相互作用　12
イベント　35
イベント把握　47
医薬品医療機器等法　20
依頼状　56
医療機関対照　158, 164
因果関係　15, 102
因子分析　252
陰性　77
陰性反応的中割合(PVneg)　70
陰性尤度比(LR-)　71
隠蔽　184
インタビュー調査　58
インフォームド・アセント　90
インフォームド・コンセント(IC)　90, 181, 196

う

ウィルコクソンの順位和検定　225
ウィルコクソンの符号付き順位和検定　227
ウェブ調査　59
ウェルチの検定　223, 224
後ろ向き研究　96
後ろ向きコホート研究　136

え

打ち切り例　235

疫学　3, 8, 16, 65
疫学三角形　11
疫学像　5, 95, 119
エコチル調査　238
エビデンス　97
遠位原因　15
エンドポイント　185

お

横断研究　95, 96, 118, 132, 133, 247, 250
応募法　30
オーバーマッチング　158, 161
オープン　188, 199
汚染　194
オッズ　153
オッズ比(OR)　153, 154, 160, 170, 244, 255
思い出しバイアス　76, 164

か

カードソート技法　60
カイ 2 乗検定　220
会員　140
回帰係数　233
回帰分析　232
回顧的コホート研究　136
回収率　56
階層性　97
介入　90, 179, 184
介入可能性　18
概念　213
外部比較対照　146
確定診断　68, 72
加工統計　20
過剰診断　74
過剰診断バイアス　74
仮説因子　93, 102, 141
仮説検証型　95
仮説検証的手法　242
仮説提唱型　95
仮想母集団　154, 163, 168
偏り　99
勝木司馬之助　35
脚気　2, 177
カットオフポイント(COP)　67

カッパ統計量　177
カテゴリカルデータ　219
カトラー・エデラー法　234, 236
カプラン・マイヤー（KM）法　115, 186, 235, 248
川崎富作　127
川崎病　127
川畑是辰　9
間隔尺度　218, 222
頑健性　210, 212, 223, 227
観察死亡数　80
観察者バイアス　99, 143
観察的疫学研究　94
患者立脚型アウトカム　185
間接原因　16
間接相関　131
間接法　83, 85
感度　66
がん登録　45, 116, 129
がん登録等の推進に関する法律　45
感度分析　210, 212
カンピロバクター　126
がんマップ　121
関連の一致性　103
関連の強固性　103
関連の時間性　103, 171
関連の整合性　103
関連の特異性　103
関連の独立性の検定　220

き

偽陰性　67
機縁法　30
基幹統計調査　20
棄却　217
危険因子　14, 137, 147
記述研究　95, 119, 201
記述的疫学研究　95, 118
基準関連妥当性　62
基準集団　80, 82
基準ハザード関数　248
稀少疾病の仮定　116, 154, 161, 170, 171
期待死亡数　80, 83
喫煙情報　51
規定因子　15, 16, 18
キノホルム　78
帰無仮説　217
記名　56
逆翻訳　61
競合リスク　108, 251
偽陽性　67
強制投入法　242

共分散分析（ANCOVA）　252
業務統計　20
寄与危険（AR）　173
寄与危険割合（AR%）　173
許容　218
寄与率　233
ギラン・バレー症候群　126
近位原因　15
近隣住民対照　157

く

偶然誤差　63, 99
組み入れ規準　157, 181
クラスター　252
クラスター内相関係数　195
クラスター分析　252
クラスター無作為化試験（CRT）　179, 193, 196
クラメールのV　221
グループマッチング　162
クロスオーバー臨床試験　104, 180
黒田 静　9
軍艦龍驤　2, 177

け

傾向スコア　237
携帯電話　157
系統誤差　63, 99
系統的抽出法　30
系統的レビュー　202
経費　32
血清コレステロール　150
決定係数　233, 241, 242
原因構成要素　14
原因のパイモデル　14
研究課題　202
研究参加者　181
研究対象（者）　27, 181
研究中止権限　190
研究デザイン　94
健康格差　178
健康労働者効果　146
原死因　40
原死因選択ルール　43
検出力　161, 218, 226
検定統計量　217, 225
ケンドールの順位相関　232

こ

効果　186, 199
交差積比　153
構成概念妥当性　62
公的統計　20, 36
効能　199

公表バイアス　208
交絡　100
交絡因子　88, 100, 102, 141, 161, 183
コーヒー　163
国際医学雑誌編集者会議（ICJME）　190
国勢調査　24
国民健康・栄養調査　25
個人情報　90
戸籍法　36
固定効果モデル（FEM）　205, 206, 210
誤分類　149, 164
個別マッチング　161
コホート　135
コホート研究　22, 76, 95, 96, 105, 118, 135,
　　136, 157, 158, 167, 169, 170, 174, 216, 245

さ

差異誤分類　164
再試験信頼性　62
最小 2 乗法　233, 241
最小化法　183
賛意　90
参加者の減少によるバイアス　143

し

死因簡単分類　43
死因基本分類　43
死因情報　38
死因分類　42
時間の関連性　133, 150
自記式　54
事後確率　72
事後検定　230
自己選択バイアス　75, 99
自殺死亡率　87
死産イベント　37
死産の届出に関する規程　37
事象　16
システマティックレビュー（SR）　97, 202
事前確率　72
自然死産　37
事前登録　189, 208
悉皆調査　23
実験の疫学研究　2, 94, 178
質的研究　53, 212
質的システマティックレビュー（SR）　202, 205,
　　212
質的データ　218
疾病オッズ比（DOR）　170
質問紙　50, 51, 63
質問文　54
時点マッチ　159
死亡イベント　38

死亡事項記載証明書　39
死亡小票　38, 39, 129, 135
死亡診断書　40, 44
死亡届　38
死亡票　38
死亡率　109, 112
社会疫学　124, 178
社会経済状態（SES）　51
社会的決定要因（SDII）　178
弱者集団　182
車輪モデル　12
重回帰式　241
重回帰分析　241
重回帰モデル　240
自由記入形式　52
重寄与率　241, 242
集合調査法　59
集積性　119, 121
重相関係数　241
従属　101
従属変数　101, 239
集団　7
縦断研究　96
自由度調整ずみ重寄与率　243
十分条件　11
受信者操作特性（ROC）曲線　68
出生イベント　37
出生コホート　98, 124
出生コホート研究　238
出版バイアス　189, 208
受動喫煙　64, 211
主要アウトカム　185
主要死因　4
準実験的疫学研究　196
遵守　185, 192
順序尺度　218, 221
順序ロジスティック回帰分析　247
順翻訳　61
紹介バイアス　163
条件付き Kruskal-Wallis rank 検定　221
条件付き Wilcoxon 検定　221
条件付きロジスティック回帰分析　247
証拠に基づく医療（EBM）　213
小児甲状腺がん　120
情報　90
情報バイアス　99
症例　152, 155
症例クロスオーバー研究　165
症例コホート研究　159
症例集積研究　127
症例シリーズ研究　9, 95, 127

症例対照研究　76, 95, 152, 176, 245, 250
症例報告　95, 126
昭和 60 年モデル人口　81
除外規準　157, 181
除外診断　68, 72
職能団体　139
書誌情報　203
試料　90
真陰性　67
新規罹患者症例　156
神経芽細胞腫　75
人口寄与危険（PAR）　173, 175, 177
人口寄与危険割合（PAR%）　173, 175, 176
人工死産　37
人口動態統計　36
人時法　109
侵襲　90
親族対照　162
身体活動量　50, 152
人年　110
シンプソンの逆説　205
真陽性　67
信頼区間　254
信頼性　62, 63
診療ガイドライン（CPGs）　213

す

膵臓がん　163
推定　28
スクリーニング　65
スコア検定　221
スチューデントの t 検定　222
捨て質問　52
スピアマンの順位相関　232
スペインかぜ　5

せ

正確性　63
生起確率　153
正規分布　223
生存関数　235
生存時間分析　172, 248
生存率曲線　172
生存割合　109
生態学的研究　49, 76, 95, 130, 133
生態学的錯誤（誤謬）　77, 131, 133
精度　32
精度管理　25, 143
生物学的妥当性　104
生命表法　234
生命保険数理法　234
世界モデル人口　83
絶対リスク減少　186

説明変数　102, 233, 239
線形結合　240
先行期間　73
全数調査　23, 25
選択死因分類　43
選択肢形式　52
選択バイアス　99, 149, 182, 184, 192

そ

相違法　134
層化無作為抽出法　30, 151
相関係数　231
早期終了　193
早期発見による効果　73
相対危険（RR）　147, 172
相対リスク減少　186
粗死亡率　79
ソフトアウトカム　185, 200

た

第一種の過誤　218
対応のある t 検定　227
対応のある検定　226
代替えアウトカム　185
大学病院医療情報ネットワーク（UMIN）　189
対照　152
第二種の過誤　218
対立仮説　217
ダウン症候群　113, 124
高木兼寛　2
多項ロジスティック回帰分析　247
多施設共同研究　155, 168, 190
多重共線性　243, 246
多重比較　229
多重ロジスティック回帰式　244
多重ロジスティック回帰分析　244
多重ロジスティック回帰モデル　240
多段階抽出法　30
脱落者　33, 34, 48, 142, 149, 184
妥当性　62
多変量解析　102, 240
多変量データ　239
多変量統計モデル　240
ダミー変数　245
多要因　13
多要因病因論　13, 18
胆管がん　128
探索的手法　241
単純無作為抽出　30
単純無作為割り付け法　182
団体　140
単変量解析　102, 240

ち

地域試験　196
地域相関研究　130
チェルノブイリ原発事故　120, 139
逐次投入法　242
致命率　177
致命割合　177
中央値　225
中間解析　193
抽出　28
抽出単位　29
抽出率　29
中心極限定理　223
中皮腫　41, 122, 167
調査統計　20
調整　78
調整 P 値　230
調整死亡率　79
調整死亡指数　80
調整ずみハザード比（HR）　249
直接原因　16, 40
直接相関　131
直接法　85, 86
治療意図分析　188

つ

追跡研究　96
追跡健診　142
追跡不能例　142, 143, 149
椿 忠雄　78

て

ディオバン　200
ディオバン事件　20
テーマ　213
適格規準　155, 157
適格症例　181
デルファイ法　60
電話インタビュー　58

と

統計　20
統計学　8
統計調査　20
統計法　20, 24
統計法第 33 条　40
同時変化　134
動的集団　97, 110, 160
導入期間　192
糖尿病　201, 251
等比性条件　86
等分散　224
登録制　188

登録精度　46
登録制度　105
特異度　66
督促　56
特定臨床研究　20
独立　101
独立変数　101, 233, 239
トレードオフ　67

な

内的整合性　62
内的妥当性　62
内部比較対照　139, 146

に

新潟県中条町砒素汚染コホート　149
二重対数プロット　250
二段階無作為抽出法　29
日本医療機能評価機構（Minds）　214
日本語翻訳　61
日本老年学的評価研究（JAGES）　178
尿中 Na 排泄量　130
人時　110
認定臨床研究審査委員会　20

ね

ネイマンバイアス　156
ネスティッド症例対照研究　159, 161
年央人口　79
年齢調整死亡率　80, 85

の

野邊地慶三　3
ノンパラメトリック検定　223, 224

は

バーキットリンパ腫　134
バークソンバイアス　99
ハードアウトカム　185, 192, 200
バイアス　99, 149, 163
灰色文献　203, 207
肺がん　138, 211
肺梗塞　126
パキシル裁判　189
曝露因子　93
曝露オッズ比（EOR）　170
ハザード　172, 235
ハザード関数　248
ハザード比（HR）　171, 249, 255
外れ値　224, 232
発症モデル　10, 11
発生研究　96
発生割合　107, 112, 115, 154, 254
発生割合比（IPR）　144, 159

林の数量化　252
パラメトリック検定　225
半構造化面接　213
ハンドサーチ　204
反復測定のある分散分析　228

ひ

ピアソンのカイ2乗検定量　220
ピアソンの積率相関係数　231
非差異誤分類　164
久山町研究　35
比尺度　218, 222
砒素　92, 138
必要条件　10
1人 N 回研究　104
人を対象とする医学系研究に関する倫理指針　90
批判的吟味　204
病因分画　173
病原体万能　10
標準化　78
標準化死亡比（SMR）　84, 146, 255
標準化罹患比（SIR）　120
標準化率比（SRR）　84
標準集団　80
標準偏回帰係数　243
標準薬　185
費用対効果分析　193
標本集団　28
標本数　28, 32, 182, 194, 254
標本数依存性　232
標本数決定　31
標本抽出法　28
標本調査　26
病理診断　41
平山 雄　64
非ランダム化比較試験　2, 196
比例ハザード性　249, 250
広島・長崎原爆被爆者コホート　22
頻度　16
頻度マッチング　162

ふ

ファイ係数　221
ファンネルプロット　208, 212
フィールド試験　179, 191, 250
フィッシャーの直接確率法　220, 221
フェイスシート　51
不応答者　142, 149
フォーカスグループ　60
フォーカスグループ面接　61, 213
フォレストプロット　206
複合アウトカム　185, 199
副次アウトカム　185

服従バイアス　75
フッ素　199
フッ素添加　197
不偏推定量　29, 31
ブラインディング　187
プラシーボ　7, 185
プラシーボ効果　185, 191
プラシーボ手技　188, 190
フラミンガム研究　34, 137, 139, 140, 141, 142, 144
不慮の事故　5
ふるい分け　65
ブロードストリート　120, 122
ブロック化無作為割り付け法　183
プロペンシティスコア　237
分割表　219
文献の網羅的検索　203
分散拡大係数（VIF）　246
分散逆数重み付け　206
分析研究　95
分布　16, 17
分布の一様性の検定　219

へ

並行試験　104, 180
閉鎖集団　97, 108, 160
ベースライン健診（調査）　141, 150, 239
ヘルシンキ宣言　179
偏回帰係数　241
変数選択　241, 246
変数増減法　242
変量効果モデル（REM）　205, 206, 210

ほ

ポアソン回帰分析　252
防御因子　14, 147
法務局　39
母子健康手帳　38
母集団　28
母体保護統計　37

ま

前向き研究　96
前向きコホート研究　136, 137, 150
マスキング　187, 190
マススクリーニング事業　75
マッチング　161
マルチレベル分析　252
マロリー・ワイス症候群　162
マン・ホイットニーの U 検定　225
慢性砒素中毒症　138

む

無回答者　60

無記名　56
無作為化試験　95
無作為化比較試験（RCT）　76, 179, 180
無作為抽出法　29
無作為番号ダイアル（RDD）法　59, 152, 158
無作為割り付け　182
無病生存割合　109

め

名義尺度　218, 219
目隠し　187
メタアナリシス　205
メタ解析　202
面接調査　58
面接調査員　58

も

盲検　187
網羅的検索　203, 208
目的変数　102, 233, 239
持ち越し効果　104
森 鴎外　3
モルモン教徒　134, 140

や

薬害　78

ゆ

有意水準　217
有害事象　190, 193, 199
有効回答率　57, 59
友人対照　158, 162
郵送調査　56, 142
有病オッズ比（POR）　132, 157, 171
有病期間　114, 156
有病研究　132
有病者症例　156
有病率　107
有病割合　106, 112, 114
ユールの Q　221

よ

要因配置法　193
陽性　77
陽性反応的中割合　70
陽性尤度比（LR+）　71
要約オッズ比　206
四日市喘息　49
予備調査　55

ら

ライカートスケール　53
ラベリング効果　77
乱数　182
乱数関数　29, 182

乱数表　29, 182

り

リードタイム・バイアス　73
罹患イベント　44
罹患率（IR）　109, 110, 113, 114, 115, 255
罹患率比（IRR）　145
離散量　219, 224
リスク　109, 172
リスクオッズ比（ROR）　173, 245
リスク差　173
リスク保有集団　27, 107, 108
率　116
リッカートスケール　53
罹病期間バイアス　73
留置調査法　59
量的システマティックレビュー（SR）　205, 211
量的データ　219
量的統合手法　205
量反応関係　148
臨床研究に関する倫理指針　189
臨床研究法　20
臨床試験　96, 179, 189, 250
臨床診断　41
臨床的アウトカム　185
倫理（的）問題　191, 197

る

類似法　134
累積生存率　235
累積メタアナリシス　207
累積罹患率　107, 109, 115

れ

歴史的コホート研究　92, 96, 136, 138, 140, 150
レビュー　205
レボキセチン　206
連関係数　221
レングス・タイム・バイアス　73
練習艦筑波　2
連続標本抽出法　31
連続量　219

ろ

漏斗状プロット　209
労力　32
ろ過的質問　52
ロジスティック回帰　250
ロジスティック回帰分析　137, 172
ロジスティック曲線　244
ロジスティック方程式　244
ロフェコキシブ　207

わ

割り付け　190

欧文－数字索引

A

α　218
absolute risk reduction(ARR)　187
accidental sampling　30
actuarial method　234
adherence　185
adjustment　78
age-adjusted death rate　80
AGREEII 2013　256
agreement　134
AMSTAR　214
AMSTAR2 2017　256
analogy　134
analysis of covariance(ANCOVA)　252
area under curves(AUC)　69
at risk　27, 108, 110, 142, 150, 160
attributable risk percent(AR%)　173, 174, 176
attributable risk(AR)　173, 174, 177
attrition bias　143
average risk　109

B

β　218
β カロテン　191, 198
β ブロッカー　199
Begg の順位相関　209
bias　99
blinding　187
Bonferroni の方法　229
British Doctors Study　139, 140, 141, 142, 145, 148

C

carry-over effect　104
case　152
case fatality rate　177
case report　126
case series study　127
case-cohort study　159
case-crossover study　165
causal pie model　14
censored case　235
central limit theorem　223
CINAHL　203
citation bias　208
clinical practice guidelines(CPGs)　213

clinical question　202
clinical trial　189
ClinicalTrials.gov　189
clioquinol　78
closed population　97
closed-ended question　52
cluster　193
cluster randomized controlled trial(cRCT)　193
cluster randomized trial(CRT)　179, 193, 196
clustering　119
Cochran-Armitage 検定　221
Cochrane Library　203
Cochran の Q 検定量　206
coefficient of determination　233
Cohen の一致係数　177
cohort　135
community trial　196
comparative mortality figure(CMF)　80, 84, 86
competing cause　108
competing risk　108, 113, 115, 251
compliance bias　75
component cause　14, 19
composite outcome　185
concealment　184
concomitant variation　134
conditional logistic regression analysis　247
confidence interval(CI)　254
confounder　89
confounding　100
CONSORT 2010　204, 256
contamination　194, 196
contingency table　219
continuous measures　219
control　152
convenience sampling　30
COREQ 2007　256
Cornfield　154
correlational study　130
Cox 回帰　250
Cox と Snell の寄与率　246
Cox の比例ハザード回帰分析　248
Cox の比例ハザード回帰モデル　240
critical appraisal　204
Cronbach's α　62

crossover clinical trial   104
cross-product ratio   153
cross-sectional study   96, 132
crude death rate   79
cumulative incidence rate   107, 109
cumulative meta-analysis   207
Cutler-Ederer 法   234, 236
cutoff point (COP)   67

D

Dahl   101
data collection   8
data cooking   8
death certificate notification (DCN)   46
death certificate only (DCO)   46
death rate   112
determinant   15, 16
difference   134
differential misclassification   165
discordant-pair   162
discrete measures   219
disease-free survival proportion   109
disease-odds ratio (DOR)   170
distribution   16
Dunnet   230
dynamic population   98

E

early detection effect   73
ecological fallacy   131
ecological study   130
effectiveness   199
efficacy   199
Egger の回帰検定   209, 212
eligibility criteria   157, 181
eligible cases   181
EMBASE   203
endpoint   185
English language bias   208
epidemiologic triangle   11
epidemiology   3
e-Stat   36
etiologic fraction   173
Evans の条件   102
event   16, 35
evidence-based medicine (EBM)   213
exclusion criteria   157, 181
exponential decay   115
exposure   93
exposure-odds ratio (EOR)   170
external comparison   146

F

factorial design   193
Fagan のノモグラム   72
false negative   67
false positive   67
field trial   191
file-drawer problem   210
FINER   214
FIRM^{2}NESS   214
Fisher's exact test   220, 221
fixed-effects model (FEM)   205
follow-up study   96
forest plot   206
Framingham Heart Study   137
frequency matching   162
Friedman 検定   228
funnel plot   208
F 検定   224

G

gene-environmental interaction   12
Geriatric Depression Scale 15 (GDS-15)   63, 66
GRADE 2008   256
grey literature   203, 208
grounded theory approach (GTA)   213
group matching   162
group randomized trial (GRT)   193

H

Harvard Alumni Health Study   50, 140
hazard   172
hazard ratio (HR)   171, 172, 248, 249, 255
healthy worker effect   146
HEIJO-kyo study   216
Henle-Koch の 4 条件   102
Hill の因果関係判断規準   104
Hisayama Study   35
Hirayama study   5, 64, 135, 139
Hosmer-Lemeshow 検定   246

I

ICD   41
ICD-10   42
ICD-11   43
ICJME   190
ill-determined case   86
incidence proportion   107
incidence proportion ratio (IPR)   144, 159
incidence rate ratio (IRR)   145, 186
incidence rate (IR)   109, 110, 255
incidence study   96
incidence-prevalence bias   156
incident case   156

inclusion criteria　157
individual matching　161
informed consent（IC）　181, 196
Institute of Medicine（IOM）　202, 214
intention-to-treat（ITT）分析　188
International Physical Activity Questionnaire
　（IPAQ）　63
INTERSALT 研究　130
intervention　179
interview survey　58
intracluster correlation coefficient（ICC）　195
inversevariance weighting　206

J

Japan Environment and Children's Study（JECS）
　238
Japan Gerontological Evaluation Study（JAGES）
　178
Jikei Heart Study　200
John Snow　120, 122
JPHC-NEXT　135

K

Kaplan-Meier（KM）法　115, 186, 235, 248
Kappa 統計量　177
Kawasaki disease　127
Koch　10
Kruskal-Wallis 検定　228

L

labeling effect　77
lead time　73
lead time bias　73
length time bias　73, 76
Lenz　128
life-table method　234
likelihood ratio for negative（LR-）　71
likelihood ratio for positive（LR+）　71
Likert スケール　53, 63
log rank 検定　235
logistic equation　244
Logit　245
London Epidemiologic Society　3
longitudinal study　96
lost to follow-up　142, 143

M

Mann-Whitney U 検定　225, 228
Mantel-Haenszel の罹患率比　166
masking　187
matched on time　159
matched-pair　161
MEDLINE　203, 208
meta-analysis　205

MOOSE 2000　256
mortality　109
mortality rate　112
multifactorial causation theory　13
multivariate analysis　239

N

N of 1 study design　104
Nagelkerke の寄与率　246
necessary cause　10
nested case-control study　159
Neyman バイアス　156
NIPPON DATA　149, 151
non-differential misclassification　165
non-parametric test　224
non-respondent　60
non-response　142
null　217
number needed to treat（NNT）　186
Nurses'Health Study（NHS）　48, 139

O

occurrence　16
odds　153
odds ratio（OR）　153, 170, 255
one-way ANOVA　228
on-treatment　188
open　199
open-ended question　52
Osaka IDDM study　201
outcomes　93
outlier　232
overdiagnosis bias　74, 76
overmatching　161

P

paired t test　227
paired test　226
PECO　203, 205
PECOS　211
per-protocol　188
person-time　110
person-years　110
Physicians' Health Study（PHS）　48, 192, 197
PICO　202, 205
Pittsburgh Sleep Quality Index（PSQI）　63
placebo　185
placebo procedure　188
point source epidemic curve　120
population attributable risk（PAR）　173, 175,
　177
population attributablerisk percent（PAR%）
　173, 175, 176

postal survey　56
post-hoc　189
post-hoc test　230
power　218
predictive valuc of positive　70
prevalence　106
prevalence odds ratio（POR）　171
prevalence pool　114
prevalence rate　107
prevalence study　132
prevalent case　156
primary outcome　185
PRISMA 2009　256
propensity score　237
proportionality　249
Prospective Randomized Open Blinded End-
　point study（PROBE）　199
prospective study　96
PROSPERO　211
protective factor　15
PsycINFO　203
publication bias　208
PubMed　203
PVneg　70
PVpos　70
P 値　217

Q
QOL 尺度調査票　60
qualitative data　218
qualitative studies　212
quantitative data　219
quasi-experiment　196
questionnaire　49
QUOROM　256

R
random allocation　182
random effects model（REM）　205
random error　63, 99
random sampling　29
random-digit dialing（RDD）法　59, 152
randomized controlled trial（RCT）　76, 179,
　180
rare disease assumption　116, 154
rarity assumption　116
rate　116
recall bias　164
receiver operating characteristic（ROC）curve
　68
referral bias　163
regression coefficient　233
relative risk reduction（RRR）　187

relative risk（RR）　147, 172
repeated measures ANOVA　228
research question　202
retrospective study　96
return rate　56
review　205
risk　109, 172
risk difference　173
risk factor　15
risk odds ratio（ROR）　173, 245
robustness　210, 227
rule in　68
rule out　68
run-in-phase　192

S
sample size dependent *P* value　232
Scheffé　230
secondary outcome　185
self-administered　54
self-selection bias　75, 99
Shibata Stroke study　105
Short Form 36（SF36）　63
Smoking and Health　102
social determinants of health（SDH）　178
social epidemiology　178
socio-economic status（SES）　51
SPIRIT 2013　204, 256
stable population　98, 161
standard population　80
standardization　78
standardized incidence ratio（SIR）　120
standardized mortality ratio（SMR）　83, 84, 86,
　92, 138, 146, 255
standardized rate ratio（SRR）　84, 86
steady state　98
Steel-Dwass　230
Steel の手法　230
stepwise forward selection method　242
STROBE 2007 声明　204, 256
study participant　181
study subjects　181
subacute myelo-optico-neuropathy（SMON）
　78
sufficient cause　11
surrogate outcome　185
survival analysis　172, 248
survival effect　147
survival proportion　109
systematic error　63, 99
systematic review（SR）　202
systematic search　203

275

T

tick mark　235
Tokyo Metropolitan Institute of Gerontology
　（TMIG）index　63
trade-off　67
trim and fill 法　212
true negative　67
true positive　67
Tukey-Kramer 法　230
t 検定　222, 227
t 分布　222

U

UMIN　189
underlying cause　40
univariate analysis　239
U 検定　225, 227
U 統計表　226

V

variance inflation factor（VIF）　246
visual analog scale（VAS）　53
vulnerable population　182

W

Wald 検定　246, 251
washout　166
washout phase　104
web-based survey　59
weighted Kappa　177
Welch の検定　223, 224
wheel model　12
WHO-ICTRP　189
Wilcoxon の rank sum 検定　225
Wilcoxon の singed-rank 検定　227
Williams　230
W 検定　225

Y

Yates's correction　221
Youden の J index　68

数字

1 人 *N* 回研究　104
5 年相対生存率　44
95 ％ 信頼区間　32

・ **JCOPY** 〈㈳出版者著作権管理機構 委託出版物〉
本書の無断複写は著作権法上での例外を除き禁じられています.
複写される場合は,そのつど事前に,㈳出版者著作権管理機構
(TEL:03-5244-5088,FAX:03-5244-5089,E-mail:info@jcopy.or.jp)
の許諾を得てください.

・本書を無断で複製(複写・スキャン・デジタルデータ化を含みます)
する行為は,著作権法上での限られた例外(「私的使用のための複
製」など)を除き禁じられています.大学・病院・企業などにお
いて内部的に業務上使用する目的で上記行為を行うことも,私的
使用には該当せず違法です.また,私的使用のためであっても,
代行業者等の第三者に依頼して上記行為を行うことは違法です.

初・中級者のための
読み解く「疫学スタンダード」

ISBN978-4-7878-2350-2

2019年10月1日　初版第1刷発行

著　　者	車谷典男	
発 行 者	藤実彰一	
発 行 所	株式会社　診断と治療社	

　　　　　　〒100-0014　東京都千代田区永田町2-14-2　山王グランドビル4階

　　　　　　TEL：03-3580-2750(編集)

　　　　　　　　　 03-3580-2770(営業)

　　　　　　FAX：03-3580-2776

　　　　　　E mail：hen@shindan.co.jp(編集)

　　　　　　　　　　eigyobu@shindan.co.jp(営業)

　　　　　　URL：http://www.shindan.co.jp/

印刷・製本　図書印刷株式会社

© Norio KURUMATANI, 2019. Printed in Japan.
乱丁・落丁の場合はお取り替えいたします.

[検印省略]